Dein ADHS WOHLFÜHL-GUIDE

Dr. Laura Vogel

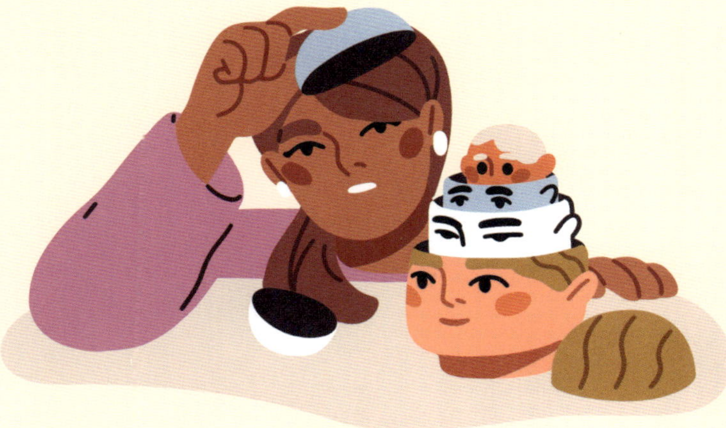

Der Begleiter durch das Gedanken-chaos

mit Selfcare-Tools für Fokus, Entspannung und Balance

EMF

EIN BUCH DER
EDITION MICHAEL FISCHER

Inhalt

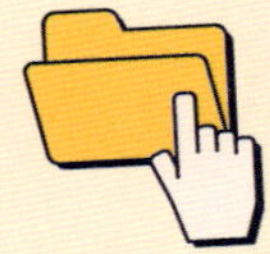

-01- GRUNDLAGEN

Wenn du dieses Buch in den Händen hältst, hast du vielleicht selbst eine ADHS-Diagnose erhalten oder vermutest, dass du ADHS haben könntest. Womöglich interessierst du dich auch wegen einer*s Angehörigen für dieses Thema.

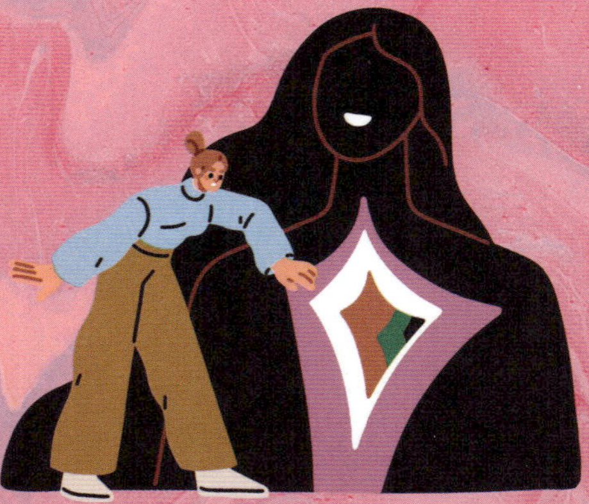

Zunächst möchte ich dir gerne einige grundlegende Informationen zu ADHS bereitstellen und dir erzählen, was mich dazu gebracht hat, dieses Buch zu schreiben. Ich bin Laura, lebe selbst mit ADHS sowie dem berühmten Chaos im Kopf und habe mich innerhalb der letzten Jahre auf das Thema Selfcare spezialisiert. Mein Wunsch ist es, anderen ADHS-ler*innen einen Selfcare-Guide mit lebensnahen Tipps mit auf den Weg zu geben – für mehr Entspannung, Fokus und Lebensfreude im ADHS-Alltag.

Bei ADHS handelt es sich, dem Namen nach, um eine Aufmerksamkeitsdefizit-/Hyperaktivitätsstörung. Sie führt vor allem zu Problemen mit den sogenannten Exekutivfunktionen, also mit der Fähigkeit, das eigene Verhalten in bestimmten Kontexten zu steuern. Mit den Begriffen „Störung“ oder gar „Krankheit“ sind viele Menschen mit ADHS nicht einverstanden. Sie empfinden die Begriffe als stigmatisierend und zu negativ besetzt. Auch mit dem Wort „Betroffene“ fühlen sich einige nicht wohl. Ich habe mich aus Respekt vor diesen Empfindungen dazu entschieden, in diesem Buch die neutralen Formulierungen „Menschen/Personen mit ADHS“ oder „ADHS-ler*innen“ zu verwenden, unter gelegentlicher Benutzung des Begriffs „Betroffene“, sofern er an der jeweiligen Stelle am passendsten erscheint.

Ein weiterer Begriff, der dir in diesem Buch öfter begegnen wird, ist „Neurodivergenz“. Er wird generell verwendet, um eine Abweichung (Divergenz) von den bei den meisten Menschen vorkommenden Gehirnstrukturen und deren Nervenverbindungen (Neuro = von griechisch neuron, Nerv) zu beschreiben. Ein Gehirn, dessen strukturelle Funktionsweise in einem bestimmten Normbereich liegt, also innerhalb der Weltbevölkerung am häufigsten vertreten ist, und bei dem keine lebensbeeinträchtigenden Störungen vorliegen, wird hingegen als „neurotypisch“ angesehen. Der überwiegende Teil aller Menschen ist demnach von Geburt an mit Anlagen eines neurotypischen Gehirns ausgestattet.

ADHS kann nicht im Lauf des Lebens erworben werden – sie ist eine von genetischen Faktoren beeinflusste Störung der Stoffwechselprozesse im Gehirn. Sowohl die Entfaltung als auch die spätere Symptomatik dieser Prozesse unterliegen stets verschiedensten Umwelteinflüssen und können durch diese maßgeblich beeinflusst werden. Anders gesagt: Wer entsprechende Anlagen für ADHS in seinem Gehirn mitbringt, entwickelt Symptome meist bereits in frühester Kindheit. Einzelne Symptome können sich in ihrer Ausprägung während unterschiedlicher Lebensphasen aber verändern. Leidensdruck und Probleme können sich verstärken, verringern oder gar erst aufkommen, je nachdem, welchen Umwelteinflüssen eine Person mit ADHS ausgesetzt ist. Auch wenn Medikamente und Lebensstilanpassungen eine gewisse Linderung verschaffen können: Eine „Heilung", also ein vollständiger Rückgang von ADHS, ist nicht möglich.

Bei Menschen mit ADHS sind insbesondere die Botenstoffe Dopamin und Noradrenalin betroffen, die eine entscheidende Rolle in der Regulierung von Aufmerksamkeit, Impulskontrolle und Motivation spielen. Dopamin ist ein Neurotransmitter, der unter anderem für das Belohnungssystem im Gehirn verantwortlich ist. Bei ADHS kommt es zu einer Dysregulation des Dopaminsystems, insbesondere in Bereichen des Gehirns wie dem präfrontalen Kortex, der für die Planung, Organisation und Kontrolle von Verhaltensweisen zuständig ist. Ein Mangel an Dopamin in diesen Bereichen kann zu Schwierigkeiten führen, sich zu konzentrieren, Aufgaben zu organisieren oder Impulse zu kontrollieren. Das führt dazu, dass Betroffene oft als unaufmerksam, impulsiv oder hyperaktiv wahrgenommen werden.

Auch der Spiegel des Noradrenalins, einem weiteren wichtigen Neurotransmitter, ist bei ADHS beeinträchtigt. Noradrenalin spielt eine Schlüsselrolle bei der Regulation von Wachsamkeit und Reaktion auf Stress. Zusätzlich zu den neurochemischen Veränderungen gibt es Hinweise darauf, dass auch grundlegende strukturelle Unterschiede im Gehirn eine Rolle spielen. Studien haben gezeigt, dass bestimmte Hirnregionen, darunter der präfrontale Kortex und das Striatum, bei Menschen mit ADHS anders entwickelt sind. Diese Regionen sind entscheidend für die exekutiven Funktionen, also die Fähigkeit, komplexe Aufgaben zu planen und durchzuführen, sowie für die Belohnungsverarbeitung.

Darüber hinaus sind die neuronalen Netzwerke, die für die Kommunikation zwischen verschiedenen Hirnregionen verantwortlich sind, bei ADHS häufig beeinträchtigt. Dies kann zu einer ineffizienten Verarbeitung von Informationen führen, was die charakteristischen Symptome weiter verstärkt.

Nicht nur ADHS, sondern auch Autismus, Tourette, Angststörungen, Borderline und Depression sowie weitere neurologische Diagnosen, Wahrnehmungsformen und Beeinträchtigungen der Psyche, werden aufgrund ihrer Auswirkungen auf Gehirnstrukturen häufig als Neurodivergenzen angesehen. Innerhalb der Neurodiversitätsbewegung, die sich mit der Vielfalt von Gehirnstrukturen befasst und sich für deren Anerkennung, beziehungsweise Entstigmatisierung einsetzt, werden unter anderem auch Lernbehinderungen wie Legasthenie und Dyskalkulie als Neurodivergenz angesehen.

Das gegenübergestellte neurologische Modell ist, wie bereits zuvor angesprochen, das neurotypische Gehirn. Als neurotypisch können vor allem Menschen beschrieben werden, deren neuronale Strukturen vergleichsweise besser an unsere sozialen Standards angepasst sind. Neurotypische Menschen, so die Theorie, können sich leichter im gesellschaftlichen Leben zurechtfinden. Die Begriffe sind teilweise umstritten und befinden sich derzeit in einem Wandlungsprozess. Problematisch ist, dass mit dem Wort „neurotypisch" ein Normzustand ausgerufen wird, den neurodivergente Menschen nur unter großer Anstrengung oder gar nicht erreichen können. Nur allzu leicht kann eine Botschaft wie „Normal sind nur Menschen mit neurotypischem Verstand; neurodivergente Menschen sind nicht normal" davon abgeleitet werden.

Nichtsdestotrotz ist es positiv, dass mit dem Wort „Neurodivergenz" ein Raum für alle Menschen mit neuronalen Abweichungen geschaffen wird. Das Bewusstsein für die Neurodiversität, also die Vielfalt von Gehirnen, wird dadurch gefördert und kann schließlich ihren Raum zur Entfaltung beanspruchen. Innerhalb dieses Buches werde ich diese Begriffe verwenden, um eine Abgrenzung zwischen beiden Gehirnwelten darzustellen und um darauf aufmerksam zu machen, dass wir als neurodivergente Menschen täglich gegen Barrieren kämpfen müssen, die uns in unserer überwiegend neurotypisch gestalteten Welt begegnen. Frei nach dem Motto „Was ist schon normal?" besteht eines der wichtigsten Anliegen der Neurodiversitätsbewegung darin, eine Anerkennung und Akzeptanz verschiedener Gehirnstrukturen zu erreichen.

Natürlich sind wir ADHS-ler*innen viel mehr, als Labels und Begriffe beschreiben können. In erster Linie sind wir Menschen, die ganz individuelle Bedürfnisse, Fähigkeiten, Probleme und Wünsche haben. In diesem Buch werde ich meine Tipps deshalb immer so vielfältig wie möglich gestalten.

ADHS als Spektrum

WIESO ADHS BEI UNS ALLEN UNTERSCHIEDLICH AUSSIEHT

Auch wenn sich die ADHS-Symptomatik teilweise mit vielen Erkrankungen und neurologischen Störungsbildern überschneidet, kann ADHS dennoch von Fachpersonen deutlich von anderen Diagnosen abgegrenzt werden. Entscheidend ist die Ansammlung bestimmter Symptome sowie deren Intensität: Viele neurotypische Menschen können auch von typischen ADHS-Symptomen wie Konzentrationsschwierigkeiten, Einschränkungen der Exekutivfunktionen oder starken Gefühlsausbrüchen betroffen sein. Dennoch müssen für eine gesicherte ADHS-Diagnose spezifische Kriterien erfüllt sein. Können bei einer Person ein gestörter Dopamin-Noradrenalin-Spiegel, eine hohe Intensität der Symptome sowie eine starke Beeinträchtigung des Alltags beobachtet werden und bestehen diese bereits seit der frühen Kindheit, ist das Vorhandensein einer ADHS wahrscheinlich.

Das individuelle Spektrum ist von Mensch zu Mensch zu verschieden: Während die einen am stärksten unter ihrer Impulsivität leiden, haben andere wiederum die größten Schwierigkeiten mit innerer Unruhe. Auch Kombinationsformen und Schwankungen sind im Lauf des Lebens immer wieder möglich – so wie sich Menschen und ihre Lebensumstände verändern können, so sind auch die Ausprägungen ihres persönlichen ADHS-Spektrums möglicherweise von Wandel und Veränderung betroffen.

Wie du anhand der Vielfalt der typischsten ADHS-Symptome erkennen kannst, ergeben sich, je nach Veranlagung und psychosozialen Faktoren, für jede*n ADHS-ler*in ganz individuelle Ausprägungen der ADHS. Somit ist auch der Leidensdruck von Person zu Person unterschiedlich und kann sich situationsbedingt stetig verändern. „Das eine" Medikament oder „die eine" Therapieform für alle gibt es nicht. Wir müssen und dürfen aus einer Vielzahl von Möglichkeiten unseren eigenen Weg finden, unser Leben mit ADHS zu bestreiten.

Wie sich ADHS anfühlen kann

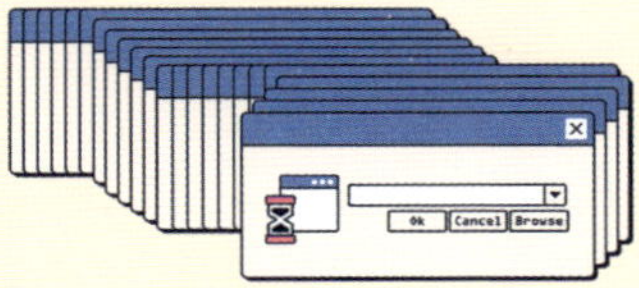

zu viele Tabs im Kopf geöffnet haben

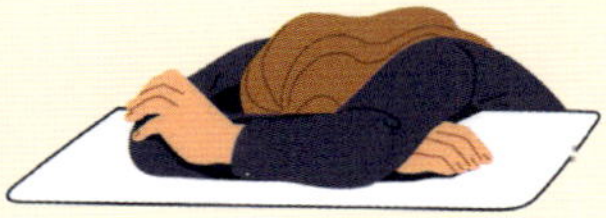

wollen, aber einfach nicht können

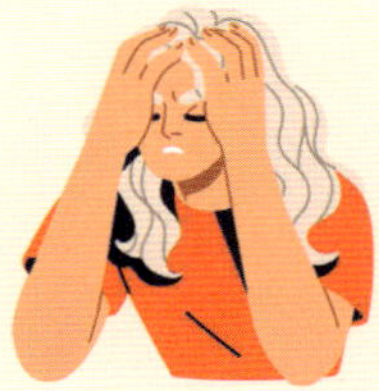

häufige Stimmungsschwankungen durchleben

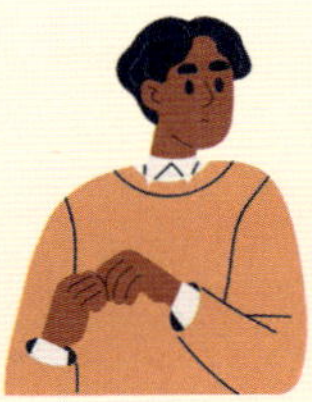

immer „zu viel“ oder „zu wenig“ für andere sein

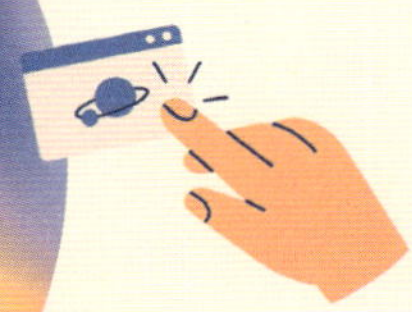

wie auf dem falschen Planeten gelandet sein

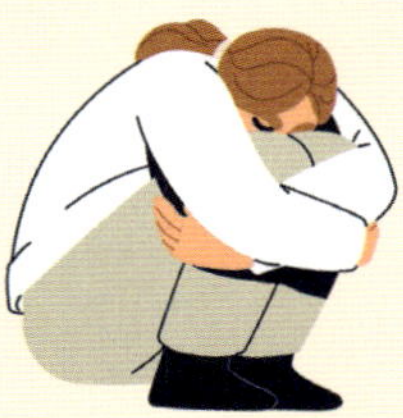

ständige Angst vor Kritik & Ablehnung haben

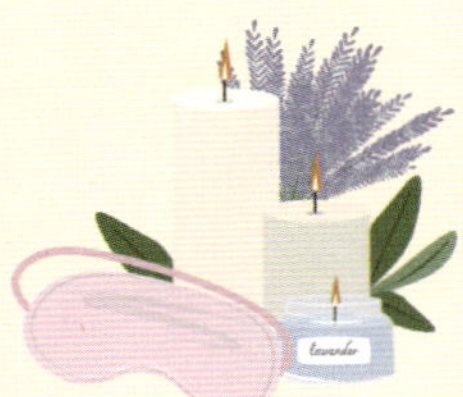

Probleme beim Entspannen & Abschalten haben

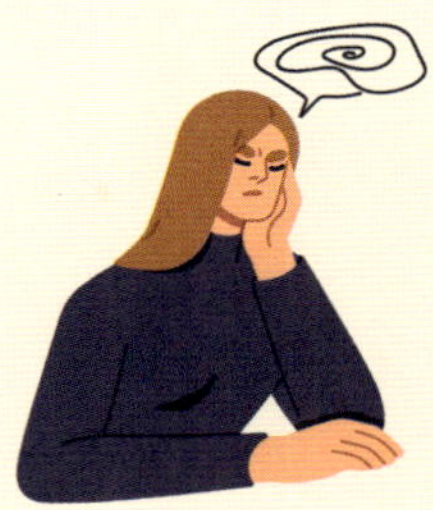

sich im eigenen Gedankenchaos gefangen fühlen

ADHS-Typen im Überblick

01 Vorwiegend unaufmerksamer (hyperaktiver) Typ

Dieser Typ wurde früher als ADS bezeichnet – das H für „Hyperaktivität" fehlt. Menschen dieses ADHS-Typs haben besonders starke Schwierigkeiten, sich zu konzentrieren, Aufgaben zu Ende zu bringen, und sind oft vergesslich. Hyperaktivität und Impulsivität treten bei ihnen jedoch weniger oder gar nicht auf. Dieser Typ wird oft bei Mädchen diagnostiziert, da sie im Gegensatz zu Jungen seltener hyperaktiv sind. Mittlerweile ist die Unterscheidung zwischen ADHS und ADS nicht mehr zeitgemäß. Die Forschung geht davon aus, dass die Hyperaktivität sich bei diesem Typ mehr im Inneren abspielt, besser versteckt oder kompensiert wird und deshalb weniger nach außen sichtbar wird. Betroffene können dennoch unter einer starken inneren Hyperaktivität des Gehirns und Unruhezuständen leiden, ohne dies zu zeigen.

02 Vorwiegend hyperaktiv-impulsiver Typ

Bei diesem Typ stehen Hyperaktivität und Impulsivität im Vordergrund. Betroffene sind oft unruhig, reden viel, haben Schwierigkeiten, still zu sitzen, und handeln impulsiv, ohne die möglichen Konsequenzen zu bedenken. Diese Form wird besonders häufig bei männlich sozialisierten Kindern diagnostiziert.

03 Kombinierter Typ

Der kombinierte Typ ist die häufigste Form von ADHS. Bei den Betroffenen treten sowohl Symptome der Unaufmerksamkeit als auch der Hyperaktivität und Impulsivität auf. Diese Form ist besonders herausfordernd, da sie eine breitere Palette von Symptomen umfasst und oft stärker ausgeprägte Auswirkungen auf den Alltag hat.

04 Nicht spezifizierter Typ

Manchmal zeigt eine Person nicht alle typischen ADHS-Symptome, weist aber dennoch auffällige Verhaltensweisen auf, die die Diagnose erschweren. In solchen Fällen kann eine unspezifische ADHS-Diagnose gestellt werden, die auf eine atypische oder gemischte Symptomatik hinweist.

ADHS-Symptomatik und ihre Diagnosekriterien

HÄUFIGE SYMPTOME BEI ADHS IM ERWACHSENENALTER

Unaufmerksamkeit

- Aufmerksamkeitsdefizit
- Ablenkbarkeit
- Häufiges Verlieren von Gegenständen
- Vergesslichkeit
- Neigung zu Unfällen
- Organisationsschwierigkeiten
- Häufige Flüchtigkeitsfehler
- Schwierigkeiten, Anweisungen zu folgen
- Probleme beim Zuhören
- Vermeidung von Aufgaben, die anhaltende geistige Anstrengung erfordern

Hyperaktivität

- Ruhelosigkeit
- Unruhe
- Übermäßige Aktivität
- Übermäßiges Reden
- Schwierigkeiten, sich zu entspannen

Impulsivität

- Unterbrechen anderer
- Unüberlegte Handlungen
- Vorschnell antworten
- Mangel an Geduld
- Probleme, auf Belohnungen zu warten

Emotionale und soziale Symptome

- Häufiges Gefühl der Überforderung
- Emotionale Instabilität
- Probleme in sozialen Beziehungen
- Niedriges Selbstwertgefühl
- Berufliche Instabilität
- Finanzielle Probleme
- Beziehungsprobleme
- Chronische Prokrastination

Viele ADHS-ler*innen hören Sätze wie „Ach, ich kann mich auch manchmal schlecht konzentrieren“ oder „Ja, ich hab auch schon mal meinen Schlüssel verloren und bin mit dem Kopf oft woanders!“. Falls du auch solche Sprüche zu hören bekommst, lass dich nicht davon verunsichern. ADHS hat so viele Facetten, dass es als Nicht-Fachperson unmöglich ist, deine Symptomatik, dein persönliches ADHS-Spektrum oder deinen Leidensdruck von außen zu beurteilen.

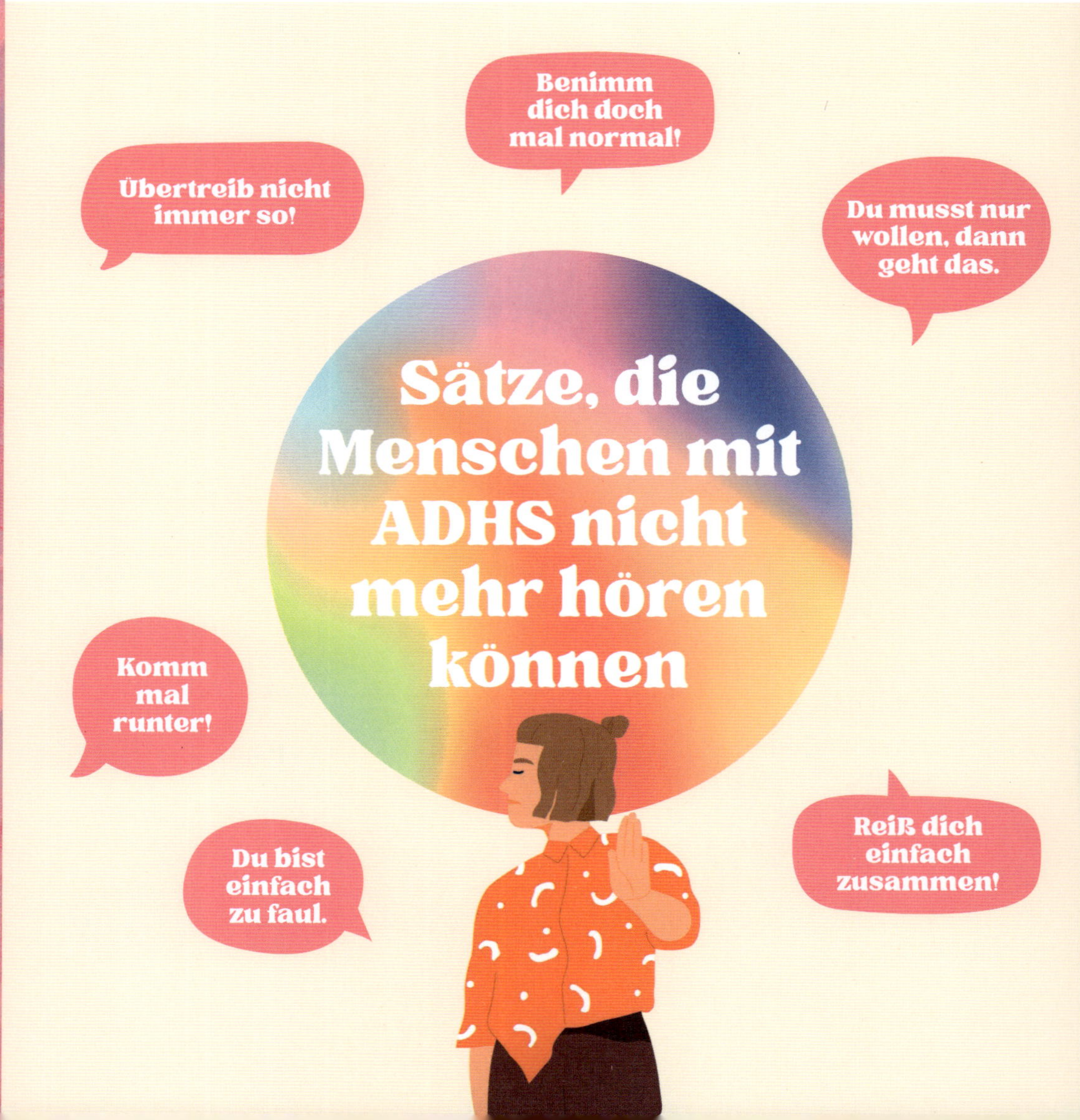
Sätze, die Menschen mit ADHS nicht mehr hören können
Benimm dich doch mal normal!
Übertreib nicht immer so!
Du musst nur wollen, dann geht das.
Komm mal runter!
Du bist einfach zu faul.
Reiß dich einfach zusammen!

Mein Leben mit ADHS: Wie meine persönlichen Erfahrungen zu diesem Buch geführt haben und warum ich dir diese Art von Tipps unbedingt an die Hand geben möchte

Als ich die ersten Versuche unternahm, mich mit den Themen Entspannung und Achtsamkeit zu beschäftigen, ging ich noch zur Schule. Damals stand ich kurz vor meinem Abitur und machte mich selbst auf die Suche nach Wegen, um nach anstrengenden Schultagen wieder zu innerer Ruhe und Ausgeglichenheit zu finden. Ich wusste zu diesem Zeitpunkt noch nichts über ADHS. Erst recht nicht, dass ich selbst von dieser Form der Neurodivergenz betroffen war. Viele Jahre sollten bis zu meiner offiziellen Diagnose noch vergehen.

Schon während meiner Grundschulzeit merkten meine Familie und ich, dass ich mit den Anforderungen im Unterricht und mit der Fülle an Sinneseindrücken eines ganz normalen Schultags schwerer zurechtzukommen schien als meine Mitschüler*innen. Obwohl ich in der Grundschule noch sehr gute Leistungen mit nach Hause brachte, waren Auffälligkeiten in meinem Verhalten erkennbar: ein hoher Rededrang, impulsive und emotionale Handlungen, Probleme in Mathematik und Schwierigkeiten, Regeln zu befolgen. Ich empfand nicht nur das Beibehalten meiner Konzentration während des normalen Unterrichtsgeschehens als eine große Herausforderung. Auch die anschließende Verarbeitung der vielen unterschiedlichen Reize machte mir zu Hause sehr zu schaffen. Das Gefühl, soziale Regeln trotz intensiver Bemühungen meiner Eltern und Lehrer*innen nicht als solche erkennen und befolgen zu können, führte zu immer stärker werdenden Selbstzweifeln.

Ich litt zudem oft unter starker Erschöpfung, die sich nicht nur auf meinen Körper, sondern auch auf meine Psyche auswirkte. Oft fühlte ich mich mental ausgelaugt und von meinem Gedankenchaos überfordert, obwohl dafür, von außen betrachtet, gar kein konkreter Auslöser erkennbar war. „Was stimmt mit mir denn nicht, wieso brauche ich so viel mehr Ruhe als andere?“, ging es mir immer wieder durch den Kopf. „Wieso werde ich umso wütender, je erschöpfter ich mich fühle?“ Die Folgen meiner vielfachen Überforderung spürte ich seit der Kindergartenzeit: immer stärker werdende Unruhe- und Angstzustände, Energie- und Leistungsschwankungen sowie völlige Zusammenbrüche bei Überreizung.

Der ständige Spagat zwischen extremer mentaler Erschöpfung und übersprudelnder Kreativität wurde zu meinem Alltag und führte oft zu Konflikten mit meinen Lehrer*innen und anderen Personen in meinem Umfeld. Mein innerer Zwiespalt zwischen der ängstlichen, sensiblen Laura und der lebhaften Laura, die immer kommunikativ war und voller Ideen steckte, wurde von meinem Umfeld während der Gymnasialzeit oft als pubertäre Zerrissenheit fehlinterpretiert. Dieses Gefühlschaos sollte mich viele Jahre begleiten, bevor ich die für mich passenden Bewältigungsstrategien dafür finden und schließlich auch meine Diagnose erhalten würde.

ADHS-Symptome können alle Menschen in gewisser Weise betreffen. Überschneidungen bestehen auch mit Kombinationen von Charaktereigenschaften, Lebenserfahrungen und diversen (psychischen) Erkrankungen, weshalb es im Leben vieler neurodivergenter Menschen zu zahlreichen Fehldiagnosen kommen kann. Oft werden Traumata vermutet, die zwar nicht selten im Zusammenhang mit ADHS erworben werden, aber nicht als Ursache der Symptome anzusehen sind. Manche Traumata können ADHS-Symptome verstärken, aber auch dazu führen, dass sich Betroffene immer stärker „zusammenreißen" und dadurch im sozialen Bereich „unauffällig" wirken.

Häufig geht ADHS mit Begleiterkrankungen einher, die sich unter bestimmten Voraussetzungen entwickeln können. Typische Beispiele dafür sind etwa Depressionen und Angststörungen, aber auch Essstörungen und Zwangserkrankungen.

Auch wenn ich Wissenschaftlerin bin – ich schreibe dieses Buch in erster Linie aus meiner persönlichen Perspektive. Mit meinen Tipps kann ich nicht das Wissensspektrum eines medizinischen Ratgebers abdecken. Dennoch kann ich aus meiner eigenen Sicht über wissenschaftlich fundierte Methoden berichten und mit dir teilen, was mir persönlich gegen meine ADHS-Symptome wie innere Unruhe und ständige Anspannung hilft oder geholfen hat: alltagstauglich und mit Herz. Mein Wunsch ist es, so viele Menschen wie möglich davon zu überzeugen, dass sich das Leben auch mit Neurodivergenz entspannt und lebenswert anfühlen kann.

Wenn du dich tiefergehend zu den medizinischen Hintergründen informieren möchtest, findest du hinten im Buch eine Liste mit Buchempfehlungen und weiterführenden Quellen.

Menschen, die sich bereits mit der Thematik Neurodivergenz beschäftigen, werden in meinen persönlichen Schilderungen vielleicht auch Symptome oder Verhaltensweisen erkennen, die bisher eher der Autismus-Spektrums-Störung (ASS) zugeordnet werden. Dies muss an sich keinen Widerspruch bedeuten, denn seit Kurzem schließen sich die Diagnosen ADHS und ASS nicht mehr gegenseitig aus. Im Gegenteil: Die aktuelle Forschungslage geht sogar mittlerweile von einer hohen Tendenz zu Überschneidungen aus. Immer öfter werden bei einer Person beide Diagnosen oder noch mehr Neurodivergenzen diagnostisch bestätigt. Dadurch können sich sehr komplexe Symptome und Alltagshürden ergeben: Während die meisten ADHS-Gehirne auf starre Routinen eher gelangweilt reagieren und es als anstrengend empfinden, diese einzuhalten, sind Routinen und ganz genaue Tagesabläufe für viele autistische Menschen äußerst wichtig. Einen vorgeplanten Ablauf durcheinanderzubringen, kann vor allem bei Autist*innen großen Stress verursachen. Selbst wenn sie für viele Personen mit ADHS zunächst als lästig empfunden werden: Von Routinen können alle Menschen profitieren. Sie müssen nur zu einem passen! In diesem Buch möchte ich dir Vorschläge für Routinen an die Hand geben, die du an dein Leben anpassen kannst, und nicht umgekehrt.

Denn so komplex und divers unsere menschlichen Gehirne funktionieren, so unterschiedlich reagieren wir als Individuen auch auf Entspannungsmethoden. Der wohl wichtigste Satz in diesem Buch ist daher folgender:

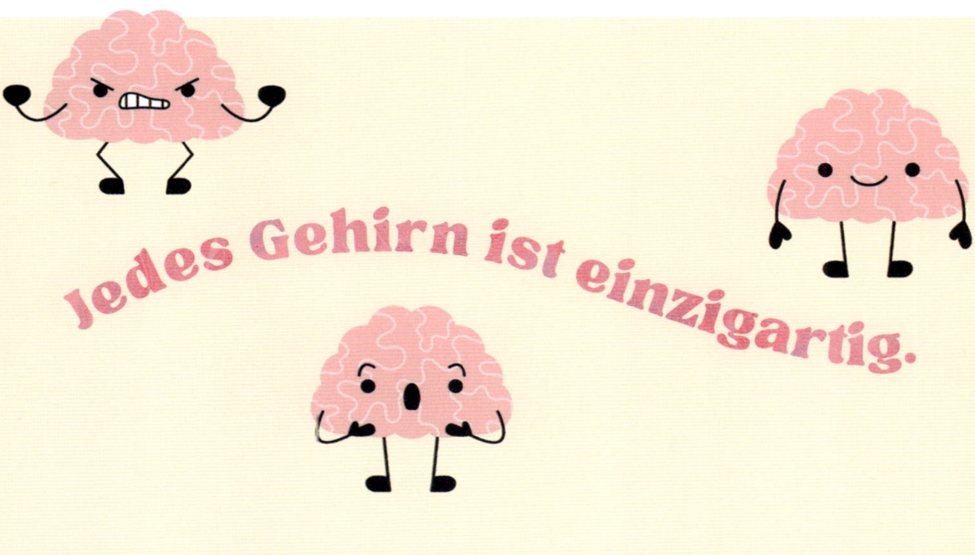

Was für eine Person ein Problem darstellt, kann für eine andere ein wahrer Segen sein. Ob jemand bei sich selbst bestimmte ADHS-Symptome als Superkraft bezeichnet, ob Menschen wegen ihrer ADHS einen großen Leidensdruck verspüren oder ob sie beides im Wechsel empfinden – all dies kann sehr unterschiedlich sein und sich auch im Verlauf eines Lebens immer wieder ändern. Therapien und eine medikamentöse Behandlung können bei ADHS zu wichtigen Schlüsseln werden, um das Leben mit den Symptomen zu erleichtern. Selfcare, Entspannung und Achtsamkeit sind hier als begleitende Maßnahmen sinnvoll. Sie lassen sich als Bestandteil oder als Ergänzung zahlreicher Therapieansätze nutzen und fördern die Erhaltung mentaler und körperlicher Gesundheit.

Musst du also unbedingt meditieren, Tee trinken, ein Bücherwurm werden und täglich die Yogamatte ausrollen? Nur wenn du das möchtest! Denn Selbstfürsorge kann für jede*n ganz unterschiedlich aussehen.

Lass uns noch einmal das Thema Routinen aufgreifen: Ein weitverbreitetes Klischee zeigt ADHS-ler*innen als verwirrte und zerstreute Personen, die verzweifelt versuchen, sowohl das Chaos in ihren Köpfen als auch das Chaos in ihrer Umgebung zu beherrschen. Nichts langweilt sie so sehr wie Aufräum-Pläne und festgelegte Tagesabläufe.

Aber ticken wirklich alle Menschen mit ADHS so? Im Gegenteil: Manche ADHS-ler*innen können von Routinen und fixen Ritualen in ihrem Leben so stark profitieren, dass sie diese als Bewältigungsmechanismen für verschiedene Probleme und Defizite einsetzen. Manche Menschen mit ADHS entwickeln im Lauf ihres Lebens beispielsweise eine große Disziplin, wenn es um Ordnung geht. Schon in der Grundschule wird vielen vermittelt, zu verträumt und zu chaotisch zu sein, weshalb manche auf diese Kritik mit einer völligen Umkehr ihrer Verhaltensweisen reagieren. Aus lauter Verzweiflung und Angst, den vorgegeben Standards nicht zu genügen, werden nicht wenige ADHS-ler*innen zu wahren Ordnungsfanatiker*innen. Der vermeintliche Widerspruch zum chaotischen Gehirn entsteht aus Stereotypen. In der Realität neigen vor allem weiblich sozialisierte Personen mit ADHS sogar zur Überkompensation ihrer „Schwächen“ und zur akribischen Ausarbeitung von Bewältigungsstrategien. Die Gefahr, durchs Raster zu fallen und Fehldiagnosen zu erhalten, steigt damit erheblich.

ADHS – Historischer Kontext

Betrachten wir den historischen Verlauf der ADHS-Diagnostik, so wird schnell klar, dass es sich nicht um eine Modeerscheinung unserer heutigen Zeit handelt. ADHS existiert, so sind sich Forscher*innen aktuell weltweit einig, bereits seit den Anfängen menschlichen Lebens. Kurz gesagt: ADHS ist höchstwahrscheinlich so alt wie die Steinzeit und keine Neuentdeckung. So sind es vor allem genetische Faktoren, die zur Entstehung von ADHS führen. ADHS kann demnach nicht erst im Lauf eines Lebens erworben werden, zum Beispiel durch traumatische Ereignisse oder neurologische Veränderungen.

Die „Jungenkrankheit“

Noch bis in die späten 1990er-Jahre wurde ADHS traditionell als eine Störung betrachtet, die hauptsächlich bei Jungen und Männern vorkommt. Diese Wahrnehmung führte dazu, dass weiblich sozialisierte Personen bis zum heutigen Tag oft unterdiagnostiziert oder fehldiagnostiziert werden. Deshalb ist es auch wenig verwunderlich, dass sich aktuell eine regelrechte Welle an Spätdiagnosen aufbaut: All diejenigen Personen, deren ADHS über Jahre unentdeckt blieb, erhalten nun ihre korrekten Diagnosen. Die Diskrepanz in der Diagnose hat tiefgreifende Wurzeln in der Forschungsgeschichte und den gesellschaftlichen Erwartungen an Geschlechterrollen.

Forschungshistorie und Geschlechterbias

In den frühen Jahren der ADHS-Forschung lag der Fokus fast ausschließlich auf Jungen, wie diverse historische Aufzeichnungen belegen. Erste Hinweise auf ADHS finden sich bereits in medizinischen Abhandlungen, zum Beispiel von Hippokrates, 400 v. Chr.

Auch noch in den 1980er- und 1990er-Jahren wurden die meisten Studien über ADHS an männlichen Probanden durchgeführt, was zur Entstehung eines vorwiegend männlichen Krankheitsbildes führte. Diese Studien konzentrierten sich oft auf hyperaktive und impulsive Verhaltensweisen, die im gesellschaftlichen Kontext seit je her vor allem männlichen Personen zugeschrieben werden.

Diese geschlechtsspezifische Voreingenommenheit hatte zur Folge, dass ADHS lange Zeit als „Jungenkrankheit" betrachtet wurde. Weiblich sozialisierte Personen, die möglicherweise weniger auffällige Symptome wie Unaufmerksamkeit und Tagträumen zeigten, blieben unbemerkt und bewegten sich sozusagen unter dem Radar der Forschung. Die nach außen hin subtile Ausprägung der Symptome entspricht nicht dem stereotypischen Bild vom ADHS-„Zappelphilipp" und wird daher oft übersehen.

Symptome bei weiblich sozialisierten Personen

Weiblich sozialisierte Personen zeigen häufig andere ADHS-Symptome als männlich sozialisierte. Typische Symptome umfassen:

Unaufmerksamkeit	Schwierigkeiten, sich auf Aufgaben zu konzentrieren, häufiges Tagträumen, Vergesslichkeit
Masking	Intensives Überspielen von Symptomen
Emotionale Dysregulation	Häufige Stimmungsschwankungen, Überempfindlichkeit gegenüber Kritik
Überkompensation	Übermäßiger Perfektionismus und Anstrengung, um die eigenen Schwierigkeiten zu verbergen

ADHS kommt selten allein: Fehldiagnosen, Begleiterkrankungen und -phänomene

Aufgrund der unterschiedlichen Symptomatik werden weiblich sozialisierte Personen häufig mit anderen psychischen Störungen fehldiagnostiziert. Häufige Fehldiagnosen umfassen:

- **Depression:** Die anhaltende Frustration und das Gefühl der Überforderung können als depressive Symptome interpretiert werden.
- **Angststörungen:** Die ständige Sorge, den Anforderungen nicht gerecht zu werden, kann zu Angststörungen führen.
- **Essstörungen:** Der Versuch, Kontrolle über einen Bereich des Lebens zu erlangen, kann sich in Essstörungen manifestieren.
- **Borderline-Persönlichkeitsstörung:** Emotionale Dysregulation und Impulsivität können fälschlicherweise als Borderline-Symptome gedeutet werden.

Um die Unter- und Fehldiagnosen bei weiblich sozialisierten Personen zu reduzieren, ist es entscheidend, das Bewusstsein für die unterschiedlichen Manifestationen von ADHS zu erhöhen. Selbst bei Mädchen wie mir, dem lauten, hyperaktiven „Pippi-Langstrumpf-Mädchen", wurde ADHS nicht erkannt. Im Nachhinein zeigte ich schon im Kindergartenalter eine große Bandbreite an Symptomen. Trotzdem wurden meine besorgten Eltern, die meine Schwierigkeiten bei der Reizverarbeitung und im sozialen Kontext bemerkten, seitens verschiedener Ärzt*innen beruhigt: „Das verwächst sich alles."

ADHS bei weiblich sozialisierten Personen ist trotz der vorangeschrittenen Forschung immer noch ein komplexes und oft verkanntes Phänomen. Die historische und gegenwärtige Vernachlässigung dieser Personengruppe führt zu teilweise erheblichen Herausforderungen in der Diagnose und Behandlung. Durch gezielte Aufklärung, Sensibilisierung und Forschung können wir alle gemeinsam dazu beitragen, dass ADHS bei weiblich sozialisierten Personen frühzeitig erkannt und behandelt wird. Nur als aufgeklärte Gesellschaft können wir sicherstellen, dass alle Betroffenen die Unterstützung und Ressourcen erhalten, die sie benötigen, um ihr volles Potenzial zu entfalten.

(Über)kompensation durch Perfektionismus

Es ist sinnvoll, das eigene Handeln zu hinterfragen und festzustellen, dass es für eine Veränderung des Verhaltens noch nicht zu spät ist. Kritisch wird es dann, wenn der verzweifelte Versuch, sich an eine Welt anzupassen, in der man sich ständig unverstanden fühlt, immer wieder misslingt und das Selbstvertrauen stark darunter leidet.

Die meisten Menschen mit ADHS, aber vor allem weiblich sozialisierte Personen, stoßen in unserer Gesellschaft schon als Kinder auf Barrieren, die durch tief verankerte Geschlechterrollen ausgelöst werden. Mädchen, so wurde es gesellschaftlich noch in meiner Kindheit während der 90er-Jahre gesehen, haben brav, häuslich, angepasst und ruhig zu sein. Ich selbst hatte das Glück, in einer Familie aufzuwachsen, die ihre kleine „Räubertochter" akzeptierte. Niemand zu Hause versuchte, aus mir etwas zu machen, das ich nicht war, wofür ich bis heute dankbar bin. Dennoch merkte ich, wie häufig sich meine Eltern vor anderen für ihre vermeintlichen Erziehungsfehler rechtfertigen mussten: Warum ich so wild sei, so viel redete, mich so jungenhaft und aufmüpfig verhielte. All dies ging nicht spurlos an mir vorbei. Ständig fragte ich mich, was ich tun konnte, um besser zu funktionieren. Trotz all meiner Versuche, mich zu verändern und anzupassen, eckte ich immer wieder an, was wiederum zu einer Verzerrung meines Selbstbildes führte. Aus den vielen frustrierenden Begegnungen und Situationen schloss ich, dass etwas mit mir nicht stimmte und dass ich diejenige war, die irgendwie auf dem falschen Planeten gelandet war.

Meine Überkompensation durch perfektionistisches Verhalten begann schleichend: Viele Jahre lang prasselte Kritik von allen Seiten auf mich ein. Meine Lehrer*innen verzweifelten an meinem Rededrang, an meinem überschwänglichen Temperament und an meiner geringen Bereitschaft für Fleißaufgaben. Mein Geigenlehrer kratzte sich ratlos am Kopf, da ich zwar auch anspruchsvollere Stücke spielte, aber es dennoch nie schaffte, Notenlesen zu lernen oder mich auf Unterrichtsstunden vorzubereiten. Ich spielte drauflos, mal mit mehr, mal mit weniger Erfolg. Schließlich gab ich das Geigespielen auf, da ich mich nicht zum Üben motivieren konnte und die positiven Erlebnisse auf der Strecke blieben. Ebenso das Tanzen: Mit vier Jahren begann ich mit großer Begeisterung mit Ballettunterricht.

Ich liebte das Gefühl, mich frei zur Musik im Raum zu bewegen, als würde ich schweben. Für die Übungen an der Stange fehlte mir häufig die Konzentration und die Koordination bei Choreografien fiel mir schwer. Auch hier hagelte es Kritik, ich sei einfach zu undiszipliniert und faul. Andere zogen an mir vorbei und ich wurde ständig dazu angehalten, mich mehr auf die Tänze zu konzentrieren. Ich versuchte es jede Woche aufs Neue und scheiterte immer wieder: Nach elf Jahren wöchentlicher Ballettstunden und innerer Qual knickte ich schließlich ein und gab auch das Tanzen auf. „Selbst schuld“, dachte ich mir. „Ich kann das einfach alles nicht.“

Gleichzeitig wurden meine schulischen Leistungen immer schlechter, da ich mich während der Pubertät ständig erschöpft fühlte und mir für Fächer, deren Inhalte mich weniger interessierten, die Konzentration fehlte. Das Internet war ab diesem Zeitpunkt DIE Revolution in jedem Haushalt und zog mich von Anfang an in den Bann: Mein Leben spielte sich zunehmend online ab. Die wahre Welt erschien mir grau und leer. Ich tauchte ab, wollte draußen am liebsten unsichtbar sein. Alle Versuche meiner Familie, mich zu außerschulischen Freizeitaktivitäten zu motivieren, scheiterten. Meine Welt wurde immer kleiner bis zu dem Tag, als ich mich der Theater-AG anschloss. In den ersten beiden Jahren traute ich mich dort nicht, aus mir herauszugehen. Das Theater war meine große Leidenschaft, seit ich denken konnte, doch die Angst vor Ablehnung lähmte mich regelrecht. Dennoch blieb ich. Ich knüpfte dort Freundschaften, die teilweise bis heute Bestand haben. Auf der Bühne blühte ich auf, konnte meine Stärken kanalisieren und meine Sorgen vergessen. Texte auswendig zu lernen, fiel mir leicht und das Gefühl, die richtigen Passagen zur richtigen Zeit vortragen zu können, gab mir Auftrieb. Oft fühlte ich mich währenddessen so, als würde ich Laser-fokussiert in einem Rennwagen eine komplizierte, kurvige Strecke in Höchstgeschwindigkeit abfahren. Theaterspielen machte mich regelrecht süchtig. Doch lag dies nur an meiner Freude am Wiedergeben und Verkörpern von Textzeilen und den dazu passenden Emotionen? Oder tat ich auf der Bühne etwas, das mir so viel Sicherheit wie nichts anderes vermittelte und das ich sowieso jeden Tag tun musste? Ich maskierte.

Masking – meine Maske und ich

Der Vergleich zum Theater ist passend: Mein Leben fühlte sich oft an, als sei ich in einem Theaterstück gefangen, in dem alle das Skript bekommen hatten und ihre Rollen perfekt beherrschten, während ich selbst nicht mal wusste, wie das Stück hieß. Ich beobachtete das Verhalten anderer und übte vor dem Spiegel, mich entsprechend zu verhalten – eine Überlebensstrategie, die vielen neurodivergenten Menschen, vor allem auch Autist*innen, bekannt ist. Die einen finden vielleicht sogar Gefallen daran oder entdecken ihr Talent in der Nachahmung. Andere tun sich mit der sozialen Mimese schwerer. Mir fielen das Theaterspielen und das Imitieren anderer eher leicht, da ich Spaß daran hatte, in verschiedene Rollen zu schlüpfen. Dass ich selbst täglich eine Art „Rolle" spielte, wurde mir erst als Jugendliche nach und nach bewusst. Ich studierte bereits als Kind zu Hause Verhaltensweisen von fiktiven Figuren aus Büchern und dem Fernsehen, fand Freude am Imitieren von Stimmen und war lange Zeit der Meinung, dass dies alle Menschen taten, um sich im gesellschaftlichen Kontext besser zurechtfinden zu können. Erst als ich mich in den letzten Jahren vermehrt mit dem Thema Neurodivergenz beschäftigte, stieß ich auf das Phänomen des sogenannten Maskings und stellte fest, dass nicht alle Menschen sich im sozialen Rahmen so schwertaten, sich anzupassen. Vielmehr lernte ich, dass meine Anpassungsversuche eine Form waren, meine neurodivergenten Wesensmerkmale und Verhaltensweisen vor anderen zu verstecken, um nicht als merkwürdig wahrgenommen zu werden.

Viele von uns neurodivergenten Menschen wenden Masking bewusst oder unbewusst an, um nicht aufzufallen oder um negative Reaktionen aus dem Umfeld zu vermeiden. Masking kann eine kurzfristige Bewältigungsstrategie sein, birgt aber langfristig Risiken für unsere psychische Gesundheit.

Nach einer späten Diagnose, also im Erwachsenenalter, stehen viele Menschen mit ADHS vor einem großen Fragezeichen. Den meisten wird erst durch die Diagnose klar, welche Anstrengungen sie ihr ganzes Leben lang auf sich genommen haben, um dazuzugehören. Schon im Kindesalter haben sie wahrscheinlich versucht, soziale Normen zu erkennen und sich in Gemeinschaften einzufügen, deren Regeln sie oft nicht verstehen konnten. Den meisten anderen Menschen scheint in die Wiege gelegt worden zu sein, wie sie sich intuitiv „richtig" verhalten – oft haben wir als neurodivergente Personen den Eindruck, man hätte vergessen, uns dieselbe Gebrauchsanweisung mitzugeben. Wir überkompensieren, stoßen dennoch an unsere Grenzen, entwickeln Bewältigungsstrategien, rebellieren oder schalten ganz ab.

EINIGE BEISPIELE FÜR MASKING KÖNNEN SEIN:

- **Imitieren von Verhaltensweisen:** Wir beobachten und kopieren das Verhalten von Menschen um uns herum, um nicht aufzufallen.
- **Zurückhalten von Emotionen:** Wir unterdrücken unsere Impulsivität und emotionalen Reaktionen, um nicht als unkontrolliert oder unangemessen zu gelten.
- **Stimming unterdrücken:** Der wippende Fuß wird erzwungenermaßen stillgehalten.
- **Unauffälligere Stimming-Methoden (s. S. 58) ausüben:** zum Beispiel auf der Wange oder der Zunge rumkauen, den Kiefer aufeinanderpressen.
- **Energie und Interesse erzwingen wollen,** obwohl die soziale Batterie erschöpft ist und sich im Inneren eine extreme Müdigkeit auszubreiten beginnt.
- **Übermäßige Hilfsbereitschaft:** Wir helfen und unterstützen andere über unsere eigenen Grenzen hinaus, um Anerkennung zu erhalten und unsere Unsicherheiten zu verbergen.
- **Perfektionismus:** Wir streben nach übermäßiger Perfektion, um unsere Schwierigkeiten zu kompensieren und nicht als unzulänglich wahrgenommen zu werden.
- **Übermäßige Strukturierung:** Wir schaffen rigide Zeitpläne und Listen, um unsere natürliche Tendenz zur Unaufmerksamkeit zu kompensieren.

Masking kostet vor allem eines: jede Menge Energie. Darüber hinaus wissen wir vor lauter beabsichtigter und unbeabsichtigter Maskerade manchmal gar nicht mehr, wer unter der Maske steckt. Für viele beginnt vor allem nach einer Spätdiagnose die Suche nach dem „eigentlichen", jahrelang unterdrückten Selbst.

So kann sich Masking anfühlen

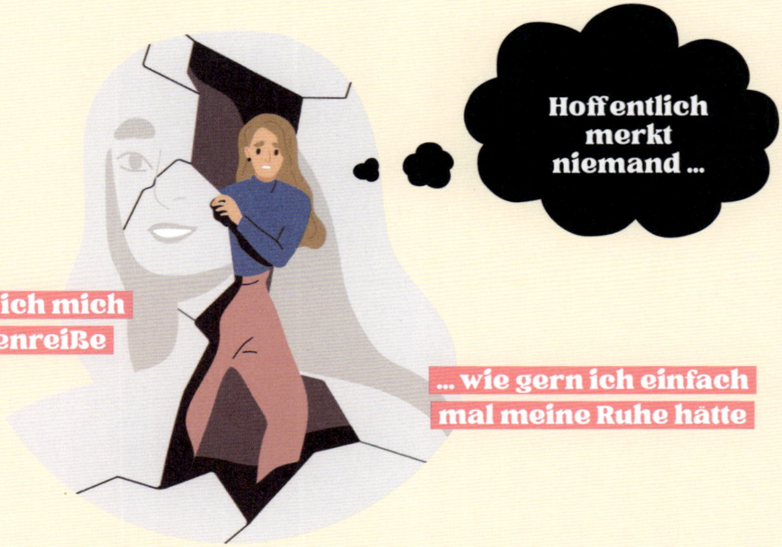

… wie sehr ich mich zusammenreiße

… wie gern ich einfach mal meine Ruhe hätte

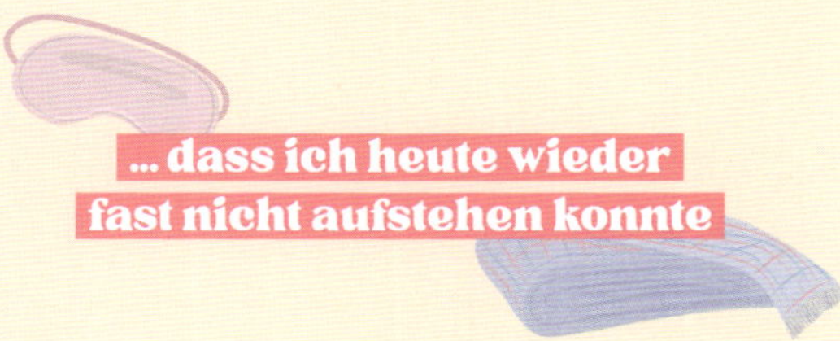

… dass ich heute wieder fast nicht aufstehen konnte

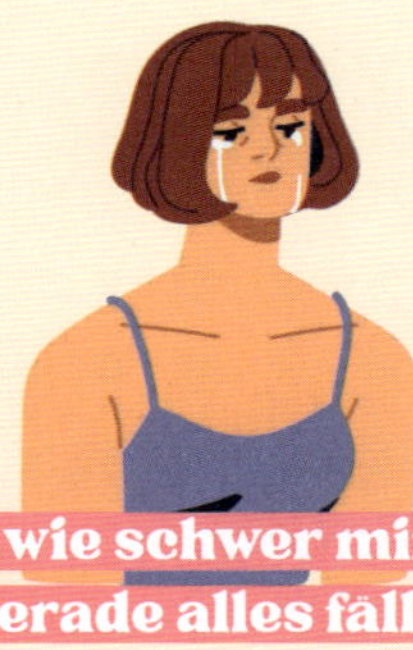

… wie schwer mir gerade alles fällt

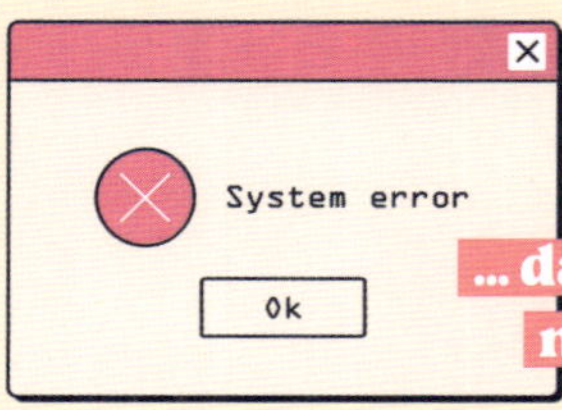

… dass ich mich hier nicht wohlfühle

DIE AUSWIRKUNGEN VON MASKING

Während Masking kurzfristig Erleichterung und soziale Akzeptanz bieten kann, hat es langfristig oft negative Auswirkungen auf unsere psychische Gesundheit:

- **Erschöpfung:** Das ständige Verbergen unseres wahren Selbst kostet immense Energie und kann zu chronischer Erschöpfung führen.
- **Identitätsverlust:** Wenn wir ständig Masking betreiben, können wir das Gefühl für unser wahres Selbst verlieren und eine tiefe Identitätskrise erleben.
- **Angst und Depression:** Die ständige Anstrengung, neurotypischen Standards zu entsprechen, kann Angstzustände und depressive Symptome verstärken.
- **Geringes Selbstwertgefühl:** Da wir unser wahres Selbst verstecken, entsteht oft das Gefühl, nicht gut genug zu sein oder unsere wahre Persönlichkeit nicht zeigen zu dürfen.

STRATEGIEN ZUR REDUZIERUNG VON MASKING

Für unsere mentale Gesundheit ist es wichtig, Wege zu finden, wie wir unser authentisches Selbst ausleben können – natürlich trotzdem immer unter Rücksichtnahme auf andere. Das Ziel besteht nicht darin, ab sofort jedem Drang zur Impulsivität nachzugeben und andere Menschen damit unbeabsichtigt vor den Kopf zu stoßen. Dennoch gibt es viele Möglichkeiten, als ADHS-ler*innen authentischer zu leben, ohne jegliche soziale Normen oder Regeln zu missachten. Der Schlüssel liegt in einem Gleichgewicht zwischen sozialkompatibler Lebensweise und Authentizität.

Mach dir immer wieder bewusst, dass du in einer Welt lebst, die vielerorts nicht auf neurodivergente Bedürfnisse ausgerichtet ist. Indem wir uns selbst besser verstehen, Unterstützung suchen und offen über diese Bedürfnisse sprechen, können wir beginnen, authentischer zu leben und unser kräftezehrendes Masking zu reduzieren. Du verdienst es, akzeptiert zu werden, dich sicher zu fühlen und dich für deine neurodivergenten Eigenschaften nicht schämen zu müssen.

HIER SIND EINIGE ANSÄTZE, DIE UNS HELFEN KÖNNEN

01 Selbstakzeptanz fördern:

- Lerne, deine neurodivergenten Eigenschaften zu akzeptieren, und schätze die einzigartigen Stärken, die sie mit sich bringen. Beschäftige dich nicht ausschließlich mit deinen Defiziten, auch wenn du an ihnen weiterhin arbeiten möchtest.

- Selbstfürsorge-Praktiken, wie sie hier in diesem Buch vorgestellt werden, können dir dabei helfen, dich selbst besser zu verstehen und zu akzeptieren.

02 Offene Kommunikation:

- Teile deine ADHS-Diagnose und deine Erfahrungen mit vertrauenswürdigen Personen in deinem Umfeld.

- Sprich offen über deine Bedürfnisse und Herausforderungen, um Verständnis und Unterstützung zu erhalten.

03 Unterstützungsnetzwerke aufbauen:

- Suche den Austausch mit anderen neurodivergenten Personen, sei es durch Selbsthilfegruppen oder Online-Communitys.

- Professionelle Hilfe, wie Therapie oder Coaching, kann ebenfalls wertvolle Unterstützung bieten.

04 Anpassungen im Alltag:

- Schaffe eine Umgebung, die deinen Bedürfnissen gerecht wird und in der du dich wohlfühlst.

- Falls du das Bedürfnis hast, Stimming zu betreiben, unterdrücke dies nicht. Hab keine Angst vor komischen Blicken, wenn dein Knie zittert oder du Spannung über Fidget Toys abbaust.

- Nutze Hilfsmittel und Strategien, die dir helfen, besser mit deinen Herausforderungen umzugehen, ohne dich verstellen zu müssen.

„MAN MERKT GAR NICHT, DASS DU ADHS HAST!“

Aufgrund meines Maskings eckte ich bereits während meiner Studienzeit immer seltener an. Ich merkte, wie erfolgreich meine Anpassungsbemühungen waren, und war der Meinung, damit auf dem richtigen Weg zu sein. Zu einem gewissen Teil stimmte es ja auch, ich kam gut mit anderen klar und wurde im beruflichen Kontext für meinen Einsatz, meine Zuverlässigkeit und meine gut ausgeprägte Teamfähigkeit gelobt. Ich achtete stets akribisch darauf, anderen niemals ins Wort zu fallen, meine Impulsivität zu verstecken, gab mich teilweise ruhiger und angepasster, als ich mich innerlich fühlte. Begleitet wurde ich von der ständigen Angst, einen Fehler zu machen und negativ aufzufallen. Risiken ging ich nicht ein; selbst meinen Humor und meine Kreativität versteckte ich und hielt mich mit Bemerkungen, aber auch mit Ideen zurück. „Soziale Ängste“ erkannte meine Therapeutin bei mir und erklärte mir, dass diese bei empathischen und sensiblen Menschen wie mir häufig vorkämen. Ich erhielt die Diagnose „Generalisierte Angststörung“ und fand darin für mich eine Erklärung vieler meiner Probleme, aber es fehlten mir immer noch so viele Puzzleteile. Mittlerweile weiß ich, dass diesen Weg viele von uns gegangen sind und dass da draußen immer noch eine ungewisse Anzahl an nicht erkannten ADHS-ler*innen mit falschen oder unzureichenden Diagnosen ihren Alltag bestreitet.

Die meisten Menschen in meinem Umfeld waren von meiner ADHS-Diagnose überrascht. Einerseits, weil sie ein falsches Bild davon hatten, wie ADHS sich äußern kann. Andererseits, weil ich zu den vielen Neurodivergenten zähle, die ihre Maske bis zur Perfektion ausgearbeitet haben. Masking ist bei neurodivergenten Personen eine sehr häufig genutzte Methode, um sich selbst zu schützen und um sich in der neurotypischen Gesellschaft besser zurechtzufinden. Wir passen uns an, obwohl unsere Gehirne anders funktionieren als die unserer Mitmenschen. Viele von uns legen sich eine Maske zurecht, um den sozialen Anforderungen gerecht zu werden. Meistens passiert dies automatisch – wir bemerken selbst oft erst als Erwachsene und Spätdiagnostizierte, dass wir all die Jahre einen enormen Kraftaufwand bewältigen mussten. Dabei stehen die wenigsten Menschen mit ADHS morgens vorm Spiegel mit dem Gedanken, sich heute wieder zu verstellen. Maskieren ist ein komplexer Vorgang, der dazu führen kann, die Verbindung zu sich selbst komplett zu verlieren. Wer und wie sind wir, wenn wir unsere Masken ablegen? Bleibt denn noch was übrig von mir, wenn ich mich nicht mehr so stark anpasse? Bin ich „nur“ meine ADHS – und sonst nichts?

Das toxische Trio: Wenn Masking auf People Pleasing und Kritik-Angst trifft

Obwohl auch viele neurotypische Menschen davon betroffen sind, ist es für ADHS-ler*innen besonders wichtig, das komplexe Zusammenspiel von RSD, der übersteigerten Angst vor Kritik, Masking und People Pleasing zu erkennen. Sie bilden für viele neurodivergente Personen ein nahezu toxisches Dreiergespann, das zu einem verringerten Selbstwertgefühl und zu großer Erschöpfung im Alltag führen kann.

WAS IST PEOPLE PLEASING?

Der Begriff „People Pleasing" stammt aus dem Englischen und beschreibt das Bedürfnis, anderen Menschen (= people) zu gefallen (= to please) und deren Erwartungen zu erfüllen – oft auf Kosten der eigenen Bedürfnisse und Wünsche. Menschen, die People Pleasing betreiben, haben Schwierigkeiten, ihre Grenzen aufzuzeigen und Nein zu sagen. Sie setzen alles daran, Konflikte zu vermeiden und Zustimmung zu erhalten.

Hauptgründe für People Pleasing bei Menschen mit ADHS

- **Erfahrungen mit Ablehnung und Kritik:** ADHS-ler*innen haben oft früh Erfahrungen damit gemacht, sei es in der Schule, im Berufsleben oder im sozialen Umfeld. Diese Erfahrungen können ein starkes Bedürfnis nach Akzeptanz und Bestätigung erzeugen.

- **Impulsivität und Unsicherheit:** ADHS-bedingte Impulsivität und emotionale Instabilität können zu Unsicherheiten in sozialen Situationen führen. Sich anzupassen und zu gefallen, wird dann zu einer Strategie, um soziale Anerkennung zu erhalten und negative Reaktionen zu vermeiden.

Vor allem weiblich sozialisierte Personen betreiben People Pleasing, aufgrund von hartnäckigen Geschlechterrollen, in denen Frauen über Jahrhunderte hinweg das gesellschaftliche Idealbild zugeschrieben wurde, angepasst zu sein und sich männlichen Personen unterordnen zu müssen. Weiblich sozialisierte Personen mit ADHS sind deshalb besonders anfällig für People Pleasing. Sie missachten ihre persönlichen Grenzen, wollen für andere da sein und ihre vermeintliche „Aufgabe im System" erfüllen: Für das Wohl ihrer Mitmenschen sorgen, helfen und nicht negativ auffallen.

Auswirkungen

- **Emotionale Belastung:** Die ständige Anstrengung, anderen zu gefallen und sich anzupassen, kann zu emotionaler Erschöpfung, Stress und einem verminderten Selbstwertgefühl führen.
- **Soziale Isolation:** Die Beziehungen sind auf falschen Grundlagen aufgebaut und die betroffenen Personen können sich nicht authentisch zeigen.
- **Burnout:** Durch das ständige Verbergen und Anpassen ist die mentale und emotionale Belastung auf Dauer nicht mehr tragbar.

WAS IST RSD?

Die sogenannte Rejection Sensitivity Dysphoria (RSD), also die übersteigerte Angst vor Ablehnung und Kritik, ist ein emotionales Phänomen, das häufig bei Menschen mit ADHS auftritt. RSD beschreibt eine extreme Empfindlichkeit gegenüber wahrgenommener Ablehnung oder Kritik. Das bedeutet, dass negative Reaktionen aus dem Umfeld auch als reines Fantasieprodukt entstehen können – in diesem Fall liegt ein kommunikatives Missverständnis vor. Betroffene von RSD beziehen mitunter auch harmlose Äußerungen auf sich, interpretieren Aussagen negativer, als sie gemeint waren, und reagieren oft übermäßig stark auf vermeintlich negative soziale oder persönliche Rückmeldungen. Meist sind die Reaktionen zudem unverhältnismäßig stark im Vergleich zur tatsächlichen Situation und können das Selbstwertgefühl beeinträchtigen. RSD ist nicht offiziell als Diagnose anerkannt, wird aber in der ADHS-Forschung zunehmend als Phänomen thematisiert, da sie einen großen Einfluss auf das emotionale Wohlbefinden und die sozialen Beziehungen der Betroffenen haben kann.

WAS DIESES TRIO SO TOXISCH MACHT

Oft fallen vor allem diejenigen Menschen, die vom Trio aus Masking, RSD und People Pleasing betroffen sind, am ehesten durchs Diagnoseraster und erhalten mitunter mehrere Fehldiagnosen. Dadurch verlängert sich ihr Leidensweg teils erheblich. Das eigentliche Ziel, als neurotypisch und sozialverträglich wahrgenommen zu werden, wird vielen ADHS-ler*innen zum Verhängnis. Sie werden nicht ernst genommen, wenn sie von ihren Problemen berichten, und erhalten im schlimmsten Fall nicht die Hilfe, die sie benötigen.

Der lange Weg zur Diagnose

Masking, People Pleasing und RSD können schließlich sogar einer Diagnostik im Weg stehen. Diese Verhaltenskombination kann dazu führen, dass Menschen uns ganz anders wahrnehmen, als wir uns fühlen. Sie halten uns oft entweder für neurotypisch oder „ein bisschen seltsam", können Letzteres aber selten korrekt zuordnen. Ärzt*innen ohne entsprechende Fachkenntnisse im Bereich Neurodiversität führen die von undiagnostizierten ADHS-ler*innen geschilderten Symptome häufig auf andere Störungs- und Krankheitsbilder zurück. So fühlen sich ADHS-ler*innen oft jahrzehntelang wie Aliens, wissen sie doch nichts von ihrer Neurodivergenz.

Du bist dir zum jetzigen Zeitpunkt noch nicht sicher, ob du ADHS haben könntest? Mithilfe von seriösen Fragebögen, dem Austausch mit anderen Neurodivergenten und nicht zuletzt durch Aufklärungsposts auf Social Media ist es auch eine Option, dir erst einmal selbst ein Bild über eine möglicherweise vorhandene Neurodivergenz zu machen. Denn für Diagnose- oder Therapieplätze bestehen in Deutschland aktuell lange Wartezeiten. Hier kommt es jedoch vor allem auf vertrauenswürdige Quellen und Kanäle an. Die neurodivergente Community ist größtenteils sehr aufgeschlossen und hilfsbereit. Da sich viele ADHS-Symptome mit den Symptomen anderer Erkrankungen überschneiden, bergen Selbstdiagnosen trotzdem immer ein Risiko, eine oder mehrere andere bestehende Krankheiten zu übersehen. Eine offizielle, fachkundige Diagnose kann deshalb sehr wichtig für dich und deinen weiteren Weg sein. Auch wenn eine medikamentöse Behandlung für dich infrage kommt, reichen Selbstdiagnosen nicht aus. Hierfür müssen Psychiater*innen deinen Medikamentenplan genau auf dich abstimmen. Solltest du dir unsicher sein, wie du an fachlich fundiertes Infomaterial oder an Termine kommst, habe ich dir am Ende dieses Buches Links und Adressen zusammengestellt. Auch wenn du zunächst „nur" einen Platz auf einer Warteliste erhältst: Lass dich nicht entmutigen und suche in der Zwischenzeit den Austausch mit anderen. Ein Wartelistenplatz ist immer besser als nichts. Er kann ein erster Schritt für dich sein, die Hilfe und Informationen zu bekommen, die du brauchst.

Selbstwahrnehmung auf Abwegen: das Imposter-Syndrom

Als ob der Weg zur Diagnose nicht schon anstrengend genug wäre, haben viele Menschen mit ADHS mit dem sogenannten Imposter-Syndrom zu kämpfen. Dabei handelt es sich um ein psychologisches Phänomen, bei dem Betroffene trotz offensichtlicher Erfolge das Gefühl haben, nicht kompetent zu sein. Sie leben in ständiger Angst, als Betrüger*innen entlarvt zu werden. Durch unsere ADHS kann dieses Syndrom besonders ausgeprägt und belastend sein.

Die Diagnose von ADHS, vor allem im Erwachsenenalter, kann eine ambivalente Erfahrung sein. Einerseits bietet sie eine Erklärung für jahrelange Schwierigkeiten und Herausforderungen, andererseits kann sie das Gefühl des Versagens oder der Inkompetenz verstärken. Viele Erwachsene mit ADHS haben eine lange Geschichte von Missverständnissen, Fehldiagnosen und negativen Rückmeldungen hinter sich. Diese Erfahrungen können das Selbstwertgefühl stark beeinträchtigen und das Imposter-Syndrom befeuern.

Menschen mit ADHS haben oft das Gefühl, dass sie ihre Erfolge nur durch Zufall oder Glück erreicht haben, nicht durch ihre Fähigkeiten oder Anstrengungen. Dies liegt daran, dass sie Schwierigkeiten haben, ihre Leistungen objektiv zu bewerten. Die Symptome von ADHS, wie Vergesslichkeit, Unorganisiertheit und Impulsivität, führen häufig dazu, dass sie ihre eigenen Erfolge abwerten und ihre Fehler überbewerten. Selbst wenn sie in ihrem Beruf oder persönlichen Leben erfolgreich sind, neigen sie dazu, diesen Erfolg nicht als echten Verdienst anzuerkennen. Die Diagnose ADHS kann diese Gefühle verstärken, da sie plötzlich eine neue Perspektive auf das eigene Leben eröffnet. Viele von uns quälen die Fragen, warum wir unsere Diagnose erst so spät im Leben erhalten haben und ob unsere bisherigen Leistungen nicht nur auf „Tricks“ oder „Maskierungen“ beruhten. Wir fragen uns, ob wir ohne all die Strategien, die wir entwickelt haben, um unsere ADHS-Symptome besser bewältigen zu können, überhaupt in der Lage gewesen wären, etwas zu erreichen. Auch hier kommt wieder die Frage auf: „Wer bin ich ohne Maske?“ Diese Zweifel nähren das Imposter-Syndrom weiter.

Zudem führt die Diagnose oft zu einer teilweise schmerzhaften Rückschau auf das eigene Leben: Wir betrachten alle vergangenen Misserfolge und Herausforderungen nun durch die neue Linse unserer Diagnose. Plötzlich erkennen wir, dass viele unserer Probleme auf die unbehandelte ADHS zurückzuführen sind. Was zunächst auch Erleichterung bringen kann, führt bei vielen von uns jedoch auch zu einer Vertiefung der Selbstzweifel. Einerseits fragen wir uns, ob unsere Leistungen jemals „echt" waren oder nur das Ergebnis ständiger Kämpfe gegen die Symptome. Andererseits zweifeln wir vielleicht sogar daran, ob uns die Diagnose überhaupt zusteht. Haben wir wirklich ADHS oder bilden wir uns das alles nur ein? Kann es denn tatsächlich sein, dass wir nun eine Erklärung für unsere Schwierigkeiten haben, oder liegt hier nur ein Irrtum vor?

Tipps und Erinnerungen für die Zeit nach der Diagnose

Gib dir Zeit. Du darfst um das Leben trauern, das du hättest führen können, wenn du keine ADHS hättest oder früher davon erfahren hättest.

Lass dieses neue Lebensgefühl in Ruhe auf dich wirken: Es ist normal, dass dein Kopf ständig zurückspult und dich „Was wäre wenn"-Fragen quälen.

Gönne dir extra viel Zuwendung und Selbstfürsorge.

Du bist nicht allein! Tausche dich mit anderen aus.

Kläre dein Umfeld Schritt für Schritt über deine Diagnose auf. Teile Erklärungen aus Büchern oder digitale Informationen über ADHS, um deine Symptome zu beschreiben.

Es ist okay, weniger zu schaffen, wenn du gerade mehr verarbeiten musst als gewöhnlich.

Du bist nicht nur deine ADHS. Trotzdem darfst du sie als wichtigen Teil deiner Persönlichkeit betrachten und musst nicht all ihre Aspekte bekämpfen. Konzentriere dich auf deine Stärken und Ziele.

Hochsensibilität und ADHS – eine enge Verbindung

„Drama-Queen" und „Sensibelchen" nannten mich schon viele. Auch Sätze wie „Du darfst das nicht so an dich ranlassen" oder „Du bist aber auch einfach empfindlich!" hörte ich oft aus meinem Umfeld. Vielleicht hast du solche Sprüche auch schon gesagt bekommen. Mittlerweile weiß ich, dass meine Sensibilität keine Charakterschwäche ist, sondern eine Eigenschaft, die auch mit meiner Neurodivergenz im Zusammenhang steht.

Kennst du das Gefühl, als wäre dein Kopf ein überfüllter Raum, in dem mehrere Leute versuchen, gleichzeitig zu sprechen? Verlierst du dich in Tagträumen, bist überaus emotional und reagierst sehr empfindlich auf äußere Reize? Diese (hoch-)sensible Wahrnehmungsweise ist vielen Menschen mit ADHS und anderen Neurodivergenzen nur allzu vertraut. In diesem Abschnitt möchte ich dir helfen, die Zusammenhänge zwischen Hochsensibilität, Reizverarbeitung und Überforderung besser zu verstehen, und dir praktische Tipps an die Hand geben, wie du in solchen Momenten für dich sorgen kannst.

Der Begriff „Hochsensibilität" beschreibt eine erhöhte Empfindlichkeit gegenüber äußeren Reizen und inneren Erfahrungen. Viele Menschen mit ADHS erleben diese Form der Sensibilität besonders intensiv. Es ist, als ob dein Gehirn weniger Filter hat, um unwichtige Informationen auszublenden. Dadurch nimmst du mehr Details aus deiner Umgebung wahr, was sowohl eine Stärke als auch eine Herausforderung sein kann. Nicht nur Informationen, sondern auch körperliche Eindrücke, wie beispielsweise Schmerzen, können als intensiver empfunden werden.

Die Überstimulation durch externe Reize ist für ADHS-ler*innen eine große Stressquelle. ADHS und andere Neurodivergenzen bringen in den meisten Fällen eine starke Reizempfindlichkeit sowie eine besondere Form der Wahrnehmung mit sich. Sind alle Menschen mit ADHS hochsensibel? Nein, denn auch hier gibt es eine große Bandbreite an Ausprägungen. Doch nicht alle, die sich selbst als „hochsensibel" bezeichnen, sehen sich auch als neurodivergent an. Immer mehr Menschen ordnen sich als hochsensibel ein und tauschen sich in großen Communitys auf Social Media darüber aus. Aus medizinischer Sicht ist Hochsensibilität allein keine Störung oder Neurodivergenz, die ein eigenständiges Diagnostikverfahren erfordert. Sie kann aber zumindest als Bestandteil vieler Neurodivergenzen angesehen werden.

Eine erhöhte Sensibilität kann sich in verschiedenen Bereichen zeigen:

Geräusche	Ein plötzliches lautes Geräusch kann dich aus der Fassung bringen, selbst wenn es für andere kaum bemerkbar ist.
Licht	Helle oder flackernde Lichter können dich schnell überfordern.
Informationen	Eine Flut von Informationen prasselt nahezu ungefiltert auf dein Gehirn ein und es fällt dir schwer zu entscheiden, welche davon wichtig sind und welche eher unwichtig.
Emotionen	Du spürst deine Emotionen sehr intensiv und reagierst oft impulsiv auf Dinge, die dich verletzen, stark berühren, ärgern oder erfreuen.

Reize und Mental Overload

Woher kommt nun das Empfinden, alles stärker wahrzunehmen? Die Reizverarbeitung bei ADHS ähnelt häufig einem Feuerwerk, das ununterbrochen im Kopf abgefeuert wird. Jeder Reiz – sei es ein Geräusch, ein Geruch oder eine Emotion – wird sehr intensiv wahrgenommen. Ein Verarbeitungsstau entsteht. Das kann überaus anstrengend sein und früher oder später zu einem Zustand führen, der als „Mental Overload" bezeichnet wird.

Ein Mental Overload tritt dann auf, wenn die Reizflut deine Kapazitäten zur Verarbeitung übersteigt. Ich beschreibe dieses Gefühl gerne mit einer überlaufenden Regentonne. Ununterbrochen tropft Regenwasser hinein und irgendwann ist die Tonne voller Wasser. Während neurotypische Menschen diesen Zustand entweder schon früher kommen sehen als wir und zudem auch besser steuern können, wie viele oder welche Informationen (= Regentropfen) in ihrer Tonne landen, kann es für ADHS-ler*innen zu einer unlösbaren Aufgabe werden, ihre Tonne vor dem Überlaufen zu schützen. Der buchstäbliche Tropfen, der dann alles zum Überlaufen bringt, kann eine Kleinigkeit sein. Dann geht alles ziemlich schnell – das Wasser muss entweder kontrolliert ablaufen oder wir bringen die Tonne mit einer ruckartigen, impulsiven Handlung zu Fall, weil wir es nicht länger aushalten können. Warum die Regentonne ein guter Vergleich ist? Sie erinnert uns daran, dass unsere Aufnahmefähigkeit einfach begrenzt ist und dass es nicht immer mit dem fehlenden Willen zusammenhängt, wenn man „nicht mehr kann". Der Platz fehlt, die Tonne kann nun mal auch nicht durch pure Willenskraft erweitert werden. Das Wasser kann (!) nicht unbegrenzt aufgenommen werden, so sehr wir es auch versuchen.

Vielleicht kennst du das auch: In Momenten der Überforderung spürst du, dass dein Herz schneller schlägt, du gereizter bist und dein Fokus schließlich komplett verschwindet. Es ist, als ob dein Gehirn schreit: „Stopp, JETZT ist es zu viel geworden!" Bei einem Mental Overload fühlst du dich überfordert und außerstand, klare Gedanken zu fassen. Alles scheint zu viel zu sein und du hast das Bedürfnis, dich zurückzuziehen und abzuschalten.

Wie kannst du aber rechtzeitig spüren, dass du immer stärker überfordert oder überreizt bist und ein Mental Overload kurz bevorsteht? Wie kannst du vermeiden, dass deine einzig verbleibende Option ist, deiner Regentonne einen kräftigen Tritt zu verpassen oder unter der Last des Wassers zusammenzubrechen?

Meist fängt es harmlos an. Wir werden vergesslicher, hektischer und unsere alltäglichen Aufgaben fühlen sich anstrengender an als zuvor. Selbst Dinge, die uns leichtgefallen sind, können plötzlich schwierig für uns werden. Das Nervensystem schlägt Alarm.

Oft verlieren wir in der Folge auch das Interesse an Hobbys, schlafen schlechter und leiden unter einer stetigen inneren Unruhe. Viele Reize aus unserer Umgebung können dies begünstigen. Besonders sensible Menschen sind davon schnell überstimuliert und ertragen jeden weiteren Input nur schwer. Nur eine langfristige Änderung des Lebensstils hat nachhaltige Auswirkungen. Aber auch kurzfristige SOS-Methoden sind hilfreich, denn sie können die Symptome von Überforderung zumindest vorübergehend lindern.

Anzeichen für Mental Overload auf einen Blick

- **Konzentrationsschwierigkeiten:** Wenn du merkst, dass du dich noch schlechter als sonst oder gar nicht mehr auf eine Aufgabe konzentrieren kannst, könnte dies ein Zeichen für Überreizung sein. Umwelt einflüsse prasseln auf dich ein und lenken dich ab. In deinem Kopf verdichtet sich der sogenannte Gehirnnebel, du fühlst dich wie auf einer mehrspurigen Autobahn – deine Gedanken und Gefühle bilden immer mehr neue Straßen und du kannst keine davon konzentriert befahren. Du schweifst also ständig ab und hast das Gefühl, nichts wirklich erledigen zu können.

- **Erhöhte Reizbarkeit:** Wenn du plötzlich gereizter bist als sonst und schon kleine Dinge dich aus der Fassung bringen, könnte auch das ein Hinweis auf Überreizung sein. Du reagierst vielleicht aggressiver auf Situationen, die dich normalerweise kaltlassen würden. Denk immer an deine Regentonne: Bereits ein Tropfen zu viel kann dazu führen, dass du das dringende Bedürfnis hast, die Tonne auszuleeren und alles angestaute Wasser mit einem Mal loszuwerden.

- **Emotionale Instabilität:** Überforderung kann dazu führen, dass deine Emotionen verrückt spielen. Du fühlst dich vielleicht traurig, ängstlich oder sogar überwältigt, ohne einen klaren Grund dafür zu haben. Deine Gefühle fahren Achterbahn, deine Stimmung schwankt immer stärker. Dein Gehirn hat vor lauter Anforderungen keine Möglichkeit mehr, deine Gefühle einzuordnen und zu verarbeiten.

- **Physische Symptome:** Achte auf typische Anzeichen wie Kopfschmerzen, Beklemmungsgefühle, Muskelverspannungen, Magenprobleme sowie auf unkontrollierbares Zittern und Schwindel. Vor allem bei starken körperlichen Symptomen solltest du dringend auf die Bremse treten und gegebenenfalls ärztliche Hilfe in Anspruch nehmen. Spätestens wenn dein Körper im Ausnahmezustand ist und starke Stressreaktionen zeigt, ist es allerhöchste Zeit, zu handeln und dein Stressniveau ins Gleichgewicht zu bringen.

- **Schlafstörungen:** Wenn du Schwierigkeiten hast, ein- oder durchzuschlafen, oder wenn du trotz ausreichendem Schlaf ständig müde bist, kann das auf eine Überforderung hinweisen. Dein Körper kann die Ruhe, die er braucht, dann nicht mehr innerhalb des Nachtschlafs aufholen. So fühlst du dich auch tagsüber ungewöhnlich erschöpft, kannst Energie und Motivation (noch) schwerer abrufen als sonst.

- **Vermeidung:** Ein weiteres Zeichen für akute Überforderung besteht in der Vermeidung von Aufgaben oder sozialen Interaktionen. Du beginnst, dich mehr zurückzuziehen, und versuchst dadurch instinktiv, dich vor zusätzlichen Belastungen zu schützen. Der Preis: ein schlechtes Gewissen, das noch eine weitere Belastung darstellt. Zwar möchtest du deinen Pflichten gerne nachkommen, doch die rasenden Gedanken an die Fülle an unerledigten Aufgaben erschlagen dich regelrecht. Du fühlst dich wie gelähmt. Dieser Zustand wird oft auch als „ADHS-Paralyse" (s. S. 39) bezeichnet und sollte nicht mit Faulheit verwechselt werden.

Mental Overload und das Nervensystem

Unser menschliches Nervensystem besteht aus dem zentralen Nervensystem (ZNS) und dem peripheren Nervensystem (PNS). Das ZNS umfasst Gehirn und Rückenmark und ist das Kontrollzentrum für alle körperlichen und geistigen Funktionen. Es verarbeitet Informationen, die über das PNS von den Sinnesorganen und dem Körper kommen, und sendet daraufhin Befehle an Muskeln und Organe. Das PNS besteht aus Nerven, die das ZNS mit dem restlichen Körper verbinden. Es steuert sowohl bewusste Handlungen, wie Bewegungen, als auch unbewusste Prozesse, wie die Regulierung der Atmung oder des Herzschlags. Das Nervensystem arbeitet durch die Übertragung von elektrischen Impulsen, die über spezialisierte Zellen, sogenannte Neuronen, weitergeleitet werden. Diese Signale ermöglichen die Kommunikation innerhalb des Körpers und sorgen für eine schnelle Anpassung an äußere Reize und innere Bedürfnisse.

In unserem Alltag beeinflusst das Nervensystem, wie wir die Welt wahrnehmen und wie wir auf bestimmte Reize reagieren. Besonders für Menschen mit ADHS ist es von großer Bedeutung, das Nervensystem besser zu verstehen und zu lernen, wie man es regulieren kann. Dies kann nicht nur helfen, Ängste zu bekämpfen, sondern auch zu einem allgemein entspannteren und ausgeglicheneren Leben führen. In diesem Buch werde ich dir an vielen Stellen Tipps geben, wie du dein Nervensystem im Alltag effektiv unterstützen kannst.

Der ADHS-Alltag: Hürden und Begleiterscheinungen

ADHS kommt, wie zuvor erwähnt, meistens nicht allein, sondern hat für viele von uns eine ganze Menge an Begleiterscheinungen und -erkrankungen im Gepäck. Menschen mit ADHS sind häufig von sogenannten Komorbiditäten betroffen. Dazu zählen unter anderem Angststörungen, Depressionen, Essstörungen und Suchterkrankungen. Die Ursachen für ihre Entstehung können sehr vielfältig sein. Der chronische Dopaminmangel im ADHS-Gehirn begünstigt offenbar die Ausprägung bestimmter Verhaltensweisen und Neigungen. So ist der Spieltrieb bei ADHS-ler*innen häufig erhöht; die ständige Suche nach Belohnungen und Kicks, um Motivation zu gewinnen und Langeweile zu bekämpfen, verleitet oft zu einem ungesunden Lebensstil. Für Menschen mit ADHS kann es zur unlösbar erscheinenden Aufgabe werden, verschiedene Lebensbereiche in Balance zu bringen. Die Jagd nach Extremen, ein ausgeprägtes Schwarz-Weiß-Denken und nicht zuletzt diverse Traumata sind als mitverantwortlich für problematische Begleiterscheinungen von ADHS anzusehen. Traumata erwerben viele Menschen im Lauf ihres Lebens – bei Personen mit ADHS sind es oft in früher Kindheit und Jugend erlebte Verletzungen durch Ablehnung und Ausgrenzung sowie Erlebnisse des persönlichen Scheiterns durch Schulanforderungen, soziale Standards und Versagensängste.

Zwei Psychotherapien habe ich aufgrund meiner generalisierten Angststörung gemacht und aus dieser Zeit durfte ich einiges über mich lernen. Doch erst durch meine spätere ADHS-Diagnose habe ich die Zusammenhänge meines nie stillstehenden Gedankenkarussells und meiner Ängste verstanden. Die Erkenntnis, neurodivergent zu sein, war für mich ein wichtiges Puzzleteil. Denn eine Ursache oder ein direkter Auslöser für meine Angststörung, wie zum Beispiel ein Trauma, konnte in keiner meiner Therapien gefunden werden. Schließlich wurde mir schon im Kleinkindalter, wo ich bereits mit häufigen

Angstattacken zu kämpfen hatte, gesagt: „Du hast einfach zu viel Fantasie!" Im Zuge meiner ADHS-Diagnostik wurde mir klar, dass dieser Satz gar nicht so sehr danebenliegt. Mein hyperaktives ADHS-Gehirn und meine persönliche Art zu denken könnten die Entstehung von Ängsten und Zwängen womöglich begünstigt haben.

Nicht nur Ängste und Gedankenchaos können uns das Leben mit ADHS so richtig schwer machen, auch die andauernden Versuche unseres Gehirns, den vorhandenen Dopaminmangel auszugleichen, können Folgen für unseren gesamten Alltag haben. Regelmäßig wiederkehrende Erschöpfungszustände und Motivationstiefs sind keine Seltenheit im Leben mit ADHS.

Die ADHS-Paralyse

Stell dir vor, du sitzt an deinem Schreibtisch. Vor dir liegt deine sorgfältig geschriebene To-do-Liste. Ein ganzer Berg von Aufgaben, die du erledigen musst. Die Uhr tickt, du weißt genau, dass du jetzt anfangen solltest. Es gibt nur ein Problem: Du kannst dich einfach nicht dazu bringen anzufangen. Obwohl du so gerne starten möchtest, vergehen die Minuten und du wirst immer angespannter. Dein Kopf ist voller Gedanken, die in alle Richtungen rasen, aber du selbst fühlst dich wie gelähmt und festgekettet.

Dieser Zustand wird oft mit dem Begriff der „ADHS-Paralyse" beschrieben. Sie kann sich auf verschiedene Weise manifestieren. Hier sind einige typische Symptome:

- **Gefühl der Überforderung:** Selbst „einfache" Aufgaben erscheinen plötzlich unüberwindbar.
- **Gedankenchaos:** Dein Kopf ist voller Gedanken, die sich nicht ordnen lassen.
- **Konzentrationsprobleme:** Du kannst dich nicht darauf fokussieren, welche Priorität du welchen Einzelschritten zuweisen sollst.
- **Gefühl der Lähmung:** Du fühlst dich unfähig, auch nur den ersten Schritt zu tun.

- **Prokrastination:** Aufgaben werden aufgeschoben, bis sie sich anhäufen und noch überwältigender werden und du in einem Teufelskreis gefangen bist.
- **Selbstzweifel:** Du zweifelst immer mehr an deinen Fähigkeiten und fühlst dich oft wertlos.

Von außen betrachtet sitzt du einfach nur da und lässt die Zeit verstreichen. Andere könnten denken, du ruhst dich einfach aus und schiebst deine Erledigungen aus Bequemlichkeit vor dir her, um zu entspannen. In dir drin spielen sich jedoch wahre Dramen ab, die für Außenstehende unsichtbar bleiben.

Für viele von uns ist die ADHS-Paralyse, gepaart mit der übermäßigen Angst vor Kritik (= RSD), eine Kombination, die unseren Alltag erheblich beeinträchtigen kann. Beide Phänomene entstehen durch komplexe Überforderungserscheinungen. Zu viele Reize, zu viele schmerzhafte Erinnerungen und Triggerpunkte, zu viele Aufgaben, zu hohe Ansprüche an sich selbst, zu viel Gefühlschaos und zu viele Gedankenströme. Die Fähigkeit zu überdurchschnittlich starken Empfindungen kann bei positiven Stressoren, meist ausgelöst durch hohes persönliches Interesse an einem Thema oder an einer Aufgabe, in den Zustand des sogenannten Hyperfokus umschlagen.

Der ständige Alltagsspagat

Wie Menschen in unserem Umfeld häufig reagieren, wenn wir überfordert sind? Zum Beispiel mit Sätzen wie „Du musst dich einfach mal entspannen" oder „Komm mal runter" und „Beruhig dich mal".

Diese Sätze können gut gemeint sein, bewirken aber in den meisten Fällen keine Linderung der Anspannung. Viele Menschen mit ADHS kennen solche Aussagen nur zu gut, haben sie vielleicht schon tausendmal in ihrem Leben gehört und reagieren fast schon allergisch darauf.

Für Außenstehende ist unsere starke innere Unruhe oft als nervöse Rastlosigkeit erkennbar, die sich unter anderem in einem auffallend gesteigerten Bewegungsdrang sowie in hektischem und fahrigem Verhalten äußern kann.

Auf besonderes Unverständnis stoßen dabei die Stimmungs- und Energieschwankungen, die viele ADHS-ler*innen an den Tag legen. Ruhige und eher lethargische Phasen können bei ADHS-ler*innen von einem Moment auf den anderen in einen plötzlichen Aktionismus umschlagen – häufig geschieht dies ohne erkennbaren Grund. Gestern noch in der Paralyse gefangen, heute nicht zu bremsen: Nicht selten verfallen wir in einen nahezu unkontrollierbaren Zustand der Hast und versuchen in schnellem Tempo bestimmte Handlungen auszuführen. „Wie von der Tarantel gestochen" wird von einem auf den anderen Moment losgelegt. Das häufigste Problem dabei ist, dass die Kombination aus unzureichender Zeitwahrnehmung und unstrukturierter Vorgehensweise es für ADHS-ler*innen schwer machen, den inneren Druck in zufriedenstellender Weise abzubauen und wieder aufzuhören. Sie finden kein Ende, können sich während einer aktiven Phase kaum zurückhalten und geraten damit oft in einen Zustand völliger Erschöpfung, die erst zeitverzögert wahrgenommen wird.

Ich beobachte das bei mir selbst: Mein Umfeld bemerkt vielleicht längst, dass ich übereifrig werde und rastlos von A nach B renne. Werde ich in einer solchen Phase jedoch mit einem „Mach doch mal Pause" unterbrochen, kommen gleich mehrere Probleme hinzu. Mein Gehirn tut sich häufig schwer, von einem Leistungszustand in den anderen zu wechseln. Ein abrupter Wechsel zwischen Rastlosigkeit und Erholungsmodus ist nahezu unmöglich für mich. Pause auf Knopfdruck? Freude empfinden, wenn etwas Wichtiges geschafft wurde, und dann entspannen? Das gelingt mir nur in Ausnahmefällen. Meistens brauche ich eine längere Übergangszeit, in der mein Kopf die Nachwirkungen und Eindrücke von positivem wie negativem Stress verarbeiten kann. Werde ich mitten in der Erledigung einer Aufgabe unterbrochen, kann eine große Panik in meinem Inneren ausbrechen – die Angst davor, den Faden zu verlieren und mein Projekt nach einer Unterbrechung nicht mehr so effizient weiterführen zu können. Befinde ich mich gerade im sogenannten Hyperfokus, empfinde ich einen großen Schmerz dabei, diesen Zustand verlassen zu müssen und meine Konzentration von einer Sache auf eine andere zu lenken. Wer wird auf der Schnellstraße mit dem Ziel in greifbarer Nähe schon gerne komplett ausgebremst?

Der Hyperfokus – Kopf im Tunnelblick-Modus

ADHS-ler*innen während des Hyperfokus oder in einem Ausbruch überschäumender Energie zu unterbrechen, ist nicht empfehlenswert. Dies kann impulsive Reaktionen hervorrufen und zwischenmenschliche Konflikte begünstigen. Die Gründe dafür können ganz verschieden sein: Ein neurodivergentes Gehirn im Hyperfokus kann sich besonders ausdauernd einem bestimmten Thema widmen und alle anderen Umweltreize bis hin zu den eigenen Bedürfnissen (Hunger, Durst, Schmerz) vorübergehend ausblenden.

Dieser spezielle „Modus" kann sich über viele Stunden oder, im Extremfall, Tage hinziehen und bildet für Außenstehende einen starken Gegensatz zur leichten Ablenkbarkeit. Dabei besteht in Wahrheit kein Widerspruch: Menschen mit ADHS sind sehr wohl in der Lage, sich stark auf ein Thema oder auf eine Situation zu konzentrieren. Viele Menschen mit ADHS ergreifen sogar Berufe, die eine besonders hohe situationsbedingte Konzentration erfordern, zum Beispiel Schauspieler*in, Notärzt*in oder Rettungssanitäter*in. Denn das ADHS-Gehirn ist besonders stark von Interessen abhängig. Mit ADHS ist es zwar schwieriger, sich auf viele alltägliche, oft als langweilig empfundene Abläufe und Pflichten oder auf uninteressante Inhalte zu fokussieren. Besteht ein sehr großes Interesse an einem Thema, kann die daraus resultierende Hyperfokussierung aber zu einem überaus produktiven Modus werden.

Vor diesem Hintergrund ist es nicht verwunderlich, dass viele Menschen mit ADHS mit dem Stigma des Faulseins zu kämpfen haben. Besonders bei denjenigen, die erst im Erwachsenenalter diagnostiziert werden, hält sich oft hartnäckig ein verzerrtes Selbstbild: „Ich bin einfach nur zu faul, um diese Aufgabe zu erledigen", denn schließlich wurden wir seit der Kindheit mit Sprüchen wie „Du musst dich einfach mehr anstrengen, dann geht das!" oder „Mit deiner Faulheit wirst du nie weit kommen" kritisiert. Viele von uns neigen dazu, sich in Paralyse und Kritikangst zu verlieren und unsere Stärken selbst gar nicht mehr als solche wahrzunehmen. Die mitunter herausragenden Fähigkeiten und Leistungen in unseren Interessengebieten wurden uns im Lauf unseres Lebens vielleicht eher zum Verhängnis – immerhin konnten wir dadurch zeigen, dass unser geistiges beziehungsweise körperliches Leistungsvermögen sehr hoch sein kann, was Missverständnisse schürt. Leistungsschwankungen gehören für jeden Menschen zum Leben dazu, sind aber gerade bei ADHS-ler*innen stärker ausgeprägt.

Brain Fog – Nebel im Gehirn

Brain Fog oder „Gehirnnebel" ist ein Zustand, der durch Konzentrationsschwierigkeiten, Gedächtnisprobleme und starke mentale Erschöpfung gekennzeichnet ist. Der Cocktail aus alltäglicher Überforderung, Gedankenchaos, ADHS-Paralyse, emotionaler Instabilität und schlechtem Selbstwertgefühl kann dazu führen, dass wir uns plötzlich überfordert fühlen können. In diesem Moment ist der Gehirnnebel eine häufige Begleiterscheinung – wir haben das Gefühl, dass unser Kopf jetzt einfach nicht mehr „funktioniert".

Überforderung tritt bei Menschen mit ADHS häufig auf, weil sie Schwierigkeiten haben, ihre Aufmerksamkeit zu regulieren und sich auf Aufgaben zu konzentrieren. Die ständige Notwendigkeit, sich zu konzentrieren und nicht ablenken zu lassen, führt dazu, dass die Gehirne von ADHS-ler*innen ständig überbeansprucht werden und reizüberflutet sind. Diese Überforderung und ständige Reizüberflutung können zu mentaler Erschöpfung führen, die sich in Form von Brain Fog manifestiert. Oft ist dieser verbunden mit einem Gefühl der mentalen Trägheit, als ob ein Nebel über den Gedanken liegt. Wir haben dann Schwierigkeiten, klare Gedanken zu fassen oder einfache Aufgaben zu erledigen. Sogar das Gedächtnis ist häufig beeinträchtigt, was dazu führt, dass Informationen nicht abgerufen werden können und wir (noch) vergesslicher werden. Zudem können Planungs- und Entscheidungsprozesse erschwert sein, was den Alltag zusätzlich belastet.

Wird die Erschöpfung chronisch, so begünstigt sie den Zustand des Brain Fogs, der wiederum die Fähigkeit zur Bewältigung von Aufgaben reduziert: Ein weiterer Teufelskreis, den es im ADHS-Alltag zu durchbrechen gilt. Eine wichtige Methode, um diesem Teufelskreis zu entkommen, besteht in regelmäßigen Pausen. Erholungszeiten sollten am besten im Voraus eingeplant werden, um Überforderung vorzubeugen.

Sich selbst Pausen zu gestatten, kann für Personen mit ADHS zu einer starken inneren Zerrissenheit führen. Einerseits fühlen wir uns vielleicht schon zu Beginn des Tages ausgelaugt, andererseits fürchten wir die Abwertung von außen, wenn unsere Mitmenschen uns beim Nichtstun beobachten. Die wertenden Blicke spüren wir vielleicht sogar als unangenehmes Kribbeln im Nacken, wenn in Wahrheit keine andere Person im Raum anwesend ist. Zu stark sind die Erinnerungen an zahlreiche Ermahnungen und Kritik.

Selfcare bei ADHS

Nichts hilft so gut, einem Mental Overload vorzubeugen, wie regelmäßig angewandte Selfcare, also Selbstfürsorge. Für Menschen mit ADHS ist es sehr wichtig, eine Balance aus Stress und Entspannung herzustellen. Es geht nicht darum, Stress komplett aus dem Leben zu verbannen, denn erstens sind bestimmte Formen von Stress sogar wichtig für uns und zweitens ist die Vorstellung eines Lebens ohne jegliche Stressfaktoren eher unrealistisch.

Stress kann uns alle treffen, ob mit oder ohne ADHS. Für sich betrachtet ist Stress eine normale Reaktion auf Herausforderungen: Es gibt auch positive Stressoren, die uns antreiben und unsere Motivation befeuern. In Stresssituationen, wenn vermehrt Dopamin im Gehirn entsteht, fühlen sich viele ADHS-ler*innen sogar leistungsfähiger und motivierter als in unaufgeregten Alltagssituationen. Wir blühen plötzlich auf, im Kopf entstehen wie aus dem Nichts eine besondere Klarheit und ein blitzscharfer Fokus. Stress wird in diesem Moment zu einem starken Antreiber.

Doch meistens bleibt es nicht bei einer einzigen Stresssituation am Tag. Oft summieren sich viele kleine stressige Momente und wollen von unserem Gehirn verarbeitet werden. Mit ADHS kann es vorkommen, dass die Reizverarbeitung zeitverzögert stattfindet und wir gar nicht merken, wie sich der Stress immer mehr in uns aufstaut. Wir sammeln, sammeln, sammeln und können nichts davon loswerden: Die Regentonne läuft voll und wir merken es nicht. Auf Dauer hat dies viele Auswirkungen auf unseren Körper und auf unsere Psyche. Denn Hand in Hand mit dem Stress, mit herausfordernden Situationen, kommt früher oder später – du ahnst es bereits – der gefürchtete mentale Overload. Dabei spielt es keine Rolle, ob die Überforderung im Job oder im Privatleben entsteht – oft ist es sogar genau die Kombination aus beidem, die uns sehr viel Kraft kosten kann. Hier kommt Selbstfürsorge ins Spiel. Doch worum geht es dabei eigentlich?

Selfcare: aber bitte alltagstauglich

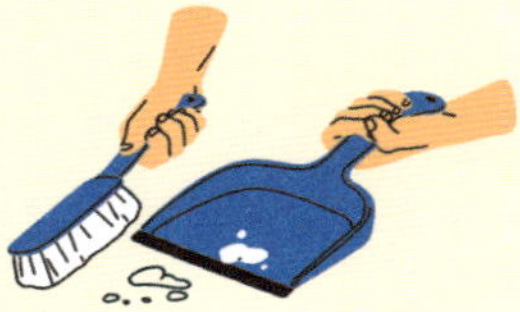

täglich 15 Min. Blitzaufräumen (mit Timer)

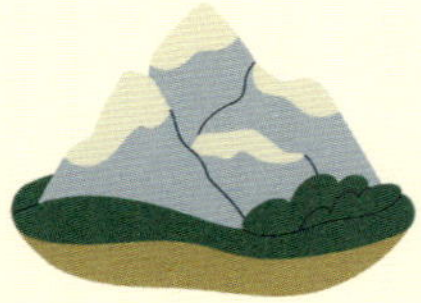

mind. 1 x pro Woche bewusste Zeit in der Natur verbringen

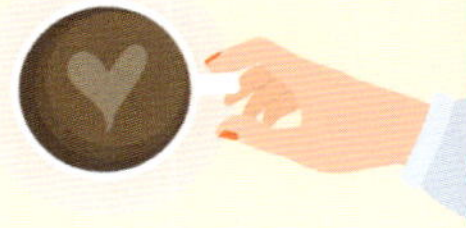

kurze Pausen über den ganzen Tag verteilen

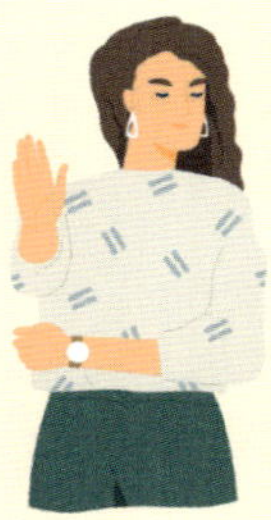

Bedürfnisse & Grenzen kommunizieren

an kleinen Ritualen & Routinen festhalten

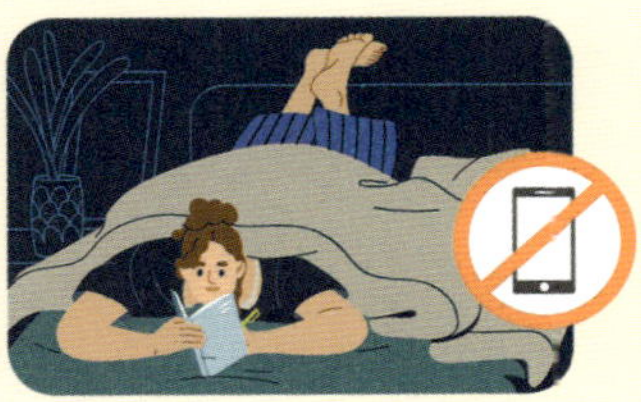

handyfreie Zeit vor dem Schlafen

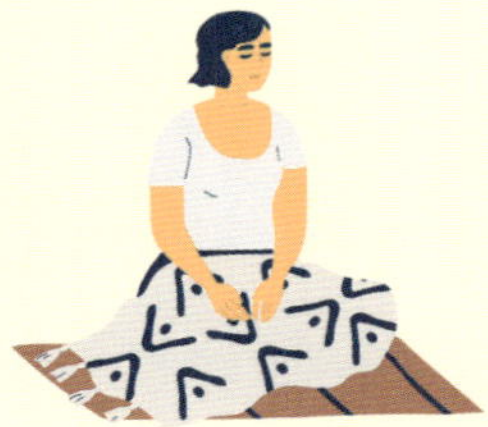

entspannende Abendrituale

Essen ohne Stress: in Ruhe, im Sitzen & möglichst regelmäßig

Selfcare-Methoden

Viele Menschen denken bei Selfcare an ein Schaumbad und Körperpflegerituale. Dabei handelt es sich bei alltäglich praktizierter Selbstfürsorge um ein umfassendes Konzept, das eine Vielzahl von Praktiken und Strategien umfasst. Das Ziel: unser Wohlbefinden fördern und es auch langfristig erhalten. Im Bereich der mentalen Gesundheit spielt Selbstfürsorge eine besonders wichtige Rolle. Sie beinhaltet Maßnahmen, die darauf abzielen, Stress zu reduzieren, emotionale Belastungen zu bewältigen und das allgemeine psychische Wohlbefinden zu stärken.

- **Emotionale Pflege:** Sie umfasst das Erkennen und Ausdrücken von Gefühlen (durch Gespräche mit vertrauten Personen, das Führen eines Tagebuchs oder durch kreative Tätigkeiten wie Malen) sowie sich selbst Mitgefühl entgegenzubringen und sich in schwierigen Zeiten Unterstützung zu suchen.

- **Mentale Stimulation und Entspannung:** Dazu gehört das Praktizieren von Achtsamkeit und Meditation, um den Geist zu beruhigen und die Konzentration zu verbessern. Ebenso kann das Lesen von Büchern, das Lösen von Rätseln oder das Erlernen neuer Fähigkeiten zur mentalen Stimulation beitragen.

- **Soziale Selfcare:** Sie beinhaltet das Pflegen von zwischenmenschlichen Beziehungen. Dies kann regelmäßige Treffen mit Freund*innen und Familie umfassen, aber auch das Knüpfen neuer Kontakte und der Aufbau eines unterstützenden Netzwerks.

- **Physische Selfcare:** Regelmäßige körperliche Aktivität, gesunde Ernährung und ausreichend Schlaf sind fundamentale Elemente, die das körperliche Wohlbefinden fördern und somit auch einen positiven Einfluss auf unsere mentale Gesundheit haben. Bewegung kann helfen, Stress abzubauen und die Stimmung zu heben, während eine ausgewogene Ernährung und guter Schlaf die kognitive Funktion und emotionale Stabilität unterstützen.

- **Spirituelle Selfcare:** Dies muss nicht zwingend religiös sein, sondern kann auch in Form von Meditation, Naturerlebnissen oder der Auseinandersetzung mit persönlichen Werten und Zielen geschehen. Spirituelle Selbstfürsorge kann helfen, ein Gefühl der Verbundenheit und des inneren Friedens zu finden.

Selfcare sollte nicht der Status einer Belohnung haben, die wir uns nach besonderen Leistungen gönnen. Vielmehr handelt es sich dabei um eine notwendige Voraussetzung für ein gesundes und erfülltes Leben. Sie erfordert bewusste Anstrengung und regelmäßige Praxis. Doch wenn wir uns selbst die Erlaubnis geben, für unser eigenes Wohl zu sorgen, schaffen wir damit eine starke Basis für gesunde Stressbewältigung und Lebenszufriedenheit. Mit Selfcare schaffen wir es leichter, durch unser Kopfchaos zu navigieren und negative ADHS-Symptome langfristig zu reduzieren.

In Aktion kommen: erste Selfcare-Schritte

Woran erkennst du, was dir wirklich guttut? Die kurze Antwort würde lauten: Finde es heraus! Das klingt so leicht, ist es aber manchmal gar nicht. Schließlich gibt es Tausende von Angeboten, Kursen, Ratgebern und Coaching-Programmen für mehr Selbstfürsorge. Wichtig ist auch hier wieder, sich nicht zu viel zu vergleichen. Was für andere funktioniert, muss für dich nicht genauso wirksam sein und umgekehrt. Selbstfürsorge bedeutet auch, die eigenen Bedürfnisse zu erkennen und sich nicht unter Druck setzen zu lassen. Auch wenn der Selfcare-Dschungel voller Möglichkeiten und verlockender Methoden steckt – lass dich nicht verunsichern, wenn sie sich für dich nicht wirksam anfühlen. Du bist du, und das ist okay!

Der Schlüssel – deine Bedürfnisse kennen

Wenn du dich nach Ruhe und Zeit für dich sehnst, kann ein voller Gruppenraum beim Yoga-Kurs genau das Gegenteil von Entspannung für dich bedeuten. Vielleicht wünschst du dir aber auch Kontakt zu anderen und möchtest nicht allein sein. Unterschiedliche Bedürfnisse können durch unterschiedliche Methoden gestillt werden. Eine kurze Bestandsaufnahme kann dir dabei helfen, deinen Status quo beim Thema Selfcare zu definieren.

Jedes Kapitel in diesem Buch behandelt ein anderes Bedürfnis. Je nachdem, was du gerade brauchst, findest du im entsprechenden Kapitel verschiedene Selfcare-Methoden. Selbstverständlich können sich auch Mischformen ergeben. Mach dir keine Sorgen, wenn du dich in mehreren Typen wiedererkennst. Hier geht es zunächst einmal darum, Klarheit über deinen derzeitigen Standort zu gewinnen. Die eigenen Bedürfnisse als solche zu erkennen, erfordert etwas Übung. Lass dir dabei Zeit.

-02-

ICH BRAUCHE RUHE & ENTSPANNUNG

Mögliche Anzeichen: Du reagierst empfindlicher auf Reize aller Art. Du schläfst schlechter als sonst. Du fühlst dich überfordert. Dein Gedankenkarussell dreht sich pausenlos. Du hast vermehrt Gefühlsausbrüche. Du bist schneller erschöpft als gewöhnlich.

Auf der Suche nach Ruhe im Alltag

IN DER PAUSE LIEGT DIE KRAFT

Hohe Anforderungen im Job, allgegenwärtiger Medienkonsum, private Stressfaktoren, gesundheitliche Probleme – für einige von uns kommt im Alltag ziemlich viel zusammen und das alles wollen wir irgendwie auch bewältigen. Tag für Tag.

Umso wichtiger werden Momente der Stille und Langsamkeit. Oft finden wir diese in der Natur. Waldbaden, eine Tradition aus Japan, erfreut sich auch hierzulande immer größerer Beliebtheit. Den Wald mit allen Sinnen bewusst genießen, Moos fühlen, Bäume umarmen, das leise Knacken im Unterholz ... die Momente im Wald sollen uns erden und uns wieder mehr mit der Natur verbinden.

Das könnte dir helfen

Atemübungen

Naturgeräusche

Yoga

heißes Bad, Körperpflege

Knete & Stressbälle

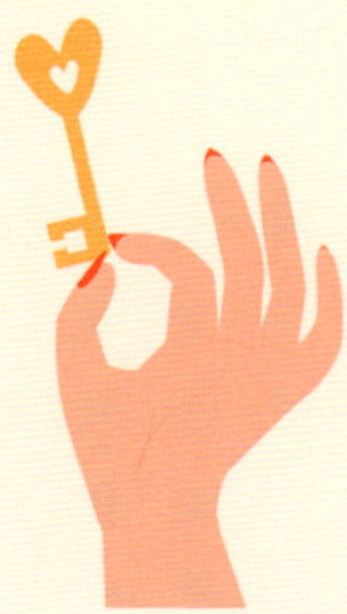

ruhige Musik

gedämpftes Licht

lesen

digitale Auszeit

ätherische Öle (z. B. Lavendel, Zirbe, Ylang-Ylang)

Stimming

waldbaden

Wer keinen Wald vor der Tür hat, kann aber auch mit einfachen und kleinen Ritualen beginnen: Zum Beispiel einfach eine Tasse Tee auf dem Balkon genießen, die Augen schließen und das Handy mal außer Reichweite liegen lassen. Meditieren kann helfen, die Gedanken zu entschleunigen und zur Ruhe zu kommen. Dafür reichen auch schon wenige Minuten! Natürliche Düfte aus ätherischen Ölen können dich beim Entspannen begleiten und deine Minipausen noch wirksamer werden lassen.

Inseln der Erholung

Pausen sind der erste Schritt zur langfristigen Entschleunigung und Entspannung deiner Gedanken- und Gefühlswelt. Auch wenn unsere Leistungsgesellschaft uns manchmal in dem Glauben lässt, Pausen seien gleichbedeutend mit unproduktiver Faulenzerei: Pausen sind viel mehr als das. Sie sind unsere Tankstellen.

Wir können nicht pausenlos funktionieren, leisten und arbeiten. Wenn wir im Dauerbetrieb weitermachen und uns keine Erholungsphasen gönnen, fühlen wir uns früher oder später erschöpft. Diese Erschöpfung kann Krankheiten begünstigen, denn sie wirkt sich negativ auf unser Immunsystem aus. Stress kann Burnout auslösen und sogar dazu führen, dass wir es trotz regelmäßiger Pausen nicht schaffen, unsere Kraftreserven wieder aufzuladen.

Vorbeugen hilft: Mit mehreren kleinen Pausen im Alltag können wir Inseln der Erholung schaffen. Negativer Stress kann auf diese Weise spürbar reduziert werden.

Was dann passiert? Wir werden sogar leistungsfähiger! Dank regelmäßiger Pausen wird unser Körper langfristig fitter, regeneriert schneller nach Belastungen und auch unser Denkvermögen profitiert.

Pausen lassen sogar unsere Kreativität aufblühen und helfen uns, mit Emotionen besser umgehen zu können.

Pausen – warum du sie brauchst

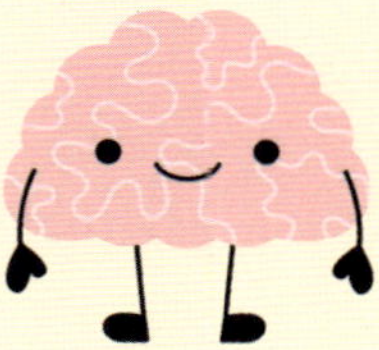

Dein Gehirn braucht sie, um Informationen zu verarbeiten.

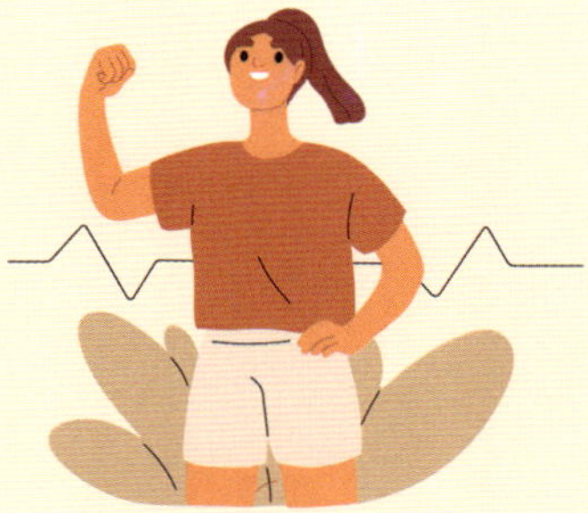

Sie fördern auch deine körperliche Gesundheit.

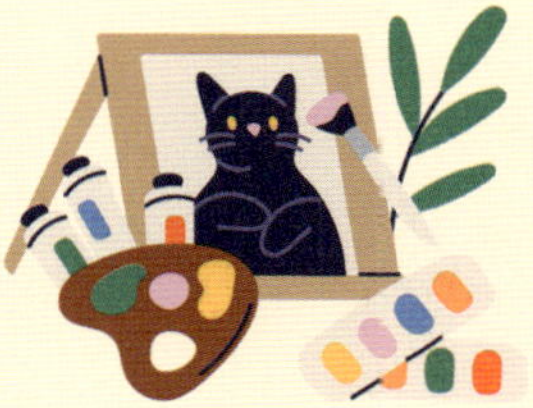

Sie steigern deine Kreativität.

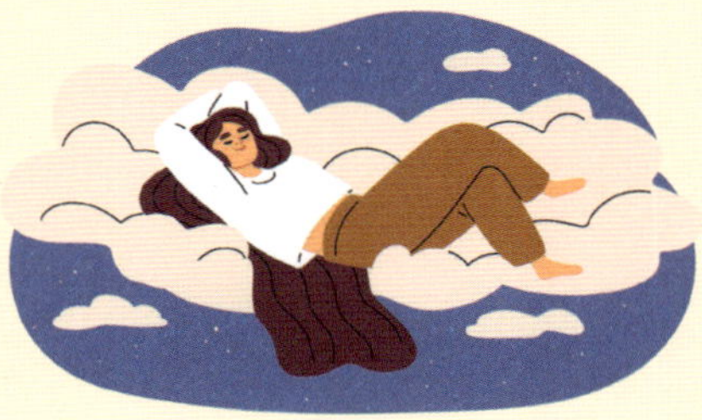

Sie machen dich widerstandsfähiger gegen Stress.

Pausen machen – aber richtig

DER ZEITFAKTOR

Das Bedürfnis nach Erholung ist individuell verschieden. So unterschiedlich wie Menschen sind, so sind es auch ihre Energiespeicher und ihre Regenerationsfähigkeit. Finde eine Zeitspanne, in der du dich gut erholen kannst, und vergleiche dich dabei nicht mit anderen. Mehrere kurze Pausen bringen oft mehr als eine einzige längere Erholungsphase am Tag.

DIE UMGEBUNG

Deine Umgebung spielt eine entscheidende Rolle für den Erholungsfaktor deiner Pausen. Wähle eine Umgebung, in der du dich wohlfühlst und wo du (wenn auch nur kurz) zur Ruhe kommen kannst. Frische Luft tanken kann übrigens Wunder wirken: Im Grünen entspannen wir schneller und effektiver. Aber auch durchlüften erfrischt und belebt.

DER ALLTAGSTEST

Entspannung soll keinen Stress verursachen. Was so logisch klingt, ist uns in der Realität oft gar nicht klar – wir orientieren uns an anderen und vergessen dabei, dass unser Alltag einzigartig ist und jeweils ganz unterschiedliche Zeitfenster für Pausen bietet. Finde heraus, wo du Lücken in deinem Tagesplan findest, und lege dir Pausen bereits vorher fest.

Kleine Pause – große Wirkung: Minipausen

Schon wenige Minuten Pause können bereits stresslindernd wirken und Erholung bieten. Aber es kommt darauf an, wie du diese Minuten verbringst.

Bevor du jetzt also während deiner Pause am Handy scrollst, die Spülmaschine ausräumst und dich anschließend noch gestresster fühlst als vorher (keine Sorge – das passiert uns allen), findest du auf der nächsten Seite einige Inspirationen für kleine digitale Auszeiten.

Sollte es dir schwerfallen, das Smartphone liegen zu lassen oder deine Mails nicht permanent zu checken, schalte deine Geräte während deiner Pausenzeit konsequent in den Ruhemodus oder lege sie in ein anderes Zimmer. So kannst du die Versuchung so gering wie möglich halten und es kann einfacher sein, sich auf den gegenwärtigen Moment zu konzentrieren.

Doomscrolling: Entspannst du schon oder scrollst du noch?

Sogenanntes Doomscrolling ist einer der größten Feinde für erholsame Pausen: Social Media und Nachrichtenmedien sind bewusst in einer Weise aufgebaut, die es dir schwer macht, das Scrollen zu unterbrechen. Gezielte Hooks und Überschriften ködern dich mit verlockenden Inhalten und halten dich davon ab, das Handy beiseitezulegen. Ähnlich wie beim Glücksspiel wird unser Belohnungszentrum hier absichtlich direkt angesprochen. Das Gefühl „nur noch ein Video" anschauen oder „nur noch schnell diesen einen Artikel lesen" zu wollen, wiederholt sich ständig – bis wir dann schließlich noch eine halbe Stunde länger in der jeweiligen App verbracht haben. Diese Dauerschleife kann uns einerseits eine Menge Zeit kosten (erst recht, wenn das Zeitgefühl nicht gut ausgeprägt ist) und andererseits zu einem Suchtverhalten führen. Paradoxerweise funktioniert dies auch über negative Inhalte, die unsere Sensationsgier anstacheln, während wir aufgrund der teils erschütternden Bilder und Texte in eine dunkle Gedankenspirale abrutschen. Als ob das nicht genug wäre, wartet besonders auf Social Media auch das Gegenmodell: jede Menge perfekt inszenierte Inhalte und geschönte Realitäten, die uns den Eindruck vermitteln, ein glückliches, gesundes und glamouröses Leben sei für alle im Handumdrehen erreichbar. „Und was ist, wenn mein Leben nicht so aussieht?" Schon klopft die nächste Gedankenspirale mit einer unangenehmen Mixtur aus Schamgefühl und schlechtem Gewissen an die Tür. Das Ergebnis: Mal wieder bewirkt eine Pause, in der wir uns eigentlich erholen wollten, dass wir uns nur noch ausgelaugt(er) fühlen.

Digitales Ausmisten

Du musst nicht alle Social-Media-Apps sofort löschen, denn immerhin gibt es auf diesen Plattformen auch inspirierende und positive Inhalte zu sehen. Betrachte entsprechende Apps wie deine Wohnumgebung: Was kannst du ausmisten? Welchen Accounts folgst du nur aus Gewohnheit, obwohl dir die Inhalte eigentlich gar nicht gefallen? Welche Kontakte entziehen dir vielleicht nur Energie? Von welcher Art von Beiträgen fühlst du dich unter Druck gesetzt?

Entfolge konsequent Accounts, die negative Gefühle oder Gedanken in dir auslösen. Als nächsten Schritt kannst du die in den Apps eingebauten Wortfilter nutzen, sodass dir bestimmte Themen gar nicht mehr angezeigt werden. Außerdem kannst du in vielen Apps auch Zeitlimits festlegen, innerhalb derer du die jeweilige App nutzen kannst. Das kann helfen, die Kontrolle zu behalten und Doomscrolling zu vermeiden.

Digital Detox

Wieder ein Ratschlag, der so einfach klingt und in der Umsetzung doch so schwerfallen kann: „Mach doch einfach mal ein Social Media Detox und leg dein Handy den ganzen Tag weg!". Moment mal, aber wie soll ich dann auf dem Laufenden bleiben? Und wie soll ich mein Paket tracken, wissen, ob die Welt gerade untergeht, oder nur schnell noch einen Artikel lesen, während mir die Nudeln auf dem Herd überkochen? Tatsächlich sind unsere Smartphones mehr als Scroll-Fallen. Wir benötigen sie mittlerweile im Alltag mehr, als uns lieb ist. Technische Errungenschaften sind gut und schön, aber manchmal kann es richtig erholsam sein, der digitalen Welt für eine Weile zu entfliehen. Sieh es nicht als ein Verbot, sondern eher als einen Beweis dafür, dass du dich auch anderweitig beschäftigen kannst. Setze dir klare Ziele und Zeiträume, in denen du realistischerweise eine Auszeit nehmen könntest. Für bestimmte Kontakte und Notfallnummern bist du weiterhin erreichbar – du setzt deine eigenen Limits. Überlege vorher, wie du die Zeit für dich nutzen kannst. Für den Anfang reichen schon wenige Minuten am Tag, in denen du deine Minipausen mit entspannenden Aktivitäten anstatt Scrollen verbringst.

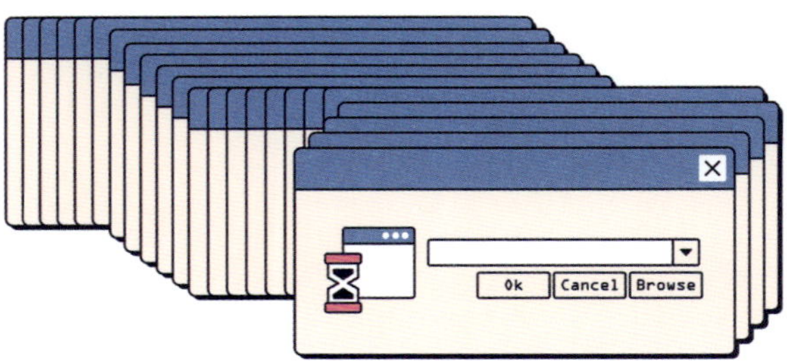

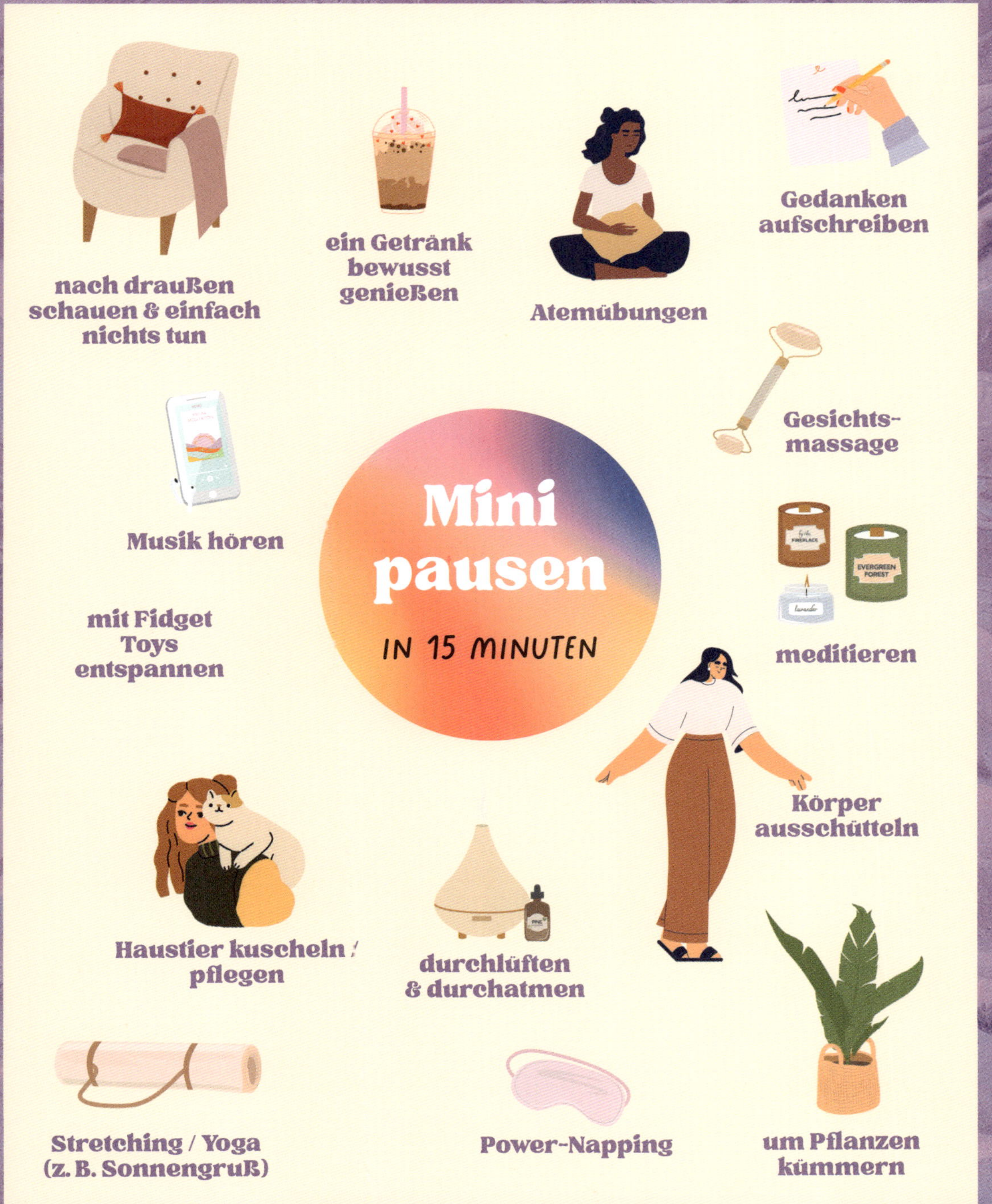
Mini pausen
IN 15 MINUTEN
nach draußen schauen & einfach nichts tun
ein Getränk bewusst genießen
Atemübungen
Gedanken aufschreiben
Gesichts-massage
Musik hören
mit Fidget Toys entspannen
EVERGREEN FOREST
meditieren
Körper ausschütteln
Haustier kuscheln / pflegen
durchlüften & durchatmen
Stretching / Yoga (z. B. Sonnengruß)
Power-Napping
um Pflanzen kümmern

Aktiv oder ganz in Ruhe – Entspannung hat viele Gesichter

Das erste Bild, das vielen Menschen beim Wort Entspannung einfällt, ist eine Person im Liegestuhl am Strand. Vielleicht sogar mit einer Palme, denn Entspannung und Erholung werden oft mit Urlaub assoziiert – also ganz weit weg vom Alltag. Dabei kann und darf Entspannung in unserem Alltag stattfinden und sie kann durchaus auch aktiv sein!

Entspannung sieht für alle anders aus. Für die einen ist es erholsam, den ganzen Körper richtig in Bewegung zu bringen. Andere verkriechen sich am liebsten unter ihre Gewichtsdecke und hören Musik. Das Bedürfnis nach Erholung ist nicht nur von Mensch zu Mensch unterschiedlich, sondern auch tagesformabhängig.

Welche Tätigkeiten oder Situationen für dich Entspannung bedeuten, entscheidest du selbst. Das Dilemma: Entscheidungen zu treffen, kann für Menschen mit ADHS zur Qual werden. Viele von uns verzetteln sich dabei, sind schnell wieder abgelenkt und können sich freie Zeitfenster oft nicht erholsam gestalten. Einige Anregungen für kleine Entspannungshelfer findest du auf den folgenden Seiten.

Das kann beim Entspannen helfen

ins Grüne schauen

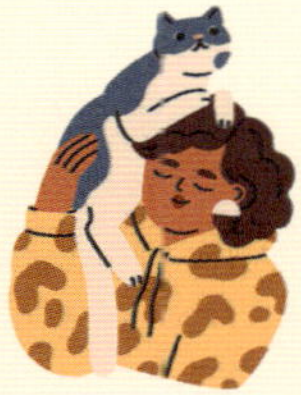

kuscheln

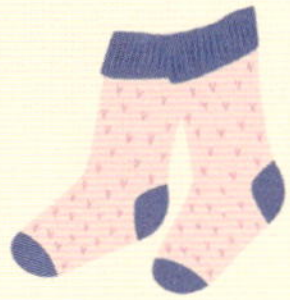

Wärme

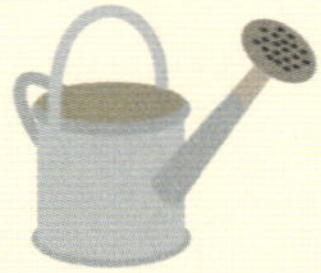

gärtnern

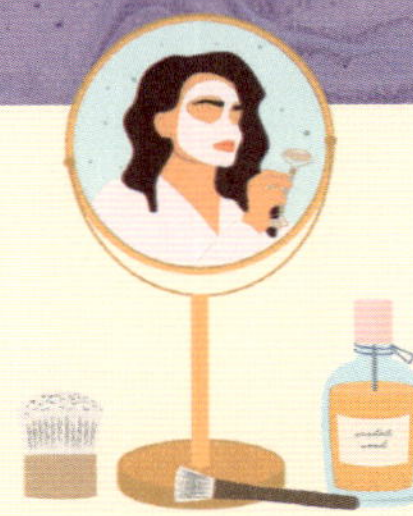

Körperpflege

Sorgen aufschreiben

Tiere beobachten

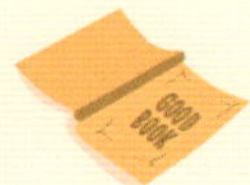

Lieblingsbuch / -serie

dehnen & strecken

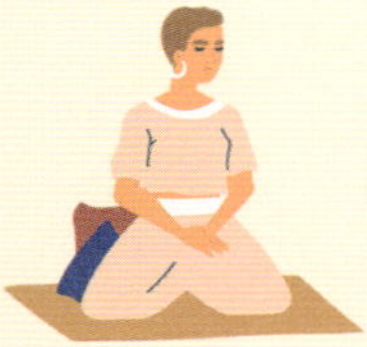

Atemübungen

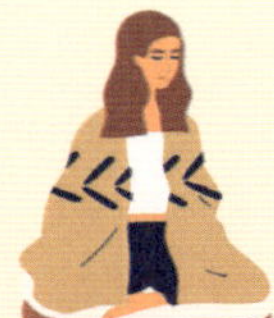

Meditation

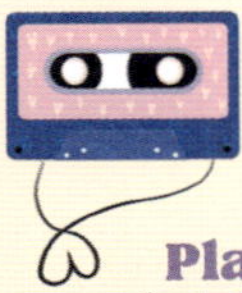

Playlist mit Lieblingssongs

die Stimme einer Lieblingsperson

spazieren gehen

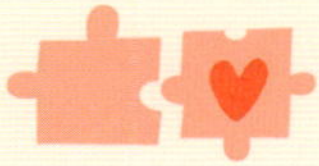

puzzeln

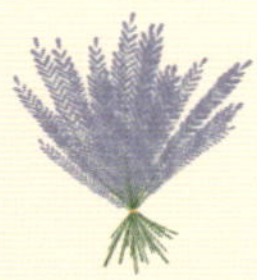

Lavendelduft

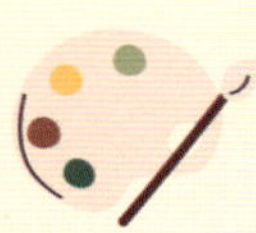

kreativ sein

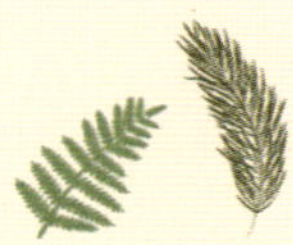

Naturgeräusche

Waldbaden & Achtsamkeit

Kerzenlicht

warme Getränke

progressive Muskelentspannung

Decken & Kissen

Entspannung durch Stimming

Für neurodivergente Personen kann das sogenannte Stimming zu einer sehr wichtigen Handlung werden, um Emotionen und Sinneseindrücke zu verarbeiten. Der Begriff Stimming beschreibt das sogenannte selbststimulierende Verhalten – dieses kann sehr vielfältig sein und über verschiedene Körperebenen ausgeübt werden. Es gibt verschiedene Arten des Stimmings: Verbales Stimming (singen, summen oder das Wiederholen von Wörtern) kann zum Abbau innerer Anspannung genauso hilfreich sein wie taktiles Stimming (zum Beispiel mit den Fingern schnippen, die Hände aneinanderreiben usw.).

Auch wenn Stimming vor allem autistischen Menschen zugeschrieben wird, ist dies tatsächlich nur ein Teil der Wahrheit: Es stimmt zwar, dass Autist*innen häufig bewusst oder unbewusst stimmen, um in einen ausgeglichenen Zustand zu kommen. Doch nur weil viele Menschen mit Autismus teilweise sichtbarere Stimming-Methoden anwenden, bedeutet dies nicht, dass Stimming ausschließlich bei Neurodivergenten vorkommt – im Gegenteil! Das stigmatisierende Bild, das von Autist*innen gezeichnet wird, geht häufig mit flatternden Handbewegungen oder einem monotonen Hin- und Herschaukeln einher. Diese klischeebehafteten Stereotype zeigen Stimming als ungewöhnliche und daher gesellschaftlich wenig akzeptierte Verhaltensweise. Leider versuchen viele neurodivergente Menschen ihr Stimming deshalb zu vertuschen und sich dieses wichtige Verhalten sogar abzugewöhnen.

Aber auch neurotypische Menschen betreiben, wenn auch in meistens in weniger auffälligem Ausmaß, Stimming: An den Fingernägeln kauen, Haare zwirbeln, Skin Picking – all dies kann zu selbststimulierendem Verhalten gezählt werden. Auch das unaufhörliche Wippen mit den Füßen bei nervöser Anspannung ist eine Form der Selbstregulation.

Was im gesellschaftlichen Kontext bisher eher als lästige Angewohnheit eingeordnet wird, ist in Wahrheit für viele ein Ventil zum Stressabbau und zur Regulation des Nervensystems. Genau aus diesem Grund können spezielle Fidget Toys sowie Knautschbälle und Knete hilfreiche Tools zum Entspannen über die Hände sein.

Menschen mit ADHS werden meist von einer ständigen inneren Unruhe begleitet. Stimming kann deshalb zur wichtigen Bewältigungsstrategie werden.

Beispiele für Stimming

visuell

Lichter an- & ausschalten

wiederholt blinzeln

Objekte (nah) beobachten

Lichtquellen fixieren

olfaktorisch

Düfte riechen

kauen, schmecken

Objekte „beschnuppern“

vokal

mit der Zunge schnalzen

singen, summen

Geräusche & Wörter produzieren & wiederholen (Echolalie)

auditiv

Musik & Töne (ggf. wiederholt) anhören

Ohren zuhalten & wieder öffnen

Klopfgeräusche machen, schnipsen

taktil

Oberflächen & Texturen (wiederholt) berühren

Fidget Toys nutzen

an Haut & Haaren oder Objekten zupfen, zwicken, kratzen …

körperlich / vestibulär

sich im Kreis drehen

Körper wiederholt vor & zurück wippen / wiegen

mit Füßen & Händen tippen, klopfen, klatschen

DIE WICHTIGSTEN ASPEKTE VON STIMMING IM ÜBERBLICK

- **Körperliche Stimulation:** Dazu zählen Wippen, Schaukeln, Zittern mit den Beinen, Kauen auf Gegenständen oder Körperteilen wie Fingern oder der eigenen Wange sowie das wiederholte Klopfen und Trommeln mit den Fingern und der stetige Drang, aufzustehen und herumzulaufen.
- **Verbale Stimulation:** Produktion von Geräuschen mit Mund und Zunge; Summen, Singen oder Wiederholen bestimmter Wörter oder Phrasen (zum Beispiel auch als Bestandteil von Echolalie).
- **Auditive Stimulation:** Selbst produzierte Geräusche anhören. Das (wiederholte) Anhören bestimmter Inhalte wie Töne, Geräusche und Musik.
- **Visuelle Stimulation:** Das (wiederholte) Ansehen von beweglichen Objekten oder das Fixieren auf bestimmte Lichtquellen kann ebenfalls als Stimming betrachtet werden.
- **Olfaktorische Stimulation:** Das Riechen von Düften sowie das „Beschnuppern" von Objekten. Auch bewusstes Schmecken und Kauen.
- **Taktile Stimulation:** Das Berühren oder Reiben von Texturen, das Drücken eines Stressballs oder das Kneten von Knete.

GRÜNDE FÜR STIMMING

- **Stressabbau:** Stimming kann helfen, Angst und Stress zu reduzieren. Die repetitive Natur der Bewegungen oder Geräusche wirkt beruhigend und kann helfen, die emotionale Balance wiederherzustellen.
- **Konzentrationshilfe:** Viele Betroffene berichten, dass Stimming ihnen hilft, ihre Aufmerksamkeit zu fokussieren. Indem sie eine einfache, repetitive Handlung ausführen, können sie Ablenkungen minimieren und sich besser auf die jeweilige Aufgabe konzentrieren.
- **Selbstregulation:** Stimming unterstützt die Selbstregulation, indem es sensorische Überlastungen ausgleicht. Dies kann besonders in überstimulierenden Umgebungen hilfreich sein.
- **Energieabbau:** Bei ADHS ist häufig ein Überschuss an Energie vorhanden. Stimming bietet eine Möglichkeit, diese überschüssige Energie abzubauen, ohne sich großartig bewegen zu müssen.

STIMMING BEI ADHS

Häufig vorkommende Beispiele für Stimming-Verhalten bei Menschen mit ADHS können sein:

- **Fingerklopfen oder -schnipsen:** Diese kleine Bewegung kann helfen, die Konzentration zu halten und Nervosität abzubauen.
- **Beinzittern oder -wippen:** Dies ist eine häufige Methode, um überschüssige Energie loszuwerden und die geistige Fokussierung zu unterstützen.
- **Haare zwirbeln, an Schmuck spielen oder Haut reiben:** Dies kann beruhigend wirken und helfen, Stress abzubauen.
- **Wiederholtes Summen oder Singen:** Diese Geräusche können helfen, einen gleichmäßigen Atemrhythmus beizubehalten und sich zu entspannen.

STIMMING VERSTEHEN UND UNTERSTÜTZEN

Es ist wichtig zu verstehen, dass Stimming ein natürliches und notwendiges Verhalten für viele Menschen mit ADHS ist. Es sollte nicht unterdrückt, sondern in sichere und akzeptable Bahnen gelenkt werden. Menschen in deinem Umfeld können dich unterstützen, indem sie ...

- **... Akzeptanz und Verständnis zeigen:** Stimming ist ein Teil der Selbstregulation und sollte nicht negativ bewertet werden.
- **... gegebenenfalls Alternativen anbieten:** Wenn bestimmte Stimming-Verhaltensweisen in einem sozialen Kontext unpassend oder für andere störend sind, können alternative Handlungen vorgeschlagen werden, wie das Kneten eines Stressballs oder das Verwenden von Fidget Toys. Vor allem im Bereich von Unterricht und auch am Arbeitsplatz kann die Verwendung solcher Tools sehr hilfreich sein.
- **... ruhige Umgebungen schaffen:** Eine ruhige, sichere und wenig ablenkende Umgebung kann dazu beitragen, dass weniger Bedarf für intensives Stimming besteht. Wenn sich neurodivergente Menschen wohlfühlen und nicht unter akutem Stress stehen, entsteht in ihnen auch weniger Anspannung, die abgebaut werden muss.

STIMMING MIT DEN HÄNDEN

Unsere Hände sind das wichtigste Werkzeug, das wir besitzen. Sie bestehen aus einem komplexen Knochen-, Sehnen- und Gelenksystem, das wir im Alltag ständig brauchen. Gleichzeitig reagieren unsere Finger sehr sensibel auf Berührungen. Der menschliche Tastsinn ist wichtig, um sich in der Welt zurechtzufinden – zum Beispiel auch bei fehlender Sehkraft. Blinde Menschen sind unter anderem stark auf ihren feinen Tastsinn angewiesen, um sich orientieren zu können.

Nicht immer behandeln wir unsere Hände so, wie sie es eigentlich verdienen. Die Nutzung von Smartphones und die dabei entstehende Handhaltung kann zu einseitigen und unnatürlichen Belastungen unserer Hände führen und Schmerzen verursachen.

Noch lange bevor ich über ADHS Bescheid wusste, stellte ich fest, dass mir Therapieknete guttat. Ich merkte, dass ich mich besser konzentrieren und bei Vorträgen besser zuhören konnte, wenn ich innere Unruhe über meine Hände abbauen konnte. So funktionieren auch Fidget Toys: Anstatt auf den Fingernägeln herumzukauen, nervös den Kugelschreiber zu klicken oder andauernd aufstehen zu müssen, kann über die Handaktivität der übersteigerte Bewegungsdrang abgemildert werden.

Sanftes Kneten und andere spezielle Handübungen lockern außerdem angespannte Muskulatur und können helfen, Anspannung im gesamten Bewegungsapparat zu lösen.

AUDITIVES STIMMING: MUSIK UND GERÄUSCHE

Die meisten neurodivergenten Gehirne reagieren überaus sensibel auf auditive Reize wie Musik oder Geräusche. Musik kann für uns ein Heiliger Gral bei der Verarbeitung von Gefühlen sein. Sie kann zu unserer täglichen Begleiterin werden, die entweder Ruhe in unser Gedankenkarussell bringt oder uns wahre Dopamin-Kicks beschert. Mit Musik kann sich der Alltag deutlich leichter anfühlen und auch langweilige Aufgaben werden mit ihr zusammen oft als unterhaltsamer wahrgenommen. Dadurch ist Musik ein optimaler Motivator.

Auch bestimmte Geräuschfrequenzen können direkt auf unser Gehirn einwirken und uns zu mehr Entspannung verhelfen. Probiere doch einfach mal aus, welche Frequenz dir am angenehmsten erscheint.

Die wichtigsten Geräuschtypen im Überblick

- **Weißes Rauschen:** Weißes Rauschen enthält eine gleichmäßige Verteilung aller hörbaren Frequenzen. Es klingt wie ein gleichmäßiges „Zischen" und kann helfen, Hintergrundgeräusche zu überdecken, was die Konzentration und den Schlaf verbessern kann. Für Menschen mit ADHS kann weißes Rauschen besonders nützlich sein, um Ablenkungen zu minimieren und den Fokus zu halten.
- **Braunes Rauschen:** Braunes Rauschen ist tiefer und weicher als weißes Rauschen. Es enthält mehr Energie in den niedrigeren Frequenzen, was es besonders beruhigend macht. Es ähnelt dem Geräusch eines donnernden Wasserfalls und kann für Menschen mit ADHS entspannend wirken, indem es eine beruhigende, weniger aufdringliche Geräuschkulisse schafft.
- **Pinkes Rauschen:** Pinkes Rauschen liegt zwischen weißem und braunem Rauschen und hat eine ausgeglichene Energieverteilung über alle Frequenzen, aber mit etwas mehr Energie in den tieferen Frequenzen. Es klingt sanfter als weißes Rauschen und kann sowohl entspannend als auch fokussierend wirken. Menschen mit ADHS können pinkes Rauschen nutzen, um die Konzentration zu steigern oder eine entspannende Atmosphäre zu schaffen.
- **Blaues Rauschen:** Blaues Rauschen hat mehr Energie in den höheren Frequenzen und klingt heller und schärfer als weißes Rauschen. Es wird weniger häufig zur Entspannung genutzt, kann jedoch in bestimmten Situationen helfen, das Gehirn zu stimulieren und die Wachsamkeit zu erhöhen.
- **Grünes Rauschen:** Grünes Rauschen ist weniger bekannt und bezieht sich oft auf natürliche Klänge wie das Rauschen von Blättern, Regen oder Wind. Diese Geräusche haben eine natürliche, beruhigende Wirkung und können helfen, Stress abzubauen und ein Gefühl von Ruhe zu fördern.

DIE RICHTIGE UMGEBUNG FÜR ENTSPANNTES STIMMING

Du kennst sie vielleicht auch – die genervten und ermahnenden Blicke anderer, wenn du mal wieder „nervös“ mit den Fingern trommelst, mit dem Knie wippst, an den Nägeln kaust oder Geräusche erzeugst. Viele ADHS-ler*innen unterdrücken sichtbare Formen von Stimming, wenn sie in der Öffentlichkeit unterwegs sind. Für viele von uns ist dieses Masking zu einem anstrengenden Automatismus geworden. Wir merken gar nicht, dass wir uns zusammenreißen, beißen buchstäblich die Zähne zusammen, verspannen uns immer mehr. Dabei ist Stimming so wichtig, um unsere Emotionen zu regulieren und zu entspannen.

Auch andere Masking-Verhaltensweisen können wir häufig erst zu Hause ablegen. Unsere vier Wände können ein sicherer Hafen für uns sein und unsere Fähigkeit zu entspannen maßgeblich beeinflussen. Gestalte dir deine unmittelbare Umgebung so, dass sie dich einlädt, den Alltag loszulassen. Eine gute Möglichkeit, bei der du nicht viel Platz benötigst, ist eine Relax-Ecke. Dort kannst du es dir gemütlich machen und deinem Bedürfnis nach Stimming einen Raum geben: Musik hören, stricken, Fidget Toys verwenden, beruhigende Lichter auf dich wirken lassen, einen Tee trinken, Kopfhautmassage-Tools anwenden und so weiter. Halte in einem Körbchen Dinge griffbereit, die du benötigst. Die Relax-Ecke ist dein Ort, wenn der Mental Load dir zu viel wird und du dich einfach mal zurückziehen musst.

How-to-Relax-Ecke gestalten

ZUM HEIMKOMMEN, WOHLFÜHLEN UND ENTSPANNEN

Lieblingsbuch / Journal gleich griffbereit

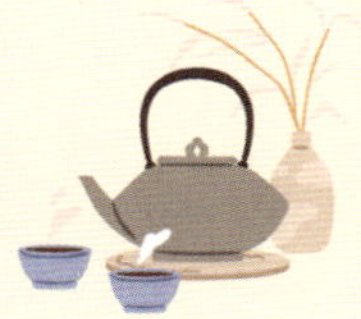

Lieblingstee, frisch aufgebrüht zum Genießen

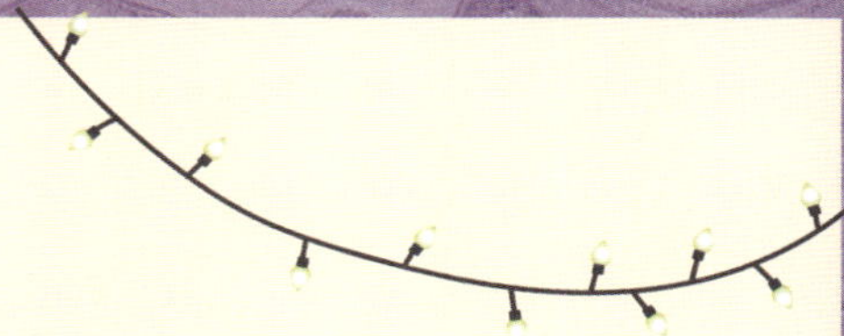

Kerzen / Lichterketten für Gemütlichkeit & visuelles Stimming

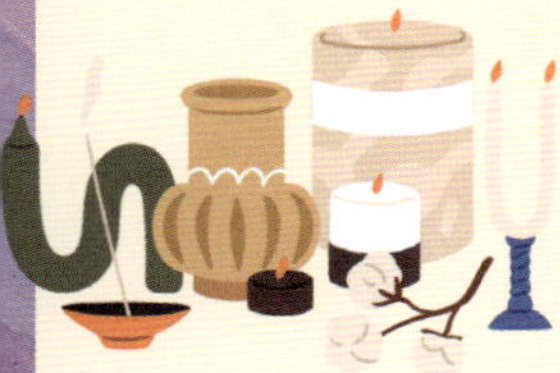

Deko, die dich glücklich macht

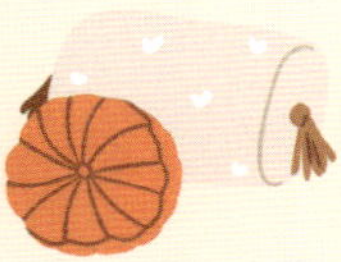

kuschelige Decken & Kissen für Geborgenheit

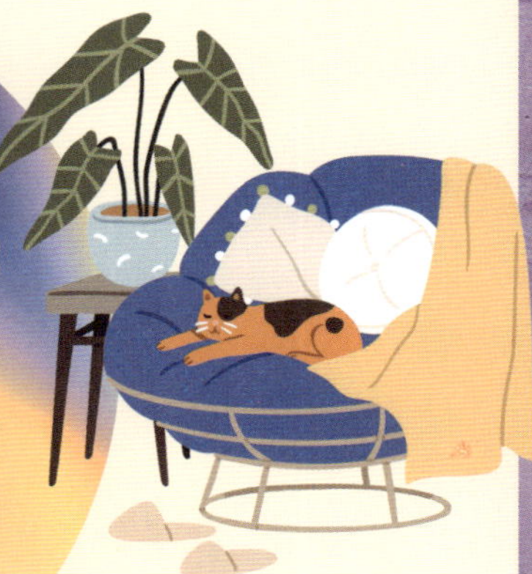

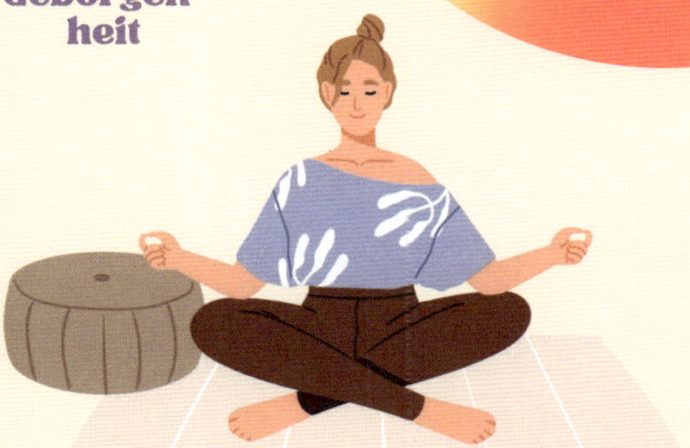

Meditationskissen, falls du gerne meditierst

Fidget Toys für sensorische Entspannung & Stimming

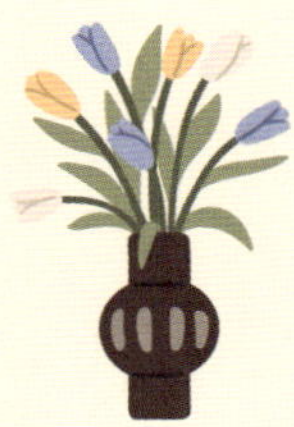

Pflanzen für sanfte Energie & Frische

Entspannen mit ätherischen Ölen

Ätherische Öle haben sich als wirksame Hilfsmittel in der Aromapflege und in medizinischen Einrichtungen etabliert und bieten zahlreiche positive Wirkungen auf unser Nervensystem und Gehirn. Deshalb können sie für Menschen mit psychischen Erkrankungen zu wichtigen Begleitern werden. Die Anwendung dieser natürlichen Essenzen kann vielfältig erfolgen, sei es durch Diffusion, Massage oder Badezusätze, und bietet eine sanfte und wohltuende Ergänzung zur medizinischen Behandlung.

Ätherische Öle sind hochwirksame Pflanzenextrakte, die direkt aus der Natur gewonnen werden. Es gibt weltweit über 100 verschiedene Pflanzen, die diese wertvollen Stoffe liefern. Nur diejenigen Öle, die die Bezeichnung „100 % naturrein tragen", kommen auch wirklich ohne synthetische Duftzusätze aus. Diese Klassifikation der Öle gibt beim Kauf Aufschluss über die Qualität und ist auch wichtig bei etwaigen Allergien.

ÄTHERISCHE ÖLE UND DAS NERVENSYSTEM

Ätherische Öle wie Lavendel, Bergamotte und Kamille sind bekannt für ihre beruhigenden und angstlösenden Eigenschaften. Sie wirken auf das limbische System, den Teil unseres Gehirns, der für Emotionen und Erinnerungen verantwortlich ist. Durch Inhalation, wenn wir einen Duft riechen, gelangen die Duftmoleküle über die Nase weiter zum Gehirn, wo sie eine unmittelbare Wirkung entfalten können. Diese direkte Verbindung ermöglicht eine schnelle Linderung von Stress und Angst, indem unter anderem die Produktion von Stresshormonen reduziert wird.

POSITIVE EFFEKTE BEI ADHS

Menschen mit ADHS profitieren besonders von den beruhigenden Eigenschaften ätherischer Öle. Bestimmte Öle sind für ihre Fähigkeit bekannt, die Konzentration zu verbessern und Hyperaktivität zu mindern. Sie wirken mitunter erdend und fokussierend, was bei der Bewältigung von Unruhe und Aufmerksamkeitsdefiziten helfen kann.

UNTERSTÜTZUNG BEI ANGSTZUSTÄNDEN

Auch bei Angstzuständen können ätherische Öle eine natürliche Methode zur Linderung sein. Bergamottöl ist für seine stimmungsaufhellenden Eigenschaften bekannt und kann dazu beitragen, negative Gedanken zu vertreiben und ein Gefühl der Ruhe zu fördern. Auch Öle wie Lavendel, Römische

Kamille und Ylang-Ylang zeigen bei vielen Menschen eine beruhigende Wirkung und können helfen, Herzrasen und Nervosität zu reduzieren.

ANWENDUNG IN AROMAPFLEGE UND MEDIZIN

Aromatherapie und die Methoden der sogenannten Aromapflege erfreuen sich immer größer werdender Beliebtheit im therapeutisch-medizinischen Umfeld. Längst sind ätherische Öle wissenschaftlich anerkannte Wirkstoffe.

Sie werden nicht nur in Wellnesseinrichtungen und Spas verwendet, um eine entspannende Atmosphäre zu schaffen: In medizinischen Einrichtungen finden ätherische Öle ebenfalls Anwendung, insbesondere in der Palliativpflege und in der Unterstützung von Patient*innen mit chronischen Erkrankungen. Hier helfen sie, Stress und Angst zu reduzieren, die Schlafqualität zu verbessern und das allgemeine Wohlbefinden zu fördern.

Die positiven Wirkungen ätherischer Öle auf unser Nervensystem und Gehirn sind vielfältig und gut dokumentiert. Für Menschen, die an ADHS und Angstzuständen leiden, bieten sie eine natürliche und effektive Möglichkeit, Stress zu lindern und die Lebensqualität zu verbessern. Durch die vielfältigen Anwendungsmöglichkeiten können ätherische Öle individuell und flexibel eingesetzt werden, um Selfcare und Entspannung in den Alltag zu integrieren. In Kombination mit anderen Entspannungstechniken und einer gesunden Lebensweise können sie einen wertvollen Beitrag zur mentalen Gesundheit leisten.

MIT DÜFTEN ZUR RUHE KOMMEN

Vielleicht kennst du das Gefühl: Du riechst einen ganz bestimmten Duft, der sofort deine Erinnerungen an ein positives Erlebnis in dir weckt, und du fühlst dich sofort besser. Unser Gedächtnis speichert Erinnerungen und Bilder zu Düften ab. Dies können wir für unsere psychische Gesundheit wunderbar nutzen, indem wir unser Gehirn auf bestimmte Gerüche konditionieren. Wenn wir einen bestimmten Duft immer wieder am Abend vorm Schlafengehen riechen, kann dies dem Körper signalisieren: Jetzt ist Schlafenszeit. Für diesen Zweck eignet sich zum Beispiel naturreines Lavendelöl. Die entspannenden und angstlösenden Eigenschaften des Lavendels können deinen Schlaf fördern.

Sprühe zum Beispiel ein Kissenspray mit Lavendel und Kamille auf dein Kopfkissen. Der Duft wird dich abends sanft in den Schlaf begleiten und dich immer wieder daran erinnern, dass du zur Ruhe kommen darfst.

AROMATHERAPIE ZUM ANFASSEN

Sie ist supersoft, kommt in sanften Farbtönen und verströmt einen herrlichen Duft: die Zendou-Knete. Vor drei Jahren gründete ich Zendou, mein eigenes kleines Unternehmen für die Herstellung und den Verkauf von Duftknete und weiteren entspannenden Produkten – gemacht von und für neurodivergente Menschen, aber auch für all diejenigen mit einem Bedürfnis nach natürlichen Entspannungshilfen.

Aber warum ausgerechnet Knete?

Als ich merkte, dass sich sowohl ätherische Öle als auch klassische Therapieknete zu meinen täglichen Anti-Stress-Tools entwickelten, ließ mich das Thema Stimming nicht mehr los. Ich wusste bereits aus meiner Therapiezeit, dass Knete auch als sogenannter Skill bei psychischen Problemen und Ängsten seit langer Zeit eingesetzt wird.

Was sind Skills? In der Psychotherapie bezeichnen Skills spezifische Fähigkeiten oder Techniken, die Patient*innen anwenden können, um besser mit ihren Emotionen, Gedanken und Verhaltensweisen umzugehen. Diese Skills sind besonders in der Dialektisch-Behavioralen Therapie (DBT) und der Kognitiven Verhaltenstherapie (CBT) verbreitet. Sie dienen dazu, das emotionale Gleichgewicht zu verbessern, das Nervensystem zu regulieren, stressige Situationen zu bewältigen und problematische Verhaltensmuster zu ändern.

Mein größtes Problem im Zusammenhang mit Knete war der Eigengeruch der verschiedenen Fabrikate. Ich probierte alles aus – selbst die geruchsneutralen Sorten empfand ich bei längerem Gebrauch als störend. Ein Blick auf mein Regal mit verschiedenen ätherischen Ölen, die sonst in meinem Diffusor landeten, verhalf mir zur Lösung. Ich begann zu recherchieren und stellte fest, dass naturreine ätherische Öle genaue Konzentrationen und Mischverhältnisse erforderten, um wirksam und sicher im Gebrauch zu sein. Im Internet fand ich verschiedene Rezepte für selbst gemachte Duftknete, aber kein Ergebnis konnte mich vollends überzeugen. Entweder wurde das Ganze sehr klebrig, die Düfte verflogen zu schnell oder die Knete wurde zu fest. Dennoch war ich von der Grundidee überzeugt und im Bekanntenkreis wurde die Nachfrage nach der Knete immer größer.

Zwei Jahre und viele Entwicklungsstufen später war es so weit: Ich hatte meine eigene Firma gegründet und meine Duftknete gemeinsam mit verschiedenen

Fachleuten für Knetherstellung beziehungsweise Aromatherapie, entwickelt. Zendou sollte der Name lauten – eine Kombination der Bestandteile Zen, vom Zen-Buddhismus abgeleitet und für Achtsamkeit und innere Ruhe stehend, und Dou, eine Abkürzung für das englische Wort für Knete, dough.

Die Zendou-Knete wird mittlerweile deutschlandweit im medizinischen Bereich, aber auch in der privaten Verwendung als natürlicher Anti-Stress-Ball eingesetzt. Hier treffen Ergo- und Aromatherapie aufeinander, zwei Wirkprinzipien, die sich vor allem auch für neurodivergente Menschen bewährt haben.

Durch die Kombination von Handbewegung und Duft entsteht eine beruhigende Atmosphäre. Taktiles Stimming, also die Berührung angenehmer Oberflächen und Gegenstände, sendet über unseren Tastsinn und unsere Haut positive Signale zum Gehirn und lässt uns entspannter werden. Gleichzeitig können wir hier über unseren Geruchssinn olfaktorisches Stimming betreiben und die natürlichen Aromen der ätherischen Öle aufnehmen. Diese beiden Effekte beeinflussen und verstärken sich gegenseitig.

Das Ergebnis ist ein einzigartiges Erlebnis für die Sinne, das ganz ohne künstliche Substanzen auskommt. Außerdem ist keine aufwendige Vorbereitungszeit notwendig, was nicht nur eine nervige Geduldsprobe für Menschen mit ADHS sein kann. Auch für Meditationsmuffel ist die Knete eine gute Alternative zur klassischen Meditation. Traum- und Fantasiereisen als Übungen für zwischendurch können die Stimming-Erfahrung vertiefen.

Der Abend macht den Tag: besser schlafen mit der richtigen Routine

Mit einer erholsamen Abendroutine legst du den Grundstein für den darauffolgenden Tag. Sie hilft dir, deinen Tag zu verabschieden, Stress loszulassen und bereitet dich für eine erholsame Nacht vor. Kleine und einfache Rituale können schon viel Veränderung bringen – nach einem langen Tag muss es kein ausgiebiges Wellness-Programm mit allem Drum und Dran mehr sein. Schlafprobleme sind bei ADHS keine Seltenheit. Oft liegt das daran, dass unser Gedankenkarussell abends im Bett so richtig Fahrt aufnimmt: In scheinbar endlosen Schleifen gehen wir alles Erlebte des Tages noch einmal durch, springen zu Gedanken über die Zukunft, plötzlich fallen uns auch längst vergangene Ereignisse wieder ein. Dazwischen Lieder, Wortfetzen und aufkommende Emotionen. Wie mehrere Radiosender auf einmal schallen die verschiedenen Frequenzen durch unseren Kopf.

IDEEN, WIE DU DEINE ABENDE ENTSPANNTER GESTALTEN UND BESSER ABSCHALTEN KANNST

01 Positive Impulse mitnehmen

Notiere dir oder denke abends an Dinge, die dich tagsüber glücklich gemacht haben. Gab es etwas, das dich gefreut hat? Das können Kleinigkeiten sein! Deinen Fokus auf positive Impulse zu lenken, wirkt beruhigend und kann deine Schlafqualität verbessern.

02 Abstand gewinnen

Nur noch mal schnell nach den E-Mails schauen oder auf Social Media scrollen? Das kann vor allem in der Zeit vorm Schlafengehen zu einer Reizüberflutung führen, die das Einschlafen erschwert. Nicht erreichbar zu sein und das Handy in den Ruhemodus zu schicken, kann helfen, selbst schneller in den Ruhemodus zu kommen.

03 Mit Düften entspannen

Düfte wie Lavendel, Kamille, Süßorange oder Neroli wirken beruhigend und angstlösend. Sie sind ideale Begleiter für deine entspannende Abendroutine. Anstatt bei der Lieblingsserie zur Chipstüte zu greifen, kannst du deine Zendou-Knete verwenden. Damit lockerst du deine Handmuskeln und kannst dabei die sanften Aromen genießen.

04 Körperpflege

Es muss nicht immer das Vollbad sein: Eine Pflegeroutine mit einer kurzen Massage tut deiner Gesichtshaut gut und wirkt entspannend. Selfcare fördert dein Wohlbefinden, stärkt auf Dauer dein Selbstvertrauen und befreit deine Haut von den Strapazen des Tages.

05 Hobbyzeit = deine Zeit

Lesen, malen, puzzeln, Musik hören und so viel mehr: Hobbys sind Balsam für Körper, Geist und Seele. Vor allem ruhige Tätigkeiten ohne nervenaufreibende Action eignen sich bestens für eine entspannende Abendroutine.

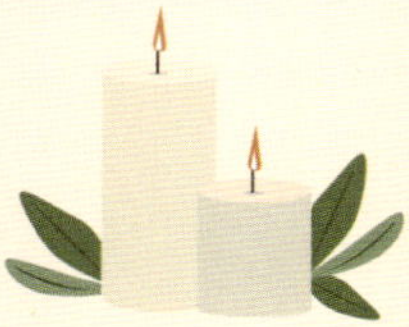

Kerzenschein beobachten (künstliches Licht meiden)

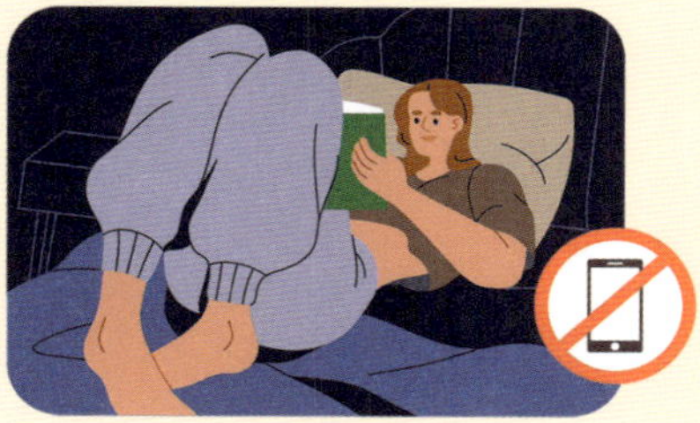

Handy ausschalten (1 Std. vor dem Schlafengehen)

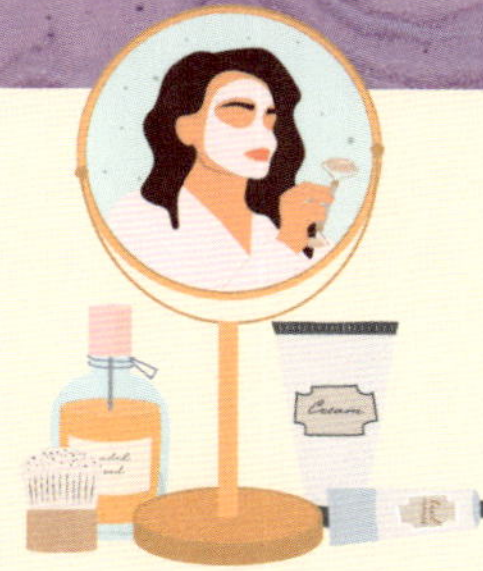

Körperpflege (Gesichtsmassage, eincremen)

mit Fidget Toys entspannen

Ideen für deine Abendroutine zum Entspannen

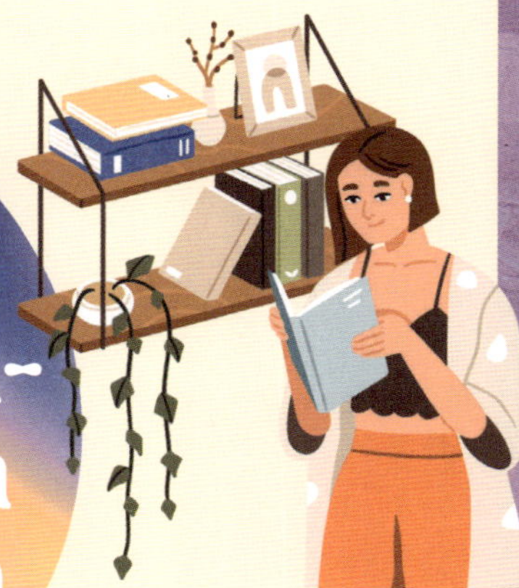

Lesen / Journaling

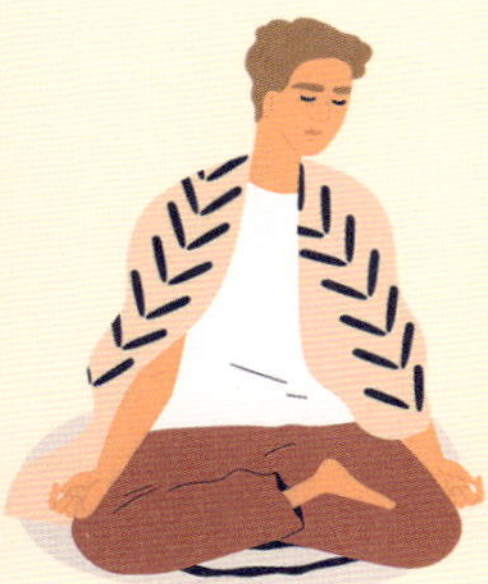

Atemübungen / meditieren

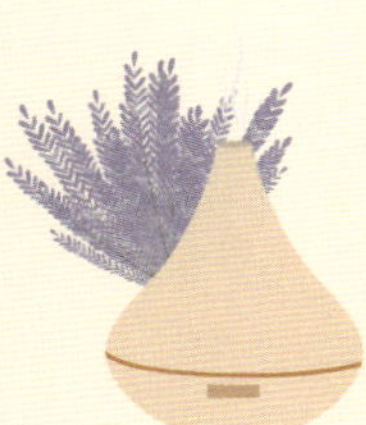

Lavendelduft vernebeln

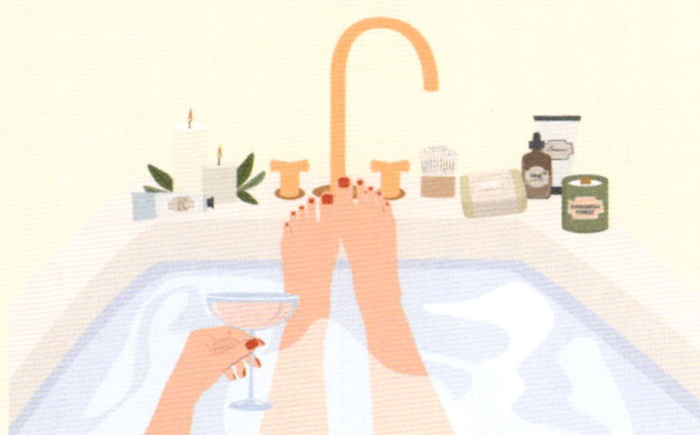

Entspannungsbad nehmen

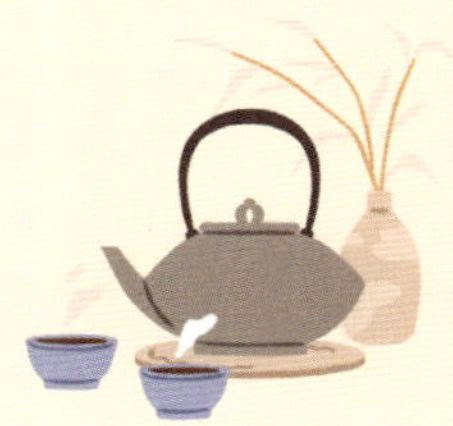

Abendtee achtsam genießen

Selfcare pur: Entspannung und Selbstwertgefühl steigern durch Körperpflege

ADHS geht für viele von uns mit einem verringerten Selbstwertgefühl einher. Manchmal fühlen wir uns aufgrund unserer Lebenswege im Vergleich zu anderen wie Versager*innen. Wir sind wütend auf unseren Kopf, weil er nicht „mitspielt", wir Dinge und Termine vergessen und im Chaos versinken. Ein gutes Verhältnis zu deinem Körper ist eine der Grundvoraussetzungen für den Aufbau eines gesunden Selbstbewusstseins. Sei es dir selbst wert, dich zu pflegen und dich um deinen Körper zu kümmern.

KÖRPERPFLEGE IST MEHR ALS SCHAUMBÄDER UND WELLNESS

Selbstfürsorge und die Pflege deines Körpers drehen sich aber nicht nur um Hautpflege-Routinen oder besondere Produkte in deinem Badezimmer. Du kannst bereits mit wenigen Mitteln damit beginnen, deinem Körper Gutes zu tun. So lernst du, deine Bedürfnisse besser einschätzen zu können. Dein Körper ist dein Fahrzeug, das es dir erlaubt, die Welt auf deine Weise und mit deinen Möglichkeiten zu erkunden. Wie jedes Fahrzeug benötigt er Treibstoff und eine regelmäßige Wartung. Dann lassen sich selbst hügelige Straßen und schwierige Strecken leichter bewältigen.

Für Menschen mit ADHS kann die tägliche Körperpflege eine besondere Herausforderung darstellen. Aufgaben, die für andere als selbstverständlich und routinemäßig erscheinen, wie Duschen, Zähneputzen oder Haarstyling, können zu Überforderung führen und zu echten Hindernissen werden. Neurodivergente Menschen sind besonders anfällig für sensorische Überreizung: Was für andere ein entspannendes Ritual ist, kann tatsächlich als anstrengend empfunden werden. Gerade bei einer ausgiebigen Körperpflege-Routine müssen neben der sensorischen Reizvielfalt auch viele einzelne Handlungen ausgeführt werden.

Körperpflege ist jedoch eng mit deinem allgemeinen Wohlbefinden, der Gesundheit deines Organismus, deinem Selbstwertgefühl und schließlich deiner allgemeinen Lebensqualität verknüpft.

Die bei ADSH-ler*innen häufig auftretenden Schwierigkeiten, regelmäßige Routinen aufrechtzuerhalten, kann sich auch auf den Bereich der Körperpflege erstrecken. Konzentrationsschwierigkeiten und Ablenkbarkeit können selbst einfache Pflegehandlungen erschweren. Schnell vertrödeln wir Zeit, beginnen im Bad aufzuräumen, verlieren uns vielleicht beim Aussortieren kaputter Haargummis, schauen „nur kurz" aufs Handy und schon bleibt für Körperpflege wieder einmal nur wenig Zeit übrig. Dieses Muster kann zu einem Gefühl der Frustration und des Versagens führen, was das ohnehin oft fragile Selbstwertgefühl weiter beeinträchtigt.

Versuche, Körperpflege als einen Akt der Selbstachtung und der Selbstfürsorge anzusehen. Wenn wir uns die Zeit nehmen, uns um unseren Körper zu kümmern, senden wir uns selbst die Botschaft, dass wir es wert sind, gepflegt und gesund zu sein. Selbstzweifel und ein negatives Selbstbild können dadurch verringert werden und das Gefühl, gepflegt zu sein, stärkt dein Selbstvertrauen auf Dauer nachhaltig.

KÖRPERPFLEGETIPPS FÜR DEN ADHS-ALLTAG: SO KÖNNEN SELF-CARE-ROUTINEN GELINGEN

- **Verknüpfung von Pflicht und Ablenkung:** Beispielsweise kannst du das Zähneputzen immer mit einer bestimmten Aktivität verbinden, wie dem Hören deiner Lieblingsmusik. Körperpflegemaßnahmen mit höherem Zeitaufwand kannst du auch gut mit interessanten Podcasts, einer Serie oder einem Hörbuch verbinden. Anker wie diese können helfen, die Aufgabe weniger mühsam erscheinen zu lassen und sie zu einem festen Bestandteil des Tages- oder Wochenablaufs zu machen.

- **Checkliste im Bad:** Die Nutzung von visuellen Hilfsmitteln, wie Checklisten oder Notizzetteln, zum Beispiel am Badezimmerspiegel, kann sehr nützlich sein. Sie sind hilfreich, um die Tätigkeiten zu strukturieren und sicherzustellen, dass nichts vergessen wird. Mit der Zeit werden die Abläufe zur Routine, die Checklisten sind in deinem Kopf verankert und lassen sich „auf Autopilot" ausführen.

- **Belohnungen:** Ein weiterer Trick besteht darin, Körperpflege mit dem Gefühl von Belohnung zu verknüpfen, um die Motivation dafür zu erhöhen. Dies kann ein entspannendes Bad nach einer anstrengenden Woche sein oder das Auftragen einer besonders angenehm duftenden Körperpflege, bevor du abends ins Bett hüpfst.

- **Das Selfcare-Glas:** Bei Schwierigkeiten mit Körperpflege- und Entspannungsroutinen kannst du dir auch ein Selfcare-Glas mit entsprechenden Tasks gestalten, wie zum Beispiel „Eine Haarkur anwenden", „Gesichtsmaske auflegen" oder „Nagelpflege". Dazu befüllst du beispielsweise ein leeres Einmachglas, in das du beschriftete Zettelchen legst. Ziehe täglich ein Zettelchen und lege am besten direkt los.

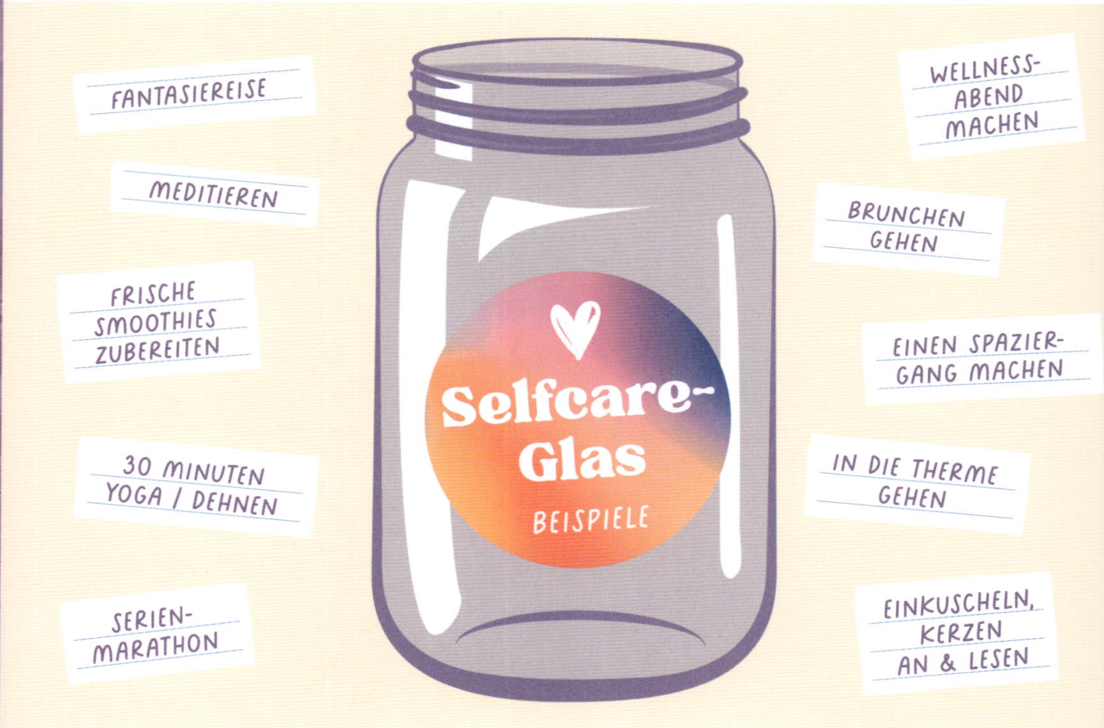
FANTASIEREISE
MEDITIEREN
FRISCHE SMOOTHIES ZUBEREITEN
30 MINUTEN YOGA / DEHNEN
SERIEN-MARATHON
Selfcare-Glas
BEISPIELE
WELLNESS-ABEND MACHEN
BRUNCHEN GEHEN
EINEN SPAZIERGANG MACHEN
IN DIE THERME GEHEN
EINKUSCHELN, KERZEN AN & LESEN

Sei nicht zu streng mit dir: Selbstfürsorge soll nicht dazu dienen, dich selbst zu optimieren. Du musst dich nicht an Schönheitsidealen orientieren und vermeintliche Makel um jeden Preis minimieren. Wenn du deinem Körper entspannende Pflegerituale gönnst, wird deine Ausstrahlung davon möglicherweise sogar langfristig profitieren. Erinnere dich an Tagen, an denen deine Energie und Motivation besonders niedrig sind, daran, dass niemand perfekt ist. Kleine Schritte sind immer besser als gar keine. Dein Körper freut sich über jedes kleine Zeichen deiner Zuwendung.

Anspannung abbauen durch Bewegung

Wusstest du, dass Sport auch eine Form von Stimming sein kann? Neurodivergente Menschen profitieren mitunter sehr von Koordinationsübungen, wo sie springen, hüpfen und tanzen können.

Bewegung ist ein wichtiger Baustein auf deinem Weg zur Linderung von innerer Unruhe und Anspannung. Sport ist eine der effektivsten und ganzheitlichsten Methoden, um viele ADHS-Symptome zu mildern: Regelmäßige körperliche Aktivität stärkt nicht nur deinen gesamten Organismus, sondern kann sich, ebenso wie Körperpflege, positiv auf dein Selbstwertgefühl auswirken. Sport und Bewegung spielen eine zentrale Rolle im Umgang mit ADHS, indem sie sowohl die körperliche als auch die geistige Gesundheit verbessern. Wenn du dich bisher eher zu den Bewegungsmuffeln und Couch-Potatoes gezählt hast, kannst du mit sanften Bewegungsformen viel für dein Wohlbefinden tun. Bereits leichte Bewegung wie regelmäßige Spazierrunden und Yogaeinheiten wirken sich positiv aus. Für den Anfang kannst du mit 20 Minuten beginnen und dich allmählich steigern, bis du einen Zeitrahmen gefunden hast, den du körperlich gut bewältigen und leicht in deinen Alltag integrieren kannst.

DIE VORTEILE VON BEWEGUNG AUF EINEN BLICK

Verbesserung der Konzentration: Durch sportliche Aktivitäten wird die Durchblutung des gesamten Körpers, auch die des Gehirns, gefördert, was die kognitive Leistungsfähigkeit und die Aufmerksamkeitsspanne erhöhen kann. Bewegung wirkt sich zudem positiv auf deinen Dopaminspiegel aus.

Reduktion von Hyperaktivität: Körperliche Aktivität bietet eine gesunde Möglichkeit, überschüssige Energie abzubauen. Sowohl Kinder als auch Erwachsene mit ADHS profitieren von strukturierten Bewegungseinheiten, die helfen, ihre Hyperaktivität zu kanalisieren und zu reduzieren.

Stimmung und Emotionen: Sport setzt Glückshormone (Endorphine) frei, die das allgemeine Wohlbefinden steigern und helfen, Stress und Angst abzubauen sowie etwaige emotionale Instabilität zu verringern.

Struktur und Routine: Regelmäßige sportliche Betätigung kann dich dabei unterstützen, eine strukturierte Tagesroutine zu finden. Diese hilft dir wiederum dabei, deine Zeit sinnvoll zu organisieren und einen klaren Zeitplan einzuhalten.

AUCH SANFTE BEWEGUNG KANN VIEL BEWIRKEN

Nur auf der Matte sein ist dir zu langweilig? Gib Yoga trotzdem eine Chance: Neben intensiveren Sportarten haben auch sanfte Bewegungsformen wie Yoga besondere Vorteile für Menschen mit ADHS. Yoga kombiniert körperliche Bewegung mit Atemübungen und Meditation und kann dadurch eine ganzheitliche Wirkung auf Körper und Geist haben.

Stressabbau und Entspannung: Durch die Konzentration auf den Atem und die sanften Bewegungen können Betroffene lernen, ihren Geist zu beruhigen und innere Ruhe zu finden.

Verbesserte Selbstwahrnehmung: Yoga lehrt Achtsamkeit und Selbstwahrnehmung. Diese Fähigkeiten helfen Menschen mit ADHS, sich auf ihre Körperempfindungen und Emotionen zu konzentrieren, was zu einem besseren Umgang mit den eigenen Symptomen führen kann.

Förderung der Konzentration: Die Praxis erfordert Aufmerksamkeit für die Ausführung der Posen und die Kontrolle des Atems, was die kognitive Fokussierung stärkt.

Körperliche Flexibilität und Stärke: Yoga verbessert die körperliche Flexibilität und stärkt die Muskulatur. Dies trägt zu einem allgemeinen Gefühl des Wohlbefindens und der körperlichen Gesundheit bei.

Regulierung des Nervensystems: Die Kombination aus Bewegung und Atemübungen im Yoga kann das Nervensystem beruhigen und die Regulation der Emotionen unterstützen. Dies ist besonders vorteilhaft für Menschen mit ADHS, die oft Schwierigkeiten haben, ihre Emotionen zu kontrollieren.

FINDE DIE BEWEGUNGSFORM, DIE ZU DIR UND DEINEM ALLTAG PASST

Während intensive sportliche Aktivitäten überschüssige Energie abbauen und die Konzentration fördern, bieten sanfte Bewegungsformen viele zusätzliche Vorteile durch Stressabbau, Verbesserung der Selbstwahrnehmung und emotionale Regulierung. Eine Kombination aus verschiedenen Bewegungsformen kann daher besonders effektiv sein, um deine Lebensqualität dauerhaft zu verbessern. Entscheide je nach Lebensphase, welche Form der Bewegung gerade für dich machbar erscheint, und überfordere dich nicht durch hohe Ansprüche an dich selbst.

AKTIV OHNE SPORT: HOBBYS ZUM RUNTERKOMMEN

Auch ruhige Tätigkeiten, bei denen du aktiv bist, aber der Fokus nicht auf körperlicher Betätigung liegt, können entspannend wirken und dir auch bei innerer Unruhe beim Runterkommen helfen. Hobbys sind Selbstfürsorge. Deshalb habe ich ihnen auch in den nachfolgenden Kapiteln einige Abschnitte gewidmet.

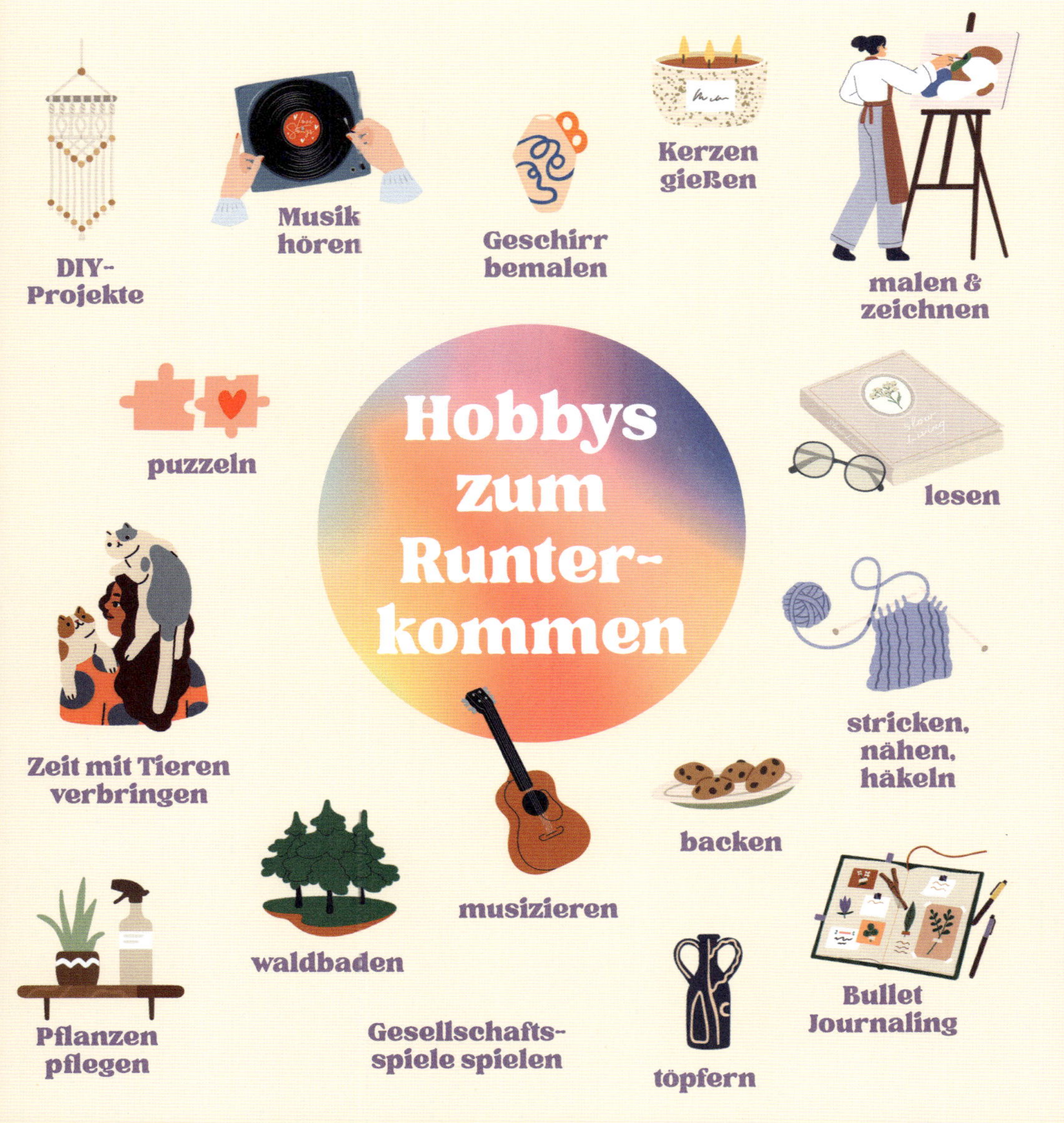
Hobbys zum Runterkommen
DIY-Projekte
Musik hören
Geschirr bemalen
Kerzen gießen
malen & zeichnen
puzzeln
lesen
Zeit mit Tieren verbringen
stricken, nähen, häkeln
backen
musizieren
waldbaden
Bullet Journaling
Pflanzen pflegen
Gesellschaftsspiele spielen
töpfern

-03-

ICH BRAUCHE SICHERHEIT & GEBORGENHEIT

Du fühlst dich einsam und unsicher. Dein Selbstwertgefühl ist auf dem Tiefpunkt. Du fühlst dich unverstanden. Du reagierst sensibler auf Kritik als sonst. Deine Ängste nehmen zu.

Menschen mit ADHS erleben die Welt oft als besonders intensiv und unvorhersehbar. Das ist zum einen unser Fluch: Wir fühlen vieles stärker, unsere Emotionen können uns regelrecht überrollen, Ängste wirken bedrohlicher und Reize wirken in ihrer Summe ermüdend auf unseren gesamten Organismus. Zum anderen ist unsere besonders ausgeprägte Gefühlswelt ein Segen: Nämlich immer genau dann, wenn wir mit unseren Stärken glänzen und uns bei anderen Menschen wohlfühlen können.

In einem sicheren und geborgenen Umfeld können wir uns entspannen und darauf verlassen, dass wir Unterstützung und Verständnis finden. Diese Sicherheit reduziert den täglichen Stress, der durch Reizüberflutung und Barrieren entstehen kann. Ein stabiles Umfeld ermöglicht es uns, besser mit unseren Gefühlen umzugehen und uns nicht ständig in einem Zustand der Überforderung zu befinden. Geborgenheit vermittelt uns das Gefühl, geliebt und akzeptiert zu sein, so wie wir sind. Dies ist besonders wichtig für unser Selbstwertgefühl, das durch ständige Kritik oder das Gefühl, anders zu sein, häufig angegriffen wird. In einem stabilen Umfeld, das Sicherheit und Geborgenheit bietet, können wir unsere Maske ablegen, ohne dabei Angst vor Verurteilung zu haben. Nur hier können wir in einem geschützten Rahmen lernen, unsere Stärken zu erkennen und sie auch für unseren Alltag zu nutzen.

Das könnte dir helfen

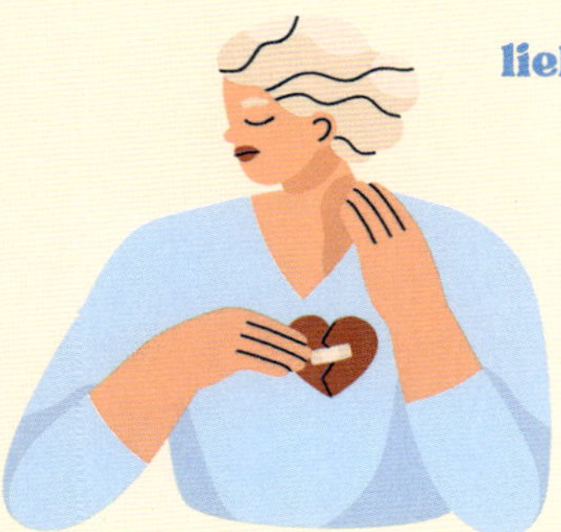

- heißer Kakao
- Gewichtsdecke
- Wärmflasche / Wärmekissen
- ehrenamtliche Tätigkeit
- Kuschelkleidung
- liebevolle soziale Kontakte
- Übungen gegen Angst
- Zeit mit Tieren
- Routinen

Sicher und geborgen im Alltag

Nicht nur andere Menschen können uns Geborgenheit vermitteln. Zwei wichtige Stützpfeiler, die im ADHS-Alltag Sicherheit und Geborgenheit vermitteln, sind passende Routinen sowie eine entsprechend gestaltete Umgebung.

Im Alltag können Struktur und Routine dabei helfen, ein Gefühl von Sicherheit zu schaffen. Klare Tagesabläufe und feste Rituale bieten Vorhersehbarkeit und helfen, das Chaos zu ordnen, das oft mit ADHS einhergeht. Trotz möglicher Furcht vor Langeweile: Gib Routinen und festen Ritualen eine Chance! Eine geordnete Umgebung, sei es zu Hause oder am Arbeitsplatz, kann ebenfalls zur Beruhigung beitragen und uns das Gefühl geben, die Kontrolle zu haben.

Struktur und Routine

Für viele von uns mit ADHS kann das tägliche Leben oft überwältigend und unvorhersehbar sein. Eine feste Tagesstruktur und klare Routinen bieten Vorhersehbarkeit und Stabilität. Das Wissen, was als Nächstes kommt, hilft, Stress abzubauen und die Konzentration zu verbessern. Hier sind einige praktische Tipps:

- **Tagespläne und Zeitpläne erstellen:** Ein visueller Zeitplan kann helfen, den Tag zu organisieren und Aufgaben zu priorisieren. Das Aufteilen des Tages in klar definierte Abschnitte kann dazu beitragen, Unsicherheiten zu minimieren.
- **Feste Rituale etablieren:** Morgen- und Abendrituale schaffen einen stabilen Rahmen. Diese Routinen können einfache Aktivitäten wie Frühstück, Zähneputzen oder das Lesen eines Buches vor dem Schlafengehen umfassen.
- **Pausen einplanen:** Nicht nur zum Entspannen wichtig: Regelmäßige Pausen während des Tages helfen dir dabei, ein Gefühl der Sicherheit zu entwickeln, und verleihen dir eine Stabilität. Wie kleine Inseln der Erholung entschleunigen sie deinen Tag und fangen dich auf.

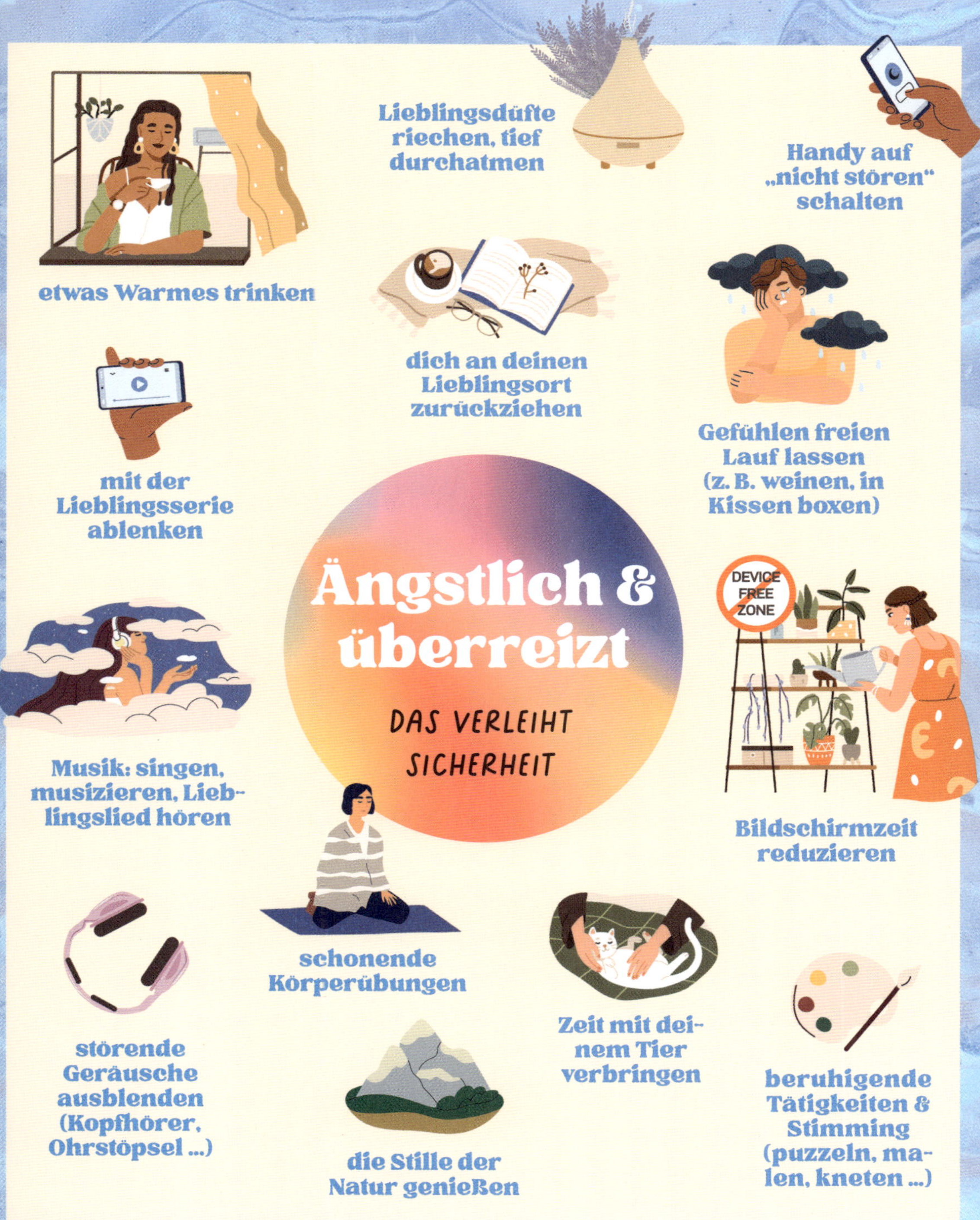
Ängstlich & überreizt
DAS VERLEIHT SICHERHEIT
etwas Warmes trinken
Lieblingsdüfte riechen, tief durchatmen
Handy auf „nicht stören“ schalten
dich an deinen Lieblingsort zurückziehen
Gefühlen freien Lauf lassen (z. B. weinen, in Kissen boxen)
mit der Lieblingsserie ablenken
DEVICE FREE ZONE
Musik: singen, musizieren, Lieblingslied hören
Bildschirmzeit reduzieren
schonende Körperübungen
störende Geräusche ausblenden (Kopfhörer, Ohrstöpsel …)
Zeit mit deinem Tier verbringen
die Stille der Natur genießen
beruhigende Tätigkeiten & Stimming (puzzeln, malen, kneten …)

Eine verlässliche Umgebung

Ein sicherer und verlässlicher physischer Raum kann helfen, ein Gefühl der Geborgenheit zu vermitteln. Eine aufgeräumte und organisierte Umgebung reduziert Ablenkungen und schafft einen Ort der Ruhe und Ordnung.

- **Aufräumen und Organisieren:** Ein ordentlicher Arbeitsplatz und ein aufgeräumtes Zuhause fördern das Gefühl der Kontrolle und Sicherheit. Regelmäßiges Aufräumen und das Festlegen von festen Plätzen für Gegenstände helfen, die Umgebung übersichtlicher zu gestalten.
- **Persönlicher Rückzugsort:** Ein persönlicher Raum, der nur für uns da ist, kann als Rückzugsort dienen. Dieser Ort sollte frei von Ablenkungen sein und eine beruhigende Atmosphäre bieten.
- **Sinnvolle Dekoration:** Persönliche Gegenstände und Dekorationen, die positive Emotionen hervorrufen, können den Raum angenehmer und einladender machen.

Im Kapitel „Fokus und Klarheit“ (s. S. 104) stelle ich dir hilfreiche Tipps vor, die dir dabei helfen, deine Umgebung entsprechend zu gestalten, und zeige dir im Detail, wie du die oben genannten Punkte leichter umsetzen kannst.

Selbstfürsorge bei Unsicherheit

Wenn du weißt, wie du dir etwas Gutes tun und dir selbst Geborgenheit verleihen kannst, ist das schon die halbe Miete. Oft hält sich der Irrglaube, Geborgenheit könne ausschließlich durch andere Menschen hervorgerufen werden. Dabei gibt es eine Vielzahl kleiner Maßnahmen, die bei drohender Überreizung und ängstlichen Gefühlen Abhilfe schaffen können.

Wenn Essen zum Tröster wird: die Rolle von Ernährung und emotionalem Essen im ADHS-Alltag

Essen und Geborgenheit stehen in einem engen Zusammenhang. Emotionale Essanfälle oder die Verknüpfung von Essen mit Trost und Belohnung können zu dauerhaften Gewohnheiten werden und zu einer Überkompensation von Gefühlen durch Nahrungsmittel führen. Langfristig begünstigt dies die Entstehung von Essstörungen sowie Übergewicht und dessen Folgekrankheiten.

Denn Essen kann uns ein Gefühl der Sicherheit vermitteln. Wir verbinden mit bestimmten Lebensmitteln beispielsweise positive Erinnerungen und fühlen uns sofort geborgen, wenn wir den Geschmack unseres Lieblingsessens wahrnehmen. Warum ist die Nahrungsaufnahme oft mit so vielen Emotionen verbunden? Menschen verknüpfen seit jeher gerne ihre sozialen Begegnungen mit einer gemeinsam eingenommenen Mahlzeit: Sie treffen sich im Restaurant oder im Café, gehen miteinander in die Kantine und finden sich zu Kaffeepausen in der Teeküche zusammen. Die gemeinsame Nahrungsaufnahme ist tief in unserer Historie verankert. Schon in der Steinzeit war es für Menschen ein fester Bestandteil ihres Daseins, zusammen um ein Lagerfeuer zu sitzen, zu essen und sich dabei gegenseitig zu schützen. Doch nicht nur der geschützte Raum und die daraus entstehende Geborgenheit machen Essen in der Gruppe so wichtig für soziale Wesen. Auch die Kommunikation wird durch die gemeinsame Nahrungsaufnahme gefördert. Zusammen zu essen, schafft ein Gemeinschaftsgefühl, lässt uns uns in einer Gruppe sicher fühlen und stärkt so auch das Individuum. Selbst wenn wir allein essen, sehen wir uns dazu gerne Serien und Filme an, um während unserer Nahrungsaufnahme die Gesichter anderer Menschen zu sehen. Dann fühlen wir uns geborgen und können unser Essen noch mehr genießen.

Auf manche Menschen treffen die hier aufgezählten Dinge nicht zu. Soziale Ängste können bewirken, dass sie in Panik geraten, wenn sie im Beisein anderer etwas essen müssen. Beim Essen beobachtet zu werden, löst in ihnen Unwohlsein und Nervosität aus. Aber auch andere Formen gestörten Essverhaltens legen sich wie ein Schatten auf die ursprünglich so angenehme Tätigkeit der Nahrungsaufnahme. Essen kann sogar zur lästigen Pflicht werden; der Genuss rückt entweder in den Hintergrund und kann bei anderen Essstörungsformen Schuldgefühle oder Suchtverhalten hervorrufen.

TIPPS FÜR EIN AUSGEWOGENES, GESUNDES ESSVERHALTEN

- **Regelmäßige Mahlzeiten einplanen:** Feste Zeiten für Mahlzeiten einhalten, um eine Routine zu schaffen und Blutzuckerschwankungen zu vermeiden. Richte dir dafür extra bestimmte Zeitfenster ein, die nicht verhandelbar sind.

- **Gesunde Snacks bereitstellen:** Nahrhafte Snacks wie Obst, Gemüse und Nüsse griffbereit haben, um impulsives Essen zu gesünderen Optionen zu lenken.

- **Mahlzeiten vorbereiten:** Mahlzeiten im Voraus planen und vorbereiten, um sicherzustellen, dass gesunde Optionen verfügbar sind und die Versuchung zu ungesunden Lebensmitteln minimiert wird. Beschrifte die Mahlzeiten, auch mit dem Erstellungsdatum, um den Überblick zu behalten.
- **Achtsames Essen üben:** Nimm dir möglichst viel Zeit, um bewusst und langsam zu essen. Vermeide Ablenkungen, um dein Sättigungsgefühl besser wahrzunehmen und emotionales Essen zu reduzieren.
- **Ausgewogene Ernährung sicherstellen:** Eine Vielfalt an Lebensmitteln integrieren, um eine ausgewogene Nährstoffzufuhr zu gewährleisten, darunter Proteine, gesunde Fette und komplexe Kohlenhydrate. Finde eine Routine an Lebensmittelarten, die dir schmecken, und variiere mit Zubereitungsarten und Gewürzen, um das Essen interessant zu gestalten.
- **Flüssigkeitszufuhr beachten:** Trinke ausreichend Wasser, um Hydratation sicherzustellen und das Verlangen nach Snacks zu reduzieren, das oft durch Durst verursacht wird. Richte dir dafür einen Timer ein. Wenn dir normales Wasser zu langweilig schmeckt, kannst du es mit frischem Obst und Gemüse (z. B. Beeren oder Gurkenscheiben) aufpeppen.
- **Unterstützung suchen:** Unterstützung durch Ernährungsexpert*innen oder Therapeut*innen in Anspruch nehmen, um individuelle Ernährungspläne zu entwickeln und emotionale Herausforderungen zu bewältigen.
- **Schlafhygiene verbessern:** Eine gute Schlafroutine entwickeln, um den Hormonhaushalt zu stabilisieren und das Essverhalten positiv zu beeinflussen.
- **Bewegung integrieren:** Regelmäßige körperliche Aktivität einbauen, um das allgemeine Wohlbefinden zu fördern und das emotionale Gleichgewicht zu unterstützen. So kannst du Anspannung loswerden, was wiederum emotionale Heißhungerattacken reduzieren kann.

Durch die Kombination dieser Strategien kannst du Schritt für Schritt eine gesündere Beziehung zu Essen entwickeln und deine Ernährungsgewohnheiten verbessern. Überfordere dich damit nicht und versuche nicht alles auf einmal umzusetzen. Blättere immer wieder zu dieser Liste zurück, wenn du das Gefühl hast, dass du dich mit deiner Ernährung in einem Ungleichgewicht befindest. Sie ersetzt keinen maßgeschneiderten Ernährungsplan oder gar eine Therapie, kann dich aber immer wieder an deine Ziele erinnern und dich dabei unterstützen, ein gesundes Essverhalten zu entwickeln oder beizubehalten. Auch wenn du Geborgenheit suchst und diese in Form bestimmter Nahrungsmittel wiederzufinden glaubst: Versuche, die starke Verbindung zwischen Essen und Emotion zu durchtrennen und dich auf andere Aspekte in deinem Leben zu fokussieren, die dir Sicherheit und Geborgenheit vermitteln. Eine sehr wichtige Rolle spielt hier dein soziales Umfeld.

Geborgenheit im sozialen Umfeld finden

Unsere Familie und unser erweitertes soziales Umfeld haben einen großen Einfluss darauf, wie sicher und geborgen wir uns fühlen. Ein unterstützendes Umfeld kann den entscheidenden Unterschied ausmachen, indem es uns das Gefühl gibt, verstanden und akzeptiert zu werden. Eltern, Partner*innen, Freund*innen und Arbeitskolleg*innen, die geduldig und verständnisvoll sind, können uns helfen, entspannter und sicherer durchs Leben zu gehen. Die Herausforderungen des Alltags fallen leichter, wenn wir nicht zusätzliche Belastungen in Form zwischenmenschlicher Konflikte tragen müssen.

VERSTÄNDNIS UND AKZEPTANZ

Die Akzeptanz unserer ADHS-Symptome durch Familie und Freund*innen ist entscheidend für unser gesamtes Leben. Wenn wir uns verstanden und akzeptiert fühlen, können wir authentischer leben, müssen weniger Kraft für Masking aufwenden und sind dadurch auch in der Lage, unsere Herausforderungen besser zu meistern. Unsere Familie und Freund*innen über ADHS aufzuklären, hilft ihnen, unsere Herausforderungen besser zu verstehen. Du hast Schwierigkeiten damit, deinem Umfeld deutlich zu machen, welche Hürden und Symptome mit ADHS verbunden sind? Bücher, Dokumentationen und Artikel zur Thematik, die du mit deinen Angehörigen teilst, können dich dabei gut unterstützen.

Scheue dich nicht, um Verständnis zu bitten und klare Grenzen zu kommunizieren. Natürlich brauchen auch die Menschen in deinem Leben eine gewisse Zeit, um sich mit den Aspekten von ADHS vertraut zu machen. Solange du eine Bereitschaft bei ihnen spürst, sich mit dem Thema zu beschäftigen, sind beide Seiten auf einem guten Weg. Regelmäßige Gespräche mit unseren Angehörigen helfen, Missverständnisse zu vermeiden. Gegenseitiges aktives Zuhören fördert Verständnis und Vertrauen. Ein erster und wichtiger Schritt für Menschen mit ADHS besteht vor allem darin, überhaupt ernst genommen zu werden und sich gehört zu fühlen.

Geduld und Einfühlungsvermögen seitens unserer Angehörigen sind wichtig für uns. Dennoch werden wir vor allem im Kontakt mit neurotypischen Menschen immer wieder auf Kommunikationsprobleme stoßen, die sich aus den unterschiedlichen Gehirnstrukturen ergeben. Hier kann die Mediation einer dritten Person ins Spiel kommen, etwa von ausgebildeten Fachleuten, die zwischen beiden Parteien vermitteln.

Die Symptome von RSD, also der übermäßigen Angst vor Zurückweisung, verringern sich automatisch dann, wenn wir uns in unserem sozialen Umfeld wohl und geborgen fühlen. Stell dir vor, welche Kräfte in dir frei werden können, wenn du dein volles Potenzial ohne Kritikängste ausschöpfen kannst!

DER „SOZIALE KATER“

Ein weiterer englischer Begriff beschreibt ein Phänomen, mit dem vor allem viele neurodivergente Menschen zu kämpfen haben: Der sogenannte Social Hangover, also das Katergefühl im Anschluss an soziale Begegnungen. Er ist ein typisches Beispiel für die komplexe Verflechtung von Sozialkontakt und dessen Nachwirkungen auf Selbstwertgefühl und Energiehaushalt von ADHS-ler*innen.

Wie er entsteht

Der soziale Kater, bei dem Interaktionen mit anderen Menschen zu einer intensiven Erschöpfung und Überwältigung führen, tritt bei neurodivergenten Personen häufig auf. Dieses Gefühl kann sich ähnlich wie ein Kater nach zu viel Alkohol anfühlen, daher der Begriff „Hangover“. Soziale Kontakte sind wichtig und können zu wahren Energiequellen werden. Menschen mit ADHS erleben soziale Situationen dennoch oft als besonders anspruchsvoll und anstrengend. Selbst wenn wir uns eigentlich über eine Begegnung freuen, kann diese uns viel Energie kosten, was wir oft erst im Nachhinein bemerken. Die übermäßige Anstrengung resultiert aus der Notwendigkeit, aufmerksam und fokussiert zu bleiben, soziale Signale richtig zu interpretieren und gleichzeitig Impulsivität und emotionale Reaktionen zu kontrollieren.

Während eines sozialen Ereignisses muss das Gehirn einer Person mit ADHS ständig arbeiten, um den sozialen Anforderungen gerecht zu werden. Dies umfasst das Zuhören, Antworten, Einhalten von Gesprächsthemen und das Bewältigen der sensorischen Reizüberflutung, die in überfüllten oder lauten Umgebungen auftreten kann. Diese anhaltende geistige Anstrengung führt zu einer raschen Erschöpfung der kognitiven Ressourcen. Bei der Fülle der zu verarbeitenden Informationen ist es nicht verwunderlich, dass ADHS-ler*innen während Gesprächen ins Oversharing abdriften – die Kontrolle über die eigenen Worte kann kaum aufrechterhalten werden.

Nach dem Ende der sozialen Interaktion treten die Symptome des Social Hangovers auf. Betroffene fühlen sich oft ausgelaugt, haben Schwierigkeiten, sich zu konzentrieren, und erleben ein starkes Bedürfnis nach Ruhe. Diese mentale Erschöpfung kann auch körperliche Symptome wie Kopfschmerzen, Muskelschmerzen und allgemeine Müdigkeit hervorrufen. Emotional kann der Social Hangover zu erhöhter Reizbarkeit, Stimmungsschwankungen und einem Gefühl der Überforderung führen.

Was du tun kannst

Der Social Hangover lässt sich nicht immer vermeiden, doch mit ein wenig Organisation und Vorausschau kannst du ihn auf ein Minimum reduzieren. Wenn möglich, plane deine sozialen Aktivitäten sorgfältig im Voraus und vergiss nicht, auch ausreichend Zeit für Erholung vor und nach den Begegnungen einzuplanen. Du bist auf eine Geburtstagsfeier eingeladen? Stelle sicher, dass du bestenfalls nicht abgehetzt und gestresst dort eintriffst und auch am Tag danach nicht zu viele Termine hast.

Regelmäßige Pausen und Rückzugsorte während sozialer Ereignisse können helfen, die geistige Erschöpfung gering zu halten und Geborgenheit zu finden. Verlasse kurz den Raum, wenn du merkst, dass deine Konzentration spürbar nachlässt, oder lass dir im Bad kaltes Wasser über deine Handgelenke laufen, während du einige tiefe Atemzüge nimmst und die Augen schließt. Gönne dir auch nach Events und nach sozialen Interaktionen bewusste Auszeiten, um deine „soziale Batterie" wieder aufzuladen. Setze dabei auf Dinge, die dir Freude bereiten und dir ein Gefühl der Sicherheit geben. Auch nach spontanen, ungeplanten Begegnungen helfen dir entspannende Tätigkeiten, die Interaktion zu verarbeiten und dem abendlichen, ängstlichen Grübeln vorzubeugen.

Wie schon im Eingangskapitel erwähnt, wurden Ängste für mich lange Zeit zu ständigen Begleitern. Auf den folgenden Seiten möchte ich dir häufige Ursachen für Ängste bei ADHS-ler*innen vorstellen und dir Tipps geben, falls auch du unter einer Angststörung oder gelegentlich aufkommenden Ängsten leidest.

Angst und ADHS: ein eingespieltes Duo

Ein wichtiger Hinweis: Die folgenden Tipps und Erläuterungen ersetzen keine Therapie, sondern dienen als Anhaltspunkte, um die Ursprünge deiner Ängste besser einordnen zu können. Diese sind immer individuell verschieden, so wie unsere Gehirne es auch sind. Aus diesem Grund gibt es leider keine Musterlösung, die für alle Menschen gleich aussieht.

Die Kraft der Gedanken

Angststörungen und Zwangserkrankungen als Begleiter sind keine Seltenheit bei Menschen mit ADHS. Solltest du unter Ängsten und Zwängen leiden, die deine Lebensqualität deutlich beeinträchtigen, ist möglicherweise eine professionelle Unterstützung notwendig. Falls du noch keine therapeutische Behandlung in Anspruch nimmst, kann der Gang zur Hausarztpraxis ein erster Schritt sein. Alternativ gibt es auch Notfallnummern und sozialpsychiatrische Zentren, die sich in akuten Notfällen um dein Anliegen kümmern und dich zunächst auffangen können.

Ängste können bei Menschen mit ADHS einerseits mit der Hyperaktivität bestimmter Gehirnbereiche einhergehen und sich dadurch mit den Jahren immer mehr verstärken. Andererseits machen neurodivergente Personen häufig schon von Kindheit an schlechte Erfahrungen im Leben, sei es durch schlechte Schulleistungen oder Probleme im sozialen Umfeld. Wir fühlen uns in Gruppen oft wie Außenseiter*innen, haben vielleicht sogar Mobbing hinter uns und stoßen im Alltag ständig an die Grenzen unserer Belastbarkeit. Hinzu kommt, dass wir unsere Mitmenschen beobachten und uns mit ihnen vergleichen. Der ständige Druck, genauso „gut" funktionieren zu wollen wie andere, kann negative Gedankenspiralen und Ängste begünstigen.

Wenn Ängste dein Leben stark beeinträchtigen, sind Psychotherapie, Selbsthilfegruppen und anderweitige professionelle Unterstützungsangebote unbedingt erforderlich.

Kleine Reminder bei Angst & Panik

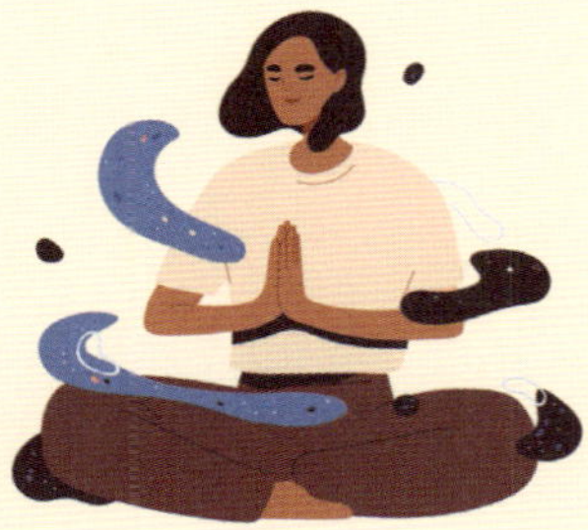

Angst ist ein Gefühl, nicht die Realität.

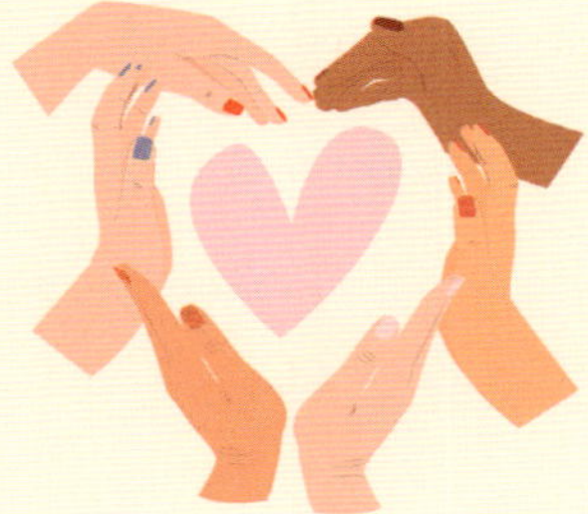

Deine Angst will dir nicht schaden, sondern dich beschützen.

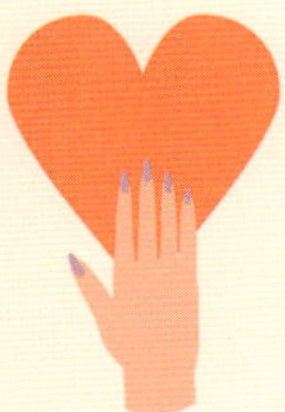

Du bist in Sicherheit.

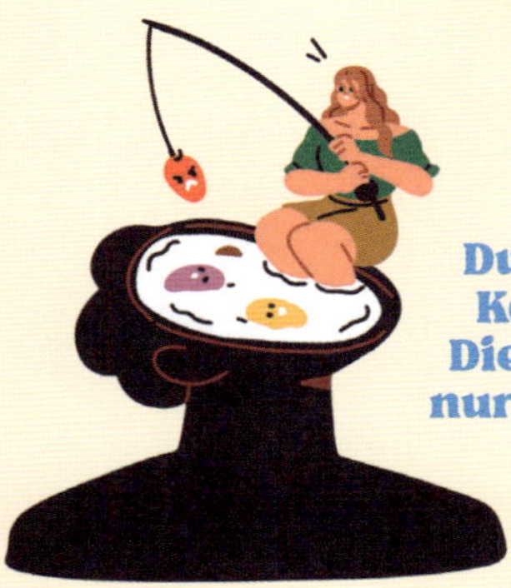

Du hast die Kontrolle. Die Angst ist nur dein Gast.

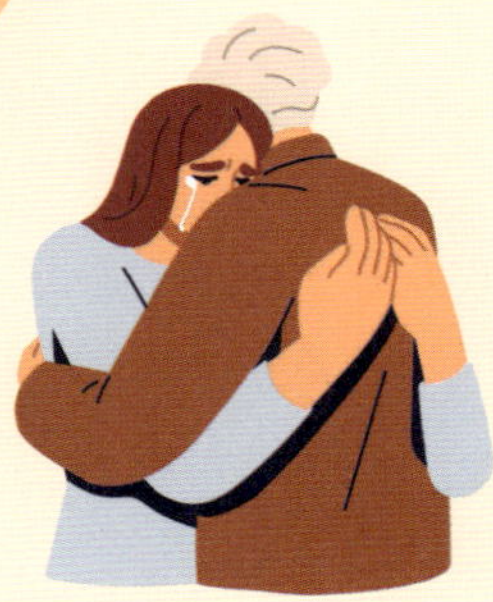

Es ist okay, Angst zu haben. Dafür musst du dich nicht schämen.

Ängste und Zwänge frühzeitig erkennen

Vielleicht ist dir der Begriff „magisches Denken" schon einmal begegnet. Was zunächst wie der Titel einer dubiosen Zaubershow klingt, ist ein Begriff aus der Psychologie. Die Phase des magischen Denkens ist bei Kindern eine normale Entwicklungsstufe im Denken: Kinder stellen sich dabei vor, Ereignisse, die normalerweise nicht beeinflussbar sind, ändern zu können. Ein Beispiel dafür ist das Wetter. „Ich sehe aus dem Fenster und entdecke das Postauto am Ende der Straße. Wenn ich es schaffe, das Zimmer aufzuräumen, noch bevor der Postbote klingelt, wird morgen die Sonne scheinen." Was harmlos beginnt, kann auch schnell in ein angstmachendes Spiel wechseln und in Zwangsgedanken abdriften. Vor allem dann, wenn diese Denkweise sich bei Erwachsenen zeigt. Oft kommt das magische Denken bei der Angst um nahestehende Personen auf: „Wenn ich es nicht zur Bushaltestelle schaffe, bevor das rote Auto da hinten um die Ecke biegt, dann wird Person X was Schlimmes zustoßen."

Die ausgeprägte Fantasie sowie eine sehr bildliche Art zu denken, die bei vielen neurodivergenten Menschen vorkommt, ist der ideale Nährboden für zwanghafte und aufdringliche Gedankenspiralen. Auch immer wiederkehrende, unangenehme Gedanken und Bilder in deinem Kopf, die du nur schwer loswirst, können erste Anzeichen für eine Zwangserkrankung sein. Andere Hinweise auf zwanghafte Verhaltensweisen können sein, dass du auffallend oft bestimmte Tätigkeiten wiederholst: Kontrollieren, ob der Herd wirklich aus ist, noch ein paarmal zurückrennen und nachsehen, ob du die Haustür zugezogen hast, und so weiter. Dafür sind ADHS-ler*innen vor allem deshalb besonders anfällig, weil sie häufig danach streben, ihre Defizite im organisatorischen Bereich durch ein übermäßiges Kontrollverhalten auszugleichen. Die Angst vor Versagen und darauffolgender Kritik kann dazu führen, alles im Leben unter einer zwanghaften Kontrolle zu halten.

Rejection Sensitivity Dysphoria (RSD) bei ADHS: die Angst vor Ablehnung

Diese Form der Angst ist eng mit dem Thema „sicheres soziales Umfeld" verknüpft. Rejection Sensitivity Dysphoria (RSD) ist ein häufiges, aber oft übersehenes Symptom bei Personen mit ADHS. Es beschreibt die extreme emotionale Empfindlichkeit gegenüber tatsächlicher oder wahrgenommener

Ablehnung und Kritik. Dieses Symptom kann tiefgreifende Auswirkungen auf das Leben der Betroffenen haben, da es sowohl das Selbstwertgefühl als auch zwischenmenschliche Beziehungen erheblich beeinflusst.

Die Reaktionen auf Kritik sind bei ADHS-ler*innen häufig intensiver und anhaltender als bei neurotypischen Personen. Während es bei allen Menschen vorkommen kann, sich durch Kritik oder Ablehnung stark verletzt zu fühlen, erleben Menschen mit RSD diese Gefühle in einer extremen Form, die zu schweren emotionalen Schmerzen und oft auch zu Vermeidungsverhalten führen kann. Menschen mit ADHS haben oft das Gefühl, ständig bewertet und verurteilt zu werden. Darüber hinaus kann es vorkommen, dass eine Abgrenzung zur eigenen Person unmöglich wird: Kritik oder Ablehnung kann dazu führen, dass wir uns selbst stark zu kritisieren beginnen und ein (noch) schlechte(re)s Selbstbild entwickeln. Die Angst vor Ablehnung und Kritik kann sogar so stark ausgeprägt sein, dass soziale Interaktionen vermieden werden oder deutliche Überreaktionen in besonders stressigen Situationen stattfinden.

DIE SYMPTOME VON RSD KÖNNEN VIELFÄLTIG UND TIEFGREIFEND SEIN

- **Emotionale Intensität:** Menschen mit RSD erleben Ablehnung und Kritik als extrem schmerzhaft. Diese emotionalen Reaktionen können zu intensiven Gefühlen der Traurigkeit, Wut oder Verzweiflung führen.

- **Vermeidungsverhalten:** Aus Angst vor Ablehnung ziehen sich Betroffene oft aus sozialen Situationen zurück, um sich vor möglichen negativen Reaktionen zu schützen. Dies kann zu Isolation und Einsamkeit führen.

- **Übermäßige Selbstkritik:** Die ständige Angst vor Ablehnung und Kritik kann zu einem sehr negativen Selbstbild und einer übertriebenen Selbstkritik führen. Betroffene zweifeln ständig an ihren Fähigkeiten und ihrem Wert.

- **Impulsive Reaktionen:** Menschen mit RSD reagieren oft impulsiv auf wahrgenommene Kritik oder Ablehnung. Dies kann zu unangemessenen oder übermäßigen Reaktionen führen, die die Situation weiter verschärfen.

- **Perfektionismus:** Um Kritik zu vermeiden, streben viele Betroffene nach Perfektion. Dieser Perfektionismus kann jedoch zu ständiger Unzufriedenheit und einem hohen Maß an Stress führen.

DEN RSD-TEUFELSKREIS DURCHBRECHEN

Wenn du unter der ständigen Angst leidest, von anderen ausgeschlossen zu werden, empfindest du soziale Begegnungen möglicherweise als sehr anstrengend. Jede deiner Handlungen und Aussagen im gesellschaftlichen Kontext könnte schließlich eine schmerzhafte Zurückweisung nach sich ziehen.

Viele Menschen mit ADHS haben oft Schwierigkeiten mit ihrer emotionalen Regulation, was bedeutet, dass sie intensivere emotionale Reaktionen auf Reize haben können. Die Symptome von ADHS, wie Impulsivität, Unaufmerksamkeit und Hyperaktivität, können dazu führen, dass schon im Kindesalter häufiger Kritik oder Ablehnung an der Tagesordnung sind, was die Empfindlichkeit gegenüber diesen Erfahrungen weiter verstärken kann. Ähnlich wie die ADHS-Paralyse sind auch die Symptome der RSD eine ideale Eintrittskarte in einen Teufelskreis.

Ein typisches Szenario im Leben vieler ADHS-ler*innen: Du hast bereits einen anstrengenden Tag hinter dir und bist auf dem Nachhauseweg. Unerwartet begegnet dir eine Bekannte, die du länger nicht gesehen hast. Alles beginnt mit harmlosem Geplauder und Small Talk, doch plötzlich verlässt du diesen Pfad, ohne es zu merken, und erzählst Details aus deinem Leben, die du eigentlich gar nicht mit ihr teilen würdest. Als würdest du in einem Auto sitzen, das du nicht mehr stoppen kannst, redest du wie ein Wasserfall, gestikulierst wild und versuchst den quälenden Small Talk interessanter zu gestalten. Schon befindest du dich mitten in einem Moment des sogenannten Oversharings. Deine mangelhafte Impulskontrolle führt dazu, dass du Dinge preisgibst, die du nicht erzählen wolltest. Hierbei muss es sich nicht zwangsläufig um pikante, privateste Details handeln, doch häufig landen Menschen mit ADHS in einer Erzählspirale, die sie nur schwer kontrollieren können und die dazu führt, dass sie andere Menschen unbeabsichtigt mit Informationen und Geschichten überrollen.

Kurz nach der Begegnung tauchen schon die ersten Fragezeichen auf, wie eine juckende Stelle im Nacken, du kannst sie nur schwer abschütteln. Irgendwas fühlt sich komisch an. Am Abend beim Versuch, einzuschlafen kommt dann die Lawine mit voller Kraft. „Hab ich das wirklich alles erzählt? Und wenn ja, warum? Ich hab sie doch bestimmt fünf Jahre nicht mehr gesehen. An der einen Stelle hat sie so komisch geguckt. Oh Mann, hat sie genervt auf die Uhr geschaut oder hab ich mir das eingebildet? War sie gelangweilt von meinem Redeschwall? Ich hätte sie auch mal zu Wort kommen lassen sollen.

Wie peinlich ist das denn bitte? Wahrscheinlich war sie einfach nur froh, als wir uns endlich verabschiedet haben. Wieso passiert mir das immer wieder?“

Kurz gesagt: Nach dem Oversharing kommt das Overthinking. Ähnlich wie ein Katergefühl nach einem Rausch hast du nun mit den Konsequenzen der kurzen Begegnung zu kämpfen. Soziale Ängste und Selbstzweifel quälen dich bis hin zur völligen Schlaflosigkeit. Versuche dir klarzumachen, dass deine Ängste nicht die Realität widerspiegeln. Das alles ist auf deine RSD zurückzuführen, die dir nun einreden will, dass du von anderen sowieso abgelehnt wirst und dass du immer entweder „zu viel“ oder „zu wenig“ bist. Dein Selbstwertgefühl ist so eng mit deiner RSD verknüpft, dass es wichtig ist, an einer Stelle den bestehenden Knoten aufzudröseln. Nur auf diese Weise kannst du zu einem gestärkten Selbstbild gelangen.

Der Umgang mit RSD erfordert zunächst ein Bewusstsein für das Problem und die Entwicklung von Strategien zur emotionalen Selbstregulation. Eine kognitive Verhaltenstherapie (CBT) kann helfen, negative Denkmuster zu erkennen und zu verändern. Auch Selbstfürsorge-Maßnahmen, wie ich sie dir in den folgenden Kapiteln vorstellen werde, können sehr hilfreiche Tools sein, um die Teufelskreise der RSD zu verlassen.

RSD UND OVERTHINKING: DAS GEDANKENKARUSSELL

Overthinking, also das übermäßige Grübeln und ständige Gedankenkreisen um bestimmte Sachverhalte, schürt Ängste und kostet viel Energie. Menschen mit ADHS sind besonders stark von Overthinking betroffen. Sicher und geborgen fühlen sie sich in der Außenwelt oft nicht, da sie bereits viele negative Erfahrungen einstecken mussten. Hinzu kommen Reizüberflutung und weitere Energieräuber, die das Gedankenkarussell so richtig in Schwung bringen. Die meisten dieser Dinge sind in der Realität nur halb so bedrohlich, wie sie empfunden werden, und dennoch können sie sich so echt anfühlen, dass sie unsere Lebensqualität beeinträchtigen.

Stell dir vor, du sitzt im Kino und siehst dir einen Horrorfilm an: Was passiert mit deinem Körper? Werden deine Hände schwitzig? Erhöht sich dein Puls, bekommst du Herzrasen? Wird sogar deine Atmung schneller, drehst du instinktiv den Kopf weg oder verdeckst deine Augen, um nicht weiter hinsehen zu müssen? Und trotzdem bleibst du in deinem Sitz und rennst nicht panisch aus dem Kino.

Wir Menschen besitzen eine besondere Fähigkeit: Wir sind in der Lage, Emotionen wie Angst oder Trauer zu empfinden, wenn wir fiktive Medieninhalte konsumieren. Wir können bei Filmen und Büchern „Rotz und Wasser heulen“ oder uns gruseln, ohne vom Schicksal der Figuren persönlich betroffen zu sein. Hier handelt es sich nicht einmal um echte Menschen, um deren Schicksal wir uns sorgen, sondern um erfundene Charaktere – und dennoch reagiert unser Körper mit Angstsymptomen oder Tränen.

Warum bleiben wir nun aber im Kinosaal sitzen oder schlagen das gruselige Buch nicht einfach zu? Ein Teil unseres Unterbewusstseins kann genau unterscheiden, welche Gefühle wirklich real sind und welche sich auf fiktive Inhalte beziehen. Bei unseren eigenen Gedanken fällt uns das schwerer, denn hier sind wir die Hauptakteure. Obwohl die Horrorvorstellungen in unserem Kopf genauso wenig real sind wie das Schicksal einer Filmfigur, sehen wir uns selbst oder unsere Angehörigen in der Schusslinie. Wir verstricken uns immer mehr in Angstgedanken, unser Nervensystem wirft seinen Schutzmechanismus an und schon befinden wir uns mitten im Teufelskreis.

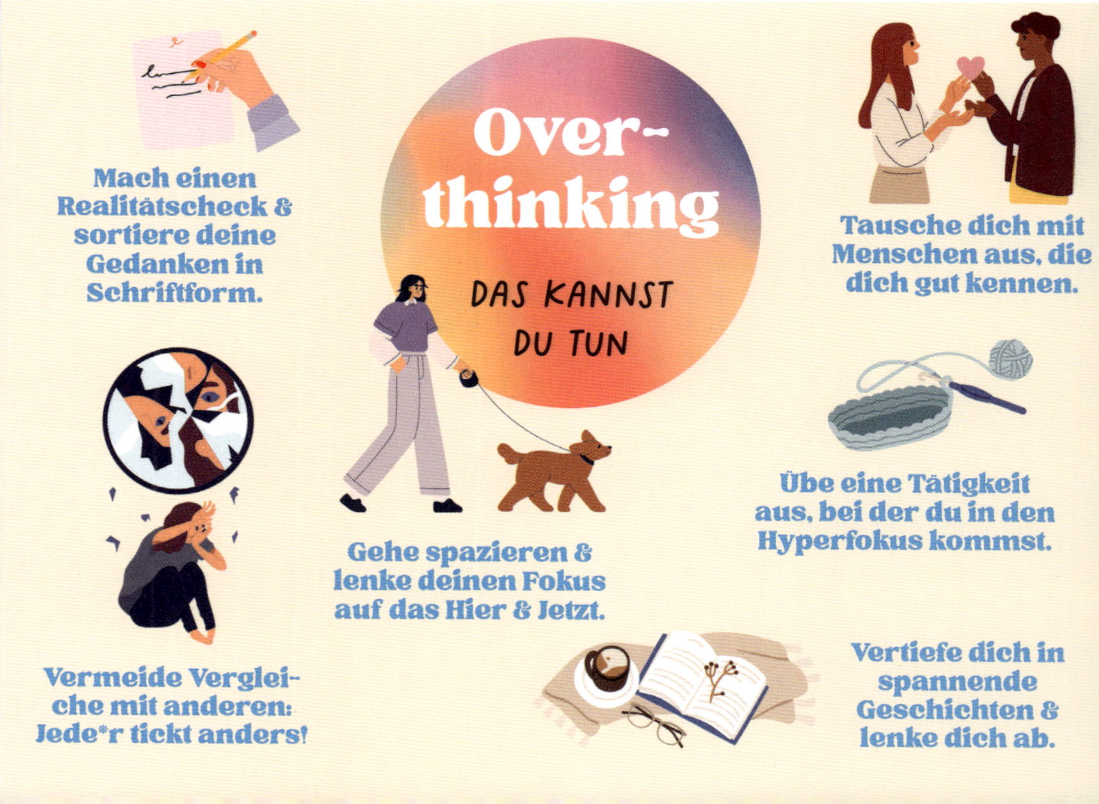

Beruhigung für die Sinne: Methoden gegen Ängste und negative Gedankenspiralen

Alle Tipps, die du in diesem Buch vorfindest, haben ein gemeinsames Ziel: dein Wohlbefinden zu fördern. Auch wenn Angst- und Zwangserkrankungen, Depressionen und andere psychische Erkrankungen oft nicht allein durch Entspannungsmethoden behandelt werden können, so sollen sie dich bei Krisenzeiten unterstützen und begleiten. Am wirksamsten sind Kombinationen aus Anpassungen deines Lebensstils und therapeutischen Methoden, die du idealerweise in Begleitung von Fachpersonen vornehmen solltest.

Eine wichtige Tatsache über Ängste, die oft übersehen wird, liegt in ihrer Multikausalität. Das heißt, es gibt meist nicht nur den einen, einzigen Auslöser für eine Angsterkrankung. Oft können und müssen wir also verschiedene Hebel betätigen, um Ängste effektiv zu minimieren. Dazu ist es wichtig, dass wir sie nicht nur mit allen Mitteln bekämpfen, sondern sie auch verstehen lernen – ihre Gründe, ihre Ursprünge und ihre Funktionen. Wir können Ängsten begegnen, indem wir unsere Gefühle deuten lernen, unser Wissen über körperliche Reaktionen vertiefen und schließlich auch unsere Gedanken auf die Realität lenken, zum Beispiel mithilfe von Achtsamkeitsübungen. Egal, welche Wege du wählst und welche Ursachen deine Ängste haben: Das Ziel besteht darin, das Wirrwarr aus Gefühlen, Gedanken und körperlichen Abläufen (wieder) in ein Gleichgewicht zu bringen. Dann verlieren Ängste mit der Zeit ihren Schrecken und wir selbst verlieren uns seltener in Gedankenspiralen.

DIE ANGST ALS GAST

Eine Methode, die mir persönlich sehr gegen Angst hilft, ist, sie als Gast in meinem Leben zu empfangen. Wenn sie anklopft, stürme ich nicht mehr panisch zur Tür, um sie zu verjagen. Ich vertraue auf die Sicherheit in meinem Inneren und begegne ihr erst einmal neutral. Für einen Moment bitte ich sie hinein, um mir anzuhören, was sie mir sagen will. Sie ist nicht mein Feind, sie möchte mich beschützen und vor Gefahren warnen. Manchmal stelle ich sie mir vor wie eine gutmütige Großtante, die mich überbehüten und belehren möchte. Ihr Besuch ist mir unangenehm, sie konfrontiert mich mit Dingen, die mich überfordern und in mir ein mulmiges Gefühl auslösen. Früher habe ich mich davon mitreißen lassen und bin in ihre Welt abgedriftet, wollte mir schreiend die Ohren zuhalten und hörte doch immer weiter zu. Mittlerweile kann ich die Kraft in mir aufbringen, meinen Gast zur Tür zu begleiten.

Ich stelle mir vor, wie ich sie sanft, aber bestimmt hinausschiebe. Sie ist ihren Text losgeworden, ich habe dies wahrgenommen und es einige Zeit über mich ergehen lassen. Dann sage ich: „Danke für deinen Besuch, aber du darfst jetzt gehen. Nein, ich will gerade nicht weiter mit dir reden. Mach's gut!"

Diese Vorgehensweise kann etwas Übung erfordern. Gerade für Menschen mit ADHS, die oft unter Zeitblindheit leiden, ist hier ein Timer unbedingt zu empfehlen. Beginne mit einem kurzen Zeitfenster, das du aushalten kannst, und versuche dir anzuhören, was deine Angst dir sagen möchte. Am Ende der Zeitspanne setzt du eine klare Grenze und beendest das Zusammensein mit den Angstgedanken. Vergiss nicht, die Angst ist nur dein Gast. Sie ist übergriffig, aber du bist immer noch der/die Gastgeber*in. Dein Verstand und dein Körper sind deine Territorien – hier bist du zu Hause und darfst bestimmen, wer sich hier aufhält und wer gehen sollte. Auch wenn du dich anfangs machtlos fühlst, wirst du mit der Zeit und etwas Übung feststellen, dass du der Angst in Wahrheit nicht ausgeliefert bist. Das Ziel besteht nicht darin, die Tür fest zuzuhalten und so zu tun, als hätte die Angst nie angeklopft, sondern darin, sie wahrzunehmen und dann wieder bewusst gehen zu lassen.

Ängste sind nichts physisch Greifbares – sie sind eine Mischung aus Gedanken und Emotionen. Dein Körper nimmt sie oft schon wahr, bevor dein Geist sie als Ängste einordnen kann. Sie können dir jetzt in diesem Moment nichts anhaben. Du musst sie auch nicht krampfhaft mit positiven Gedanken überdecken und verdrängen, aber du kannst dir trotzdem immer vorstellen, dass all die schlimmen Szenarien auch gut werden könnten. Wären alle Katastrophen, die ich mir je vorgestellt habe, tatsächlich in meinem Leben eingetreten – ich würde jetzt nicht hier sitzen und dieses Buch schreiben. Die meisten Katastrophen sind Hirngespinste geblieben.

MIT VERTRAUEN GEGEN ANGST UND PANIK

„Der Gegenspieler von Angst ist nicht Mut, sondern Vertrauen." Als ich diesen Satz zum ersten Mal las, hatte ich einen Moment der Erkenntnis. Denn es stimmt: Vor allem Vertrauen wirkt Ängsten langfristig und nachhaltig entgegen. Dieses Vertrauen in dich selbst, deine Fähigkeiten und in dein Umfeld aufzubauen, ist einer der effektivsten Lösungswege gegen wiederkehrende Ängste.

Ich selbst leide seit meiner Kindheit unter einer generalisierten Angststörung. Meine Ängste kommen und gehen, sie sind aber schon weniger geworden, seit ich daran gearbeitet habe, mein Vertrauen in mich selbst und in meine Umwelt auszubauen.

Was kannst du tun, wenn dein Gedankenkarussell nicht stillstehen will und du dich von Angstgedanken überfordert fühlst? Bei akuter Angst und Panik kann es hilfreich sein, wenn du dich in eine Umgebung zurückziehst, die dir vertraut ist. Geborgenheit und Selbstfürsorge beginnen in deinem Zuhause. Deine Wohnumgebung sollte sich für dich idealerweise wie ein Safe Space anfühlen, also wie ein sicherer Hafen, in dem du sein kannst, wie du bist – ohne Angst vor Zurückweisung durch andere. Falls du merkst, dass dir Rückzug und Alleinsein nicht guttun, suche dir solche sicheren Orte im Außen. Das können unter anderem Freundesgruppen sein, bei denen du dich geborgen fühlst, oder dein Lieblingscafé, ein bestimmter Ort in der Natur, aber auch ein Verein oder eine Selbsthilfegruppe. Je länger du dich an sicheren Plätzen aufhältst, die dir Vertrautheit vermitteln, desto eher gewinnst du (wieder) Vertrauen in dich selbst. Bei Panikattacken sind spezielle Atemtechniken empfehlenswert. Aber auch hier helfen sichere, vertraute Gegenstände, akustische Reize oder Co-Regulation durch andere Menschen, um besser durch die Paniksituation zu kommen.

ANGST LOSLASSEN DURCH NERVENSYSTEMREGULIERUNG

Der Begriff Nervensystem ist dir in diesem Buch und bestimmt auch schon in Ratgebertexten und auf Social Media häufiger begegnet. Die Entstehung von Ängsten ist oft eng mit einer Überaktivierung des sympathischen Nervensystems verbunden. Durch die bewusste Regulierung unseres Nervensystems können wir lernen, diese Überaktivierung zu verringern und ein Gefühl der Sicherheit und Ruhe zu fördern. Wenn wir Techniken wie Atemübungen oder Meditation regelmäßig anwenden, schaffen wir eine stabile Basis, auf der wir besser mit stressigen Situationen umgehen können.

Wie funktioniert das Nervensystem?

Zur Erinnerung: Unser Nervensystem besteht aus zwei Hauptteilen, dem zentralen Nervensystem (ZNS), das Gehirn und Rückenmark umfasst, und dem peripheren Nervensystem (PNS), das die restlichen Nerven im Körper einschließt. Innerhalb des PNS gibt es das autonome Nervensystem, das viele unbewusste Körperfunktionen wie Herzschlag, Atmung und Verdauung steuert. Das autonome Nervensystem wird weiter in zwei Zweige unterteilt: den sympathischen und den parasympathischen Nervenzweig.

Der sympathische Nervenzweig ist für die „Kampf oder Flucht"-Reaktion verantwortlich. Wenn du unter Stress stehst, wird dieser Teil des Nervensystems aktiviert, was zu einer erhöhten Herzfrequenz, schnellen Atmung und einem Anstieg des Blutdrucks führt. Der parasympathische Nervenzweig hingegen ist für die „Ruhe und Verdauung"-Reaktion zuständig. Er hilft, den Körper zu beruhigen, indem er die Herzfrequenz senkt, die Verdauung fördert und ein allgemeines Gefühl der Entspannung herbeiführt.

Tipps zur Nervensystemregulation

Das Wissen um die Funktion des Nervensystems hilft uns, bewusst Techniken zur Selbstregulierung anzuwenden. Hier sind einige Strategien, die besonders wirksam sind:

- **Atemübungen:** Tiefe, langsame Atemzüge können den parasympathischen Nervensystemzweig aktivieren und helfen, Stress abzubauen. Versuche, regelmäßig Atemübungen in deinen Alltag einzubauen, besonders in stressigen Momenten.
- **Körperliche Bewegung:** Bewegung setzt Endorphine frei und kann den Stresspegel senken. Ob es ein kurzer Spaziergang, Yoga oder intensives Training ist, finde eine Aktivität, die dir Spaß macht und in deinen Alltag passt.
- **Achtsamkeit und Meditation:** Achtsamkeitsübungen und Meditation können dazu beitragen, das Nervensystem zu beruhigen. Indem wir unsere Aufmerksamkeit auf den gegenwärtigen Moment lenken, können wir lernen, Stressreaktionen zu erkennen und bewusst zu steuern.
- **Regelmäßige Schlafroutine:** Ein gesunder Schlaf ist entscheidend für die Regeneration des Nervensystems. Versuche, eine feste Schlafroutine zu etablieren und auf ausreichend Schlaf zu achten.
- **Gesunde Ernährung:** Eine ausgewogene Ernährung kann das Nervensystem unterstützen. Achte darauf, genügend Nährstoffe aufzunehmen, die das Gehirn und die Nervenfunktion fördern, wie Omega-3-Fettsäuren, Vitamine und Mineralstoffe.

Nervensystemregulation

FÜR DEINE SINNE

Sehen

beruhigende Farben

in der Natur sein

inspirierende Kunst / Fotos

gedämpftes Licht (z. B. Kerzen)

Schmecken

achtsam & langsam essen

warme Getränke (Tee, Kakao …)

Lieblingsgerichte genießen

Riechen

ätherische Öle (Roll-on, Raumduft …)

duftende Körperpflege

Duftkerzen, -stäbchen

Hören

Naturgeräusche

ruhige Musik

Hörbücher, Podcasts

bestimmte Frequenzen (z. B. weißes / braunes Rauschen)

Fühlen

Fidget Toys

Naturmaterialien (z. B. Moos, Steine, Rinde …)

Handmassage

Igelbälle

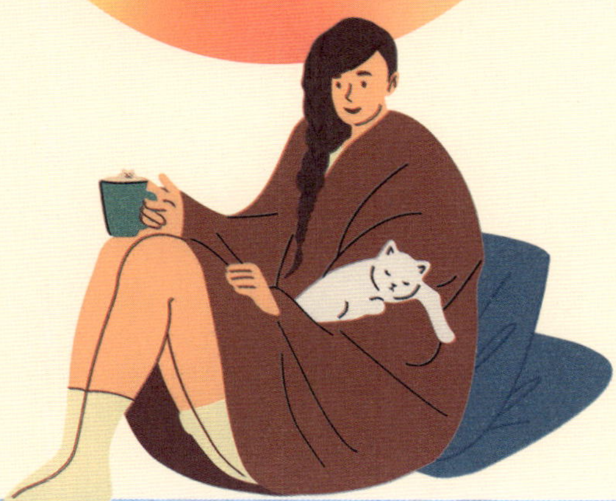

Indem wir unser Nervensystem besser verstehen und lernen, es zu regulieren, nehmen wir aktiv Einfluss auf unsere Gesundheit und unser Wohlbefinden. Dies kann ein kraftvoller Schritt in Richtung Selbstfürsorge sein und gleichzeitig auch ein wichtiger Baustein im Umgang mit ADHS. In den nächsten Kapiteln habe ich viele Tipps für dich gesammelt, damit du durch die Pflege deines Nervensystems ein erfüllteres und entspannteres Leben führen kannst.

Lange Zeit dachte ich, meine Ängste könnten allein durch meine Gedanken überwunden werden. Ich stellte irgendwann fest, dass ich mir dadurch selbst ein zunehmend schlechtes Gewissen machte. „Warum kann ich nicht einfach positiver denken? Mut und Vertrauen entstehen doch nur in meinem Kopf!", dachte ich. Je mehr ich mich mit der Thematik beschäftigte, umso öfter gingen mir immer wieder kleine Lichter auf: Die Aufgabe meines Körpers besteht darin, mich zu beschützen. Er versucht mit seinen Reaktionen alles, um mich vor Gefahren zu warnen und mich bei Bedarf in einen Fluchtmodus zu versetzen – ich soll die Situation ja überleben. Wenn das Angstzentrum in deinem Gehirn und dein Nervensystem überaktiviert sind, schießen sie, sozusagen, übers Ziel hinaus. Natürlich spielt die Kraft unserer Gedanken eine Rolle. Wir können unsere Ängste aber erst dann wirksam besiegen, wenn wir auch unsere körperlichen Reaktionen verstehen lernen und unserem Nervensystem in bestimmten Situationen signalisieren, dass es keinen Grund zum Alarmschlagen gibt.

- **Die Kraft der Berührung:** Unser Nervensystem reagiert stark auf Berührungen. Eine Umarmung kann Wunder wirken und das Wohlbefinden von einem auf den anderen Moment schlagartig verbessern. Der liebevolle, tröstliche Kontakt zu einem anderen Lebewesen kann sich positiv auf unser Nervensystem auswirken, unser Herz-Kreislauf-System stärken, Depressionen vorbeugen und uns in akuten Notfallsituationen helfen.

Doch nicht immer ist der Körperkontakt zu einem anderen Menschen möglich oder erwünscht. Je nach persönlicher Veranlagung kann es durchaus vorkommen, dass Berührungen in Stresssituationen als zusätzlicher Stressreiz empfunden werden. Hier gibt es aber noch andere Möglichkeiten, dem Nervensystem die positiven Effekte von Berührungen auch ohne andere anwesende Menschen zu simulieren.

- **Tiere und Natur:** Das Streicheln von Haustieren kann sehr beruhigend auf beide Seiten wirken. Gefühle von Einsamkeit und Stress können auch durch die Pflege und Versorgung von Tieren merklich verringert werden. Wenn du gerne Zeit mit Tieren verbringst, wird sich der Kontakt zu diesen feinfühligen Lebewesen für dich als sehr erholsam erweisen. Auch Naturnähe kann Balsam für ein überreiztes Nervensystem sein: barfuß im Sand zu laufen oder über weiches Gras zu gehen, leichte Luftzüge auf deiner Haut zu spüren, beim Waldbaden Bäume und andere Pflanzen sanft zu berühren. All diese Sinnesreize bieten Beruhigung und Entspannung.

- **Gärtnern:** Pflanzen können ebenfalls Geborgenheit vermitteln. Wer sich um Pflanzen liebevoll kümmert, kann sie beim Wachsen und Gedeihen beobachten. Der Anblick von gepflegten, prachtvollen Pflanzen erfüllt ihre Besitzer*innen mit Stolz und stärkt das Selbstwertgefühl. Eine große Herausforderung für die Pflanzenfreund*innen unter den ADHS-ler*innen besteht jedoch häufig in der regelmäßigen Pflege ihrer grünen Lieblinge. Da sich Pflanzen nicht lautstark bemerkbar machen und ihre Bedürfnisse äußern können, ist es wichtig, sie genau im Blick zu haben. Lass dich nicht entmutigen, wenn du bisher geglaubt hast, keinen grünen Daumen zu haben, und sogar Kakteen bei dir eingehen: Zum Glück gibt es für Menschen wie uns mittlerweile eine große Bandbreite an technischer Unterstützung. Solltest du sehr vergesslich sein, können dir elektronische Tools und Apps sowie wasserspeichernde Systeme dabei helfen, den Bedürfnissen deiner Pflanzen gerecht zu werden.

- **Gewichtsdecke:** Der sensorische Eindruck einer Gewichtsdecke kann ähnlich positive Effekte wie eine Umarmung haben. Hier sind die persönlichen Vorlieben wichtig: Fühlst du dich durch eine Gewichtsdecke eher eingeengt, ist diese Methode nicht die richtige für dich. Gerade bei neurodivergenten Menschen haben sich Gewichtsdecken aber bereits als beliebtes Tool erwiesen, um zur Ruhe zu finden.

- **Wärme:** Nichts verleiht so sehr Geborgenheit und Sicherheit wie eine wohlige, angenehme Wärme. Unsere Muskeln entspannen sich, wenn wir ein warmes Bad nehmen oder in der Sauna sitzen. Wenn du Wärme schlecht verträgst und schnell Kreislaufprobleme bekommst, können aber auch gezielt eingesetzte Wärmekissen oder ein heißer Tee, der dich leicht von innen wärmt, wohltuend sein. Oft helfen Wärmflaschen oder erwärmte Dinkelkissen dabei, die Durchblutung bestimmter Körperpartien zu fördern, was wiederum Beschwerden wie Bauchkrämpfe oder Nackenverspannungen lindern kann.

- **Düfte:** Auch beim Thema Geborgenheit können wir mit Düften viel erreichen. Lies gerne noch einmal das Kapitel zu Aromatherapie (s. S. 66), wenn du verstehen möchtest, wie Düfte auf unser Gehirn wirken. Der richtige Duft zur richtigen Zeit kann wie ein Anker für dich sein und dir ein Gefühl von Sicherheit vermitteln, wenn du dich verloren fühlst.

Ätherische Öle

FÜR INNERE RUHE & GEGEN ÄNGSTE

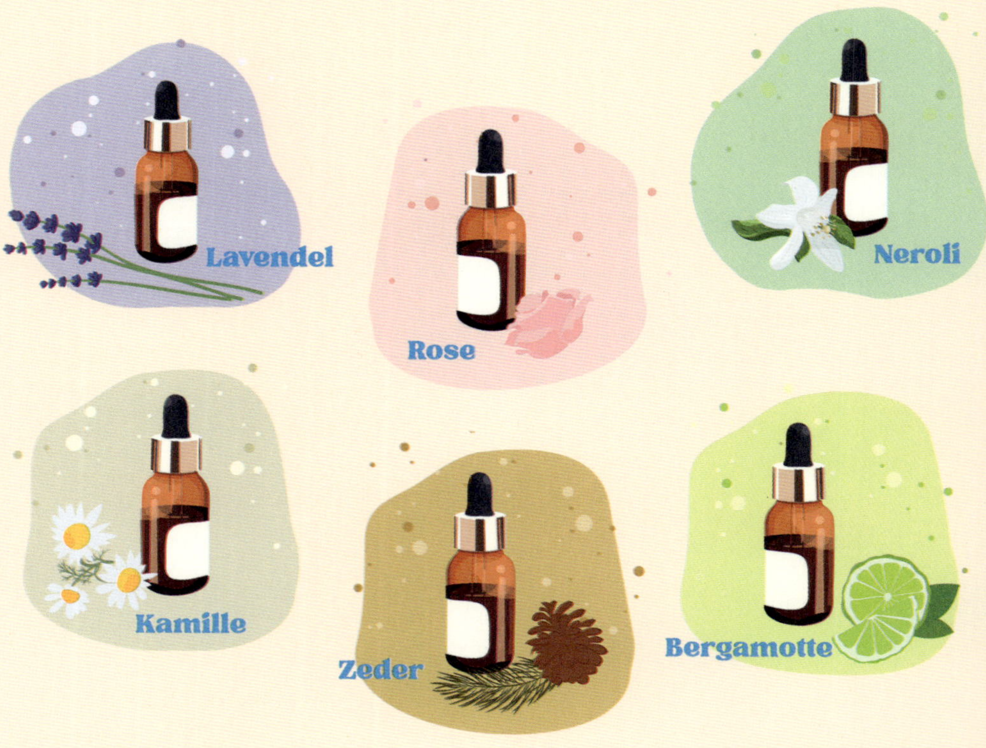

Zum Schluss habe ich noch ein paar SOS-Tipps für dich. Diese eignen sich als Skills bei aufkommender, akuter Angst und Panik. Wenn du empfindlich auf Stress reagierst und merkst, dass sich ein ängstliches Gefühl in dir auszubreiten beginnt, versuche mit den genannten Maßnahmen gegenzusteuern. Sie erzielen allein keine langfristigen Ergebnisse, können bei regelmäßiger und rechtzeitiger Anwendung aber zu echten Rettern im Alltag werden.

Probiere verschiedene Methoden aus. Je nachdem, wie stark deine Symptome sind, können manche Tipps auch besser oder schlechter bei dir anschlagen.

SOS-Selfcare

KLEINE SOFORTHILFEN GEGEN STRESS & ANGST

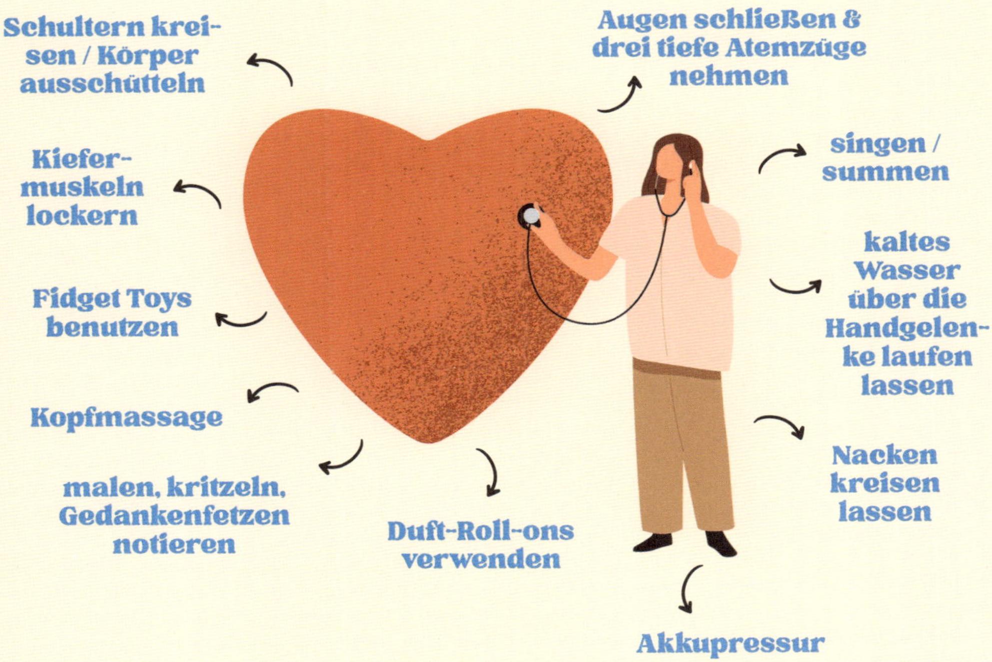

-04-

ICH BRAUCHE FOKUS & KLARHEIT

Deine Umgebung wird chaotischer. Du hast Probleme mit Projekten und Terminen. Du hinterfragst ständig deine Entscheidungen. Dein Tagesablauf variiert so stark, dass du den Überblick verlierst. Du vergisst ständig Dinge. Du verlierst dich in endlosen To-do-Listen. Du hast das Gefühl, deine Gedanken rasen nur noch. Hallo, Gedankenchaos.

Aufräumen, Organisieren und Klarheit gewinnen

Mein Weg zur Routine

Während ich meine Doktorarbeit verfasste, wofür ich einige Jahre gebraucht habe, stellten mein Doktorvater und ich gemeinsam fest, dass meine Arbeitsweise vergleichsweise ungewöhnlich war. Das heißt, mir kam das alles normal vor, da ich immer so arbeitete. Dennoch stieß ich häufig auf verwunderte Blicke und Fragen bezüglich meiner Herangehensweise an meine Dissertation.

Ich schwankte nicht nur ständig zwischen hyperproduktiven Phasen und Schreibblockaden, sondern konnte die Kapitel, auch wenn ich es zunächst versuchte, nicht chronologisch abarbeiten. Während einer „Schreibsession" sprang ich stetig zwischen den Seiten hin und her. Mal fügte ich hier noch ein Puzzleteil hinzu, widmete mich dann einem ganz anderen Abschnitt und verzettelte mich immer wieder, mal schrieb ich wochenlang an einem bestimmten Teil und dann wieder überhaupt nicht. Ein kontinuierlicher Schreibfluss? Für mich undenkbar. Meinem Doktorvater erklärte ich damals, dass ich genauso auch bei alltäglichen Aufgaben vorging: „Mein Kopf springt von Fokus zu Fokus, ich muss es sofort an der bestimmten Stelle aufschreiben, wenn mir was einfällt. Ich kann nicht warten, bis ich mit einem Abschnitt fertig bin, bevor ich einen neuen beginne." Glücklicherweise hatte er Verständnis und akzeptierte schließlich meine Vorgehensweise. Er sah mein Bemühen um Struktur und Fokus, meine Leidenschaft für das Thema und bestärkte mich immer wieder. Diese Motivation von außen, auch die aufmunternden Worte meiner Familie, spornten mich an und ich kam tatsächlich Schritt für Schritt bis zum Tag der Abgabe. Mittlerweile weiß ich eines: Während dieser Zeit lernte ich die Bedeutung von Routinen und Organisation zu schätzen. Nicht alle Methoden funktionierten für mich;

ich probierte unendlich viele Dinge aus. Nach und nach fand ich meinen Flow, setzte immer mehr gleichbleibende Abläufe, Belohnungssysteme, Arbeitstechniken und Ordnungshacks ein und konnte dadurch schließlich immer wieder meinen roten Faden finden.

Erst viele Jahre später sollte mir hierzu ein Licht aufgehen. Meine ADHS-Diagnose lässt mich bis heute bestimmte Lebenssituationen im Rückspiegel betrachten. Wie ein Mosaik setze ich immer noch verschiedene Teile zusammen und betrachte mein Leben aus der ADHS-Perspektive neu. Endlich habe ich eine Erklärung für so vieles. Ich habe nach der Diagnose weiterhin verwunderte Blicke geerntet: „Aber wie kannst du ADHS haben, du hast doch schon so vieles durchgezogen?“ Nur ich selbst kenne die Realität, die sich hinter meinen abgeschlossenen Projekten tatsächlich verbirgt: Die ständigen Blicke auf Uhren und Timer, damit ich fokussiert bleiben kann. Die stundenlangen Recherchen und das Ausprobieren verschiedener Organisationsmethoden. Der Kampf gegen die quälende, aber notwendige Routine. Die fehlende Energie für Dinge, die mir Spaß bereiteten. Die nächtlichen Grübeleien, die spontanen Geistesblitze und die völligen Blockaden im Kopf – alles miteinander vermengt zu einem großen Gedankenchaos, das ich täglich neu entwirren musste, um meine Uni-Arbeiten und Projekte abzuschließen.

Das könnte dir helfen

Meditation & Achtsamkeit

Therapie, Selbsthilfegruppen

Tracking-Apps

Timer-Methoden

Journaling & Selbstreflexion

Ausmisten, Ordnung schaffen

To-do-Listen

Vision Board

Wege aus dem To-do-Listen-Wirrwarr

Für Menschen mit ADHS kann das Dranbleiben an Projekten zu einer nahezu unlösbaren Aufgabe werden. Fokus, Struktur, Routine, Regelmäßigkeit? Einige ADHS-ler*innen bekommen schon beim Lesen dieser Begriffe einen Gähnanfall und wollen dieses Buch an dieser Stelle am liebsten zuschlagen – bloß nicht schon wieder solche Tipps, die niemand auf Dauer umsetzen kann.

Dennoch profitieren wir und unsere Konzentrationsfähigkeit oft sehr von strukturiertem Vorgehen. Klarheit im Kopf ist ein viel gehegter Wunsch vieler Menschen mit ADHS: einfach mal nicht mehrere Gedankenpfade gleichzeitig verfolgen „müssen", einen einzigen Gedanken zu Ende führen, im Moment wirklich präsent sein. Hier können Achtsamkeitsübungen und Meditation helfen, den rasenden und springenden Gedanken eine Art Leine zu verpassen. Es geht nicht darum, dich zu einem strukturierten Denken zu zwingen, da dies auf Dauer sowieso nicht funktionieren kann und zu viel Druck genau das Gegenteil bewirken kann. In diesem Kapitel stelle ich dir einige hilfreiche Methoden vor, die dir dabei helfen können, deine Gedankenströme besser zu sortieren und dein Kopfchaos in strukturiertere Bahnen zu lenken.

Tipps, die für die meisten neurotypischen Menschen gut umsetzbar sind, fühlen sich für Personen mit ADHS oft schon beim Lesen an wie die reinste Qual: tägliches Listen führen, ein gut organisierter Kalender, ein perfekt geordneter Haushalt mit beschrifteten Schubladen. Vielleicht erwischst du dich auch immer wieder dabei, eine To-do-Liste nach der anderen zu schreiben und die Zeit, die du für die Erstellung der Liste brauchst, eigentlich zur Prokrastination zu nutzen. Die immer länger werdende Liste schreckt dich manchmal dann so ab, dass du direkt wieder unter der Decke verschwinden möchtest, und schon hat dich die ADHS-Paralyse wieder einmal im Griff. Mit ein paar Tricks und Modifikationen können wir unser Gehirn an einige nützliche Methoden heranführen.

- **Vision Board:** Statt einer schnöden To-do-Liste, die dich schon überfordert, wenn du nur daran denkst, gestalte ein lebendiges Vision Board oder einen persönlichen „Erfolgspfad" an deiner Wand. Hier klebst du nicht nur deine Ziele auf, sondern auch jeden kleinen Fortschritt, den du machst. So siehst du jeden Tag vor dir, wie weit du gekommen bist, und das motiviert mehr als jeder geschriebene Plan.

- **Zeitfenster und Ziele festlegen:** Statt zu versuchen, Aufgaben bis zur Perfektion zu erledigen, legst du dir Zeitfenster fest, in denen du arbeitest, zum Beispiel 25 Minuten (Pomodoro-Technik), gefolgt von einer kurzen Pause. Aber mach es spannender: Setze dir ein kleines Ziel, das du innerhalb dieser Zeit erreichen willst, und belohne dich danach mit etwas, das dir Freude macht – sei es ein Tanz zur Lieblingsmusik oder ein kleiner Ausflug ins Freie.
- **„Future Self"-Technik:** Wenn du merkst, dass deine Motivation schwindet, probiere diese Technik aus. Schreibe dir selbst einen kurzen Brief aus der Perspektive deines zukünftigen Ichs, das bereits die Aufgabe abgeschlossen hat. Was würdest du dir sagen? Stell dir vor, wie stolz du bist, wenn du es geschafft hast. Lies diesen Brief, wenn du feststeckst, und nutze ihn als einen kleinen Motivations-Boost.
- **Mikroabenteuer:** Diese können Wunder wirken, um den Kopf freizukriegen und anschließend wieder strukturiert weiterzumachen. Baue kleine, geplante Unterbrechungen in deinen Tag ein – etwas, das dir Freude bringt und dir erlaubt, kurzzeitig abzuschalten. Ob es eine schnelle Runde um den Block ist oder einfach eine kurze kreative Tätigkeit wie Zeichnen – diese Miniauszeiten laden deine Batterien wieder auf und machen es dir leichter, zurückzukommen und weiterzumachen.

Erlaube dir, deine eigenen Regeln zu brechen und zu gestalten. Dein Weg muss nicht gerade sein, denn oft sind es die vermeintlichen Umwege, die zu den schönsten Plätzen führen.

So kommt dein Kopf ins Hier und Jetzt

Wir hetzen von A nach B, gönnen uns keine Pausen und unser Gedankenkarussell rast. Oft nehmen wir einzelne Momente nicht als solche wahr, sondern lassen unser Leben in Hektik und Stress an uns vorbeirauschen.

Achtsam sein bedeutet vor allem eines: im Moment wirklich ganz da sein. Auf Kleinigkeiten achten, die Situation mit allen Sinnen bewusst wahrnehmen, sich auf die unmittelbare Umgebung und auf die Gegenwart konzentrieren. Vergangenheit und Zukunft rücken dabei vorübergehend in den Hintergrund. Schließlich können wir unsere Vergangenheit jetzt nicht mehr ändern und unsere Zukunft können wir, wenn überhaupt, nur während unserer Gegenwart beeinflussen.

MIT ACHTSAMKEIT ZUR RUHE FINDEN

Achtsamkeit ist keine Modeerscheinung, sondern eine jahrtausendealte Praxis, die mittlerweile wieder zunehmend an Bedeutung gewinnt. Menschen mit psychischen Problemen können von den Methoden der Achtsamkeit dann profitieren, wenn diese im Alltag regelmäßig Anwendung finden. Ein weitverbreitetes Klischee führt bei vielen Menschen immer noch zu dem Irrglauben, bei Achtsamkeit handele es sich um eine esoterische und rein spirituelle Praxis. Dabei wird sie in der Psychotherapie für ihren praktischen Nutzen geschätzt und kann eine Bereicherung für nahezu jede Lebenssituation sein.

Der Begriff Achtsamkeit beschreibt die bewusste, nicht wertende Aufmerksamkeit auf den gegenwärtigen Moment. Für Menschen mit ADHS, die oft mit Ablenkbarkeit und innerer Unruhe zu kämpfen haben, bietet Achtsamkeit eine wertvolle Methode, um Ruhe und Klarheit zu finden. Leider funktioniert dies selten auf Knopfdruck. Die gute Nachricht ist aber: Achtsamkeit lässt sich erlernen.

Vorteile von Achtsamkeit

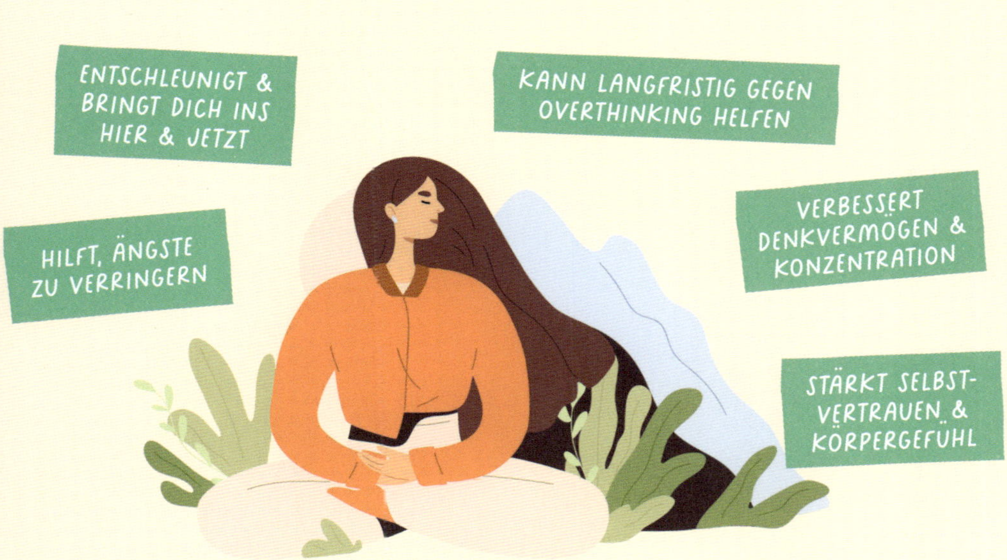
ENTSCHLEUNIGT & BRINGT DICH INS HIER & JETZT
KANN LANGFRISTIG GEGEN OVERTHINKING HELFEN
HILFT, ÄNGSTE ZU VERRINGERN
VERBESSERT DENKVERMÖGEN & KONZENTRATION
STÄRKT SELBSTVERTRAUEN & KÖRPERGEFÜHL

Meditieren: ein Weg zur inneren Balance

Eine der effektivsten Methoden, Achtsamkeit zu üben, ist die Achtsamkeitsmeditation. Diese Meditationsform besteht darin, sich still hinzusetzen und die Aufmerksamkeit bewusst auf den Atem, Körperempfindungen, Geräusche oder Gedanken zu lenken.

Vorteile von Meditation für Menschen mit ADHS sind unter anderem:

- **Verbesserte Konzentration:** Durch die Übung, die Aufmerksamkeit bewusst zu lenken und bei einer Sache zu bleiben, kann die Fähigkeit zur Fokussierung im Alltag gestärkt werden.
- **Reduzierter Stress:** Achtsamkeit hilft, Stressreaktionen zu mindern und ein Gefühl der Ruhe und Gelassenheit zu fördern.
- **Bessere Emotionsregulation:** Menschen, die regelmäßig meditieren, können lernen, ihre Emotionen besser zu verstehen und auf eine gesunde Weise damit umzugehen.
- **Erhöhte Selbstakzeptanz:** Achtsamkeit lehrt uns, uns selbst und unsere Erfahrungen ohne Urteil zu akzeptieren. Dies kann zu einem gesteigerten Selbstwertgefühl und mehr Selbstliebe führen.
- **Stärkung der Resilienz:** Die Praxis der Achtsamkeit kann uns helfen, besser mit Herausforderungen und Veränderungen des Lebens umzugehen.

Aber Moment mal. Ist Meditieren nicht unglaublich langweilig und nur was für Leute, die es gut aushalten, lange Zeit stillsitzen zu können?

MYTHEN RUND UMS MEDITIEREN

Das Ziel von Meditation ist, keine Gedanken mehr zu haben.
Nein. Unser menschliches Gehirn, ob mit oder ohne ADHS, kann gar nicht NICHT denken. Meditiation soll dich nicht dazu zwingen, deine Gedanken mit aller Gewalt abzuschalten und loszuwerden. Vielmehr geht es um das Beobachten von Gedanken und darum, sie ohne Bewertung an dir vorüberziehen zu lassen. Und das lässt sich zum Glück üben!

Für Meditation sollte man sich pro Tag möglichst viel Zeit nehmen.
Nein. Wie lange du meditieren möchtest, hängt ganz von dir ab. Länger ist nicht gleich besser. Für die einen kann eine Meditation tatsächlich Stunden dauern, anderen genügen wenige Minuten pro Tag oder Woche. Regelmäßigkeit und stetige Übung bringen dich weiter als krampfhaft stundenlanges Durchhalten, wenn du dich damit nicht gut fühlst.

Meditieren ist sehr schwer zu erlernen.
Nein. Lass dich nicht von der Fülle an Informationen und Expertenwissen einschüchtern. Meditieren kann fast jede*r lernen – mit der richtigen Technik, Übung und Geduld. Du musst nicht bei deinen ersten Versuchen gleich in die tiefsten Sphären deines Unterbewusstseins abtauchen. Beginne mit kleinen Übungen und beobachte, was dich weiterbringt. Der Weg ist das Ziel.

Beim Meditieren muss man unbequem im Schneidersitz sitzen.
Nein. Auch wenn viele Fotos und Grafiken überwiegend den Schneidersitz als Meditationspose zeigen: Finde eine ruhende Position, die es dir erlaubt, schmerzfrei und bequem loszulegen. Du kannst dabei auch einfach deine Beine ausstrecken oder dich an deiner Wand anlehnen. Zu liegen, ohne dabei einzuschlafen, kann gerade als Anfänger*in eine Herausforderung beim Meditieren sein – achte darauf, ob du auch in der Liegeposition deine Aufmerksamkeit halten kannst. Für Menschen mit sehr hohem Bewegungsdrang kann zum Beispiel eine Geh-Meditation genau das Richtige sein.

Beim Meditieren sollte man allein sein.
Jein. Natürlich kannst du auch allein meditieren, wenn du dich dabei wohler fühlst. Vielleicht bevorzugst du aber auch die Meditation in einer Gruppe. Hier kann das sogenannte Body Doubling helfen, auf das ich später noch genau eingehe (s. S. 171). Menschen mit ADHS profitieren häufig von der Nähe zu anderen Personen, die sich im selben Raum befinden und die somit während der Erledigung bestimmter Aufgaben wie ein menschlicher Anker wirken. Allein die Anwesenheit einer anderen Person wirkt als Signal, nicht abzuschweifen und sich einer Tätigkeit fokussiert(er) zu widmen.

Gemeinsam mit anderen zu meditieren, kann dich also zusätzlich inspirieren. Zudem bringt der gegenseitige Austausch danach vielleicht noch weitere, spannende Erkenntnisse und Motivation zum Dranbleiben.

DER KLASSIKER: DIE ACHTSAMKEITSMEDITATION

Setze dich an einen ruhigen Ort, an dem du ungestört bist und dich wohlfühlst, und nimm eine bequeme Haltung ein. Setze dich aufrecht hin, die Hände ruhen entspannt auf den Knien oder im Schoß. Du kannst auch auf einem Stuhl oder Kissen sitzen.

Richte deine Aufmerksamkeit auf den Atem. Atme tief ein und aus. Spüre, wie die Luft in deine Lungen strömt und wieder herausfließt. Du musst nichts verändern, nur beobachten.

Sei dir deiner Gedanken bewusst. Wenn Gedanken auftauchen – und das werden sie –, nimm sie einfach wahr und lass sie vorüberziehen, ohne ihnen nachzuhängen oder sie zu bewerten. Wenn du merkst, dass deine Gedanken abschweifen, bringe deine Aufmerksamkeit zurück zum Atem.

MEDITATIONSFORMEN FÜR SCHNELL GELANGWEILTE

Die Achtsamkeitsmeditation ist nicht dein Ding? Probier doch mal verschiedene Techniken aus. Nimm dazu eine bequeme Haltung ein, schließe deine Augen und nimm ein paar tiefe Atemzüge. Lass deinen Atem immer wieder dein Anker sein, der dich zurück in den Moment holt. Fahre dann mit einer der folgenden Varianten fort:

01 Die Riech-Meditation

Diese Meditationsform ist besonders gut in Verbindung mit der Zendou-Knete geeignet, da die Knete in deiner Hand als zusätzlicher „Anker" funktioniert – aber auch ein ätherisches Öl deiner Wahl oder Blumen gehen. Halte deine Augen geschlossen und richte deine Aufmerksamkeit ganz gezielt auf die einzelnen Duftkomponenten, die du wahrnimmst. Welche erkennst du? Woran erinnern sie dich? Wie fühlst du dich dabei? Konzentriere dich auf die positiven Gefühle, die dabei entstehen, und stell dir vor, wie dich der Duft ganz umhüllt.

Wenn du das Gefühl hast, dass es genug ist, nimm ein paar tiefe Atemzüge und öffne langsam deine Augen. Lass den Duft noch einen Moment auf dich wirken, spüre die Entspannung. Kehre dann langsam in deinen Alltag zurück.

02 Die Musik-Meditation

Wähle eine beruhigende Musik aus, die du magst. Das kann klassische Musik, Naturklänge oder jede andere ruhige Musik sein, die dir gefällt.

Lass die Musik leise im Hintergrund spielen. Konzentriere dich ganz auf die Klänge und Melodien. Höre genau hin und versuche, jedes einzelne Instrument oder jeden Klang bewusst wahrzunehmen. Wenn deine Gedanken abschweifen, ist das okay. Nimm es wahr und lenke deine Aufmerksamkeit sanft zurück zur Musik. Stell dir vor, dass du mit jedem Ton tiefer in die Entspannung gleitest. Lass die Musik durch deinen ganzen Körper fließen und genieße das Gefühl der Ruhe, das sie dir bringt. Du brauchst nichts weiter zu tun, als einfach nur zuzuhören und die Musik auf dich wirken zu lassen.

Wenn die Musik zu Ende ist oder du das Gefühl hast, dass es genug ist, nimm ein paar tiefe Atemzüge und öffne langsam deine Augen. Nimm dir einen Moment, um das Gefühl der Entspannung zu genießen, bevor du wieder in deinen Alltag zurückkehrst.

03 Päckchen packen

Stelle dir deine Gedanken und Gefühle als kleine Päckchen vor. Jeden Gedanken und jedes Gefühl packst du ganz bewusst in ein Päckchen ein. Das können Sorgen, Aufgaben oder auch schöne Erinnerungen sein.

Wenn ein Gedanke in deinen Kopf kommt, erkennst du ihn an und packst ihn gedanklich in ein Päckchen. Du verschließt es sorgfältig und stellst es neben dich. Danach kehrst du zu deinem Atem zurück und konzentrierst dich wieder auf das Ein- und Ausatmen.

So machst du weiter, bis du das Gefühl hast, dass alle Gedanken und Gefühle verpackt sind. Deine Gedanken sind nun ordentlich sortiert und verstaut. Diese Technik hilft dir, einen klaren Kopf zu bekommen. Du fühlst dich leichter und ruhiger, weil du dich nicht mehr von deinen Gedanken überwältigen lässt, sondern sie bewusst wahrnimmst und beiseitelegst.

Solltest du feststellen, dass du Schwierigkeiten mit einer ruhigen Haltung hast, gibt es auch Meditationsformen, bei denen du körperlich aktiv werden kannst.

04 Die Geh-Meditation

Suche dir einen ruhigen Ort, an dem du ungestört gehen kannst. Das kann ein Park oder ein Garten sein. Stell dich aufrecht hin, lass deine Schultern locker und nimm ein paar tiefe Atemzüge, um dich zu entspannen.

Beginne langsam zu gehen. Achte bewusst auf jeden Schritt, den du machst. Spüre, wie deine Füße den Boden berühren und sich wieder abheben. Konzentriere dich auf das Gefühl der Bewegung und das sanfte Abrollen deiner Füße. Wenn du diesen Effekt verstärken möchtest, kannst du, je nach Untergrund, auch barfuß gehen.

Atme dabei ruhig und gleichmäßig. Du kannst auch deine Schritte mit deinem Atem synchronisieren, zum Beispiel vier Schritte einatmen und vier Schritte ausatmen. Wenn deine Gedanken abschweifen, lenke sie sanft zurück auf das Gehen und deinen Atem.

Sei ganz im Moment und nimm deine Umgebung wahr. Welche Geräusche kannst du hören? Welche Gerüche liegen in der Luft? Spürst du Wind auf deiner Haut? Lass alle Gedanken und Sorgen los und genieße jeden Schritt.

Geh so lange, wie es sich für dich gut anfühlt. Wenn du fertig bist, bleib einen Moment stehen, nimm ein paar tiefe Atemzüge und nimm das Gefühl der Ruhe in dir auf. Dann kehrst du langsam in deinen Alltag zurück.

05 Waldbaden

Waldbaden ist eine Entspannungsmethode, die ihren Ursprung in Japan hat. „Shinrin Yoku“ bedeutet, in den Wald einzutauchen und die Natur mit allen Sinnen zu erleben. Alles, was du hierfür brauchst, ist ein Wald oder ein Waldstück, das dir gefällt. Plane dir am besten ausreichend Zeit ein, um ganz in die Natur einzutauchen.

Beginn deine Reise, indem du langsam in den Wald gehst. Lass dein Tempo ruhig und entspannt sein. Atme tief ein und aus, und genieße die frische, saubere Luft. Lass deine Sinne erwachen und sei ganz im Moment.

Sieh dich nun um und nimm die Farben und Formen der Bäume, Pflanzen und Blumen wahr. Beobachte das Lichtspiel, das durch die Blätter fällt, höre den Klang des Windes, der durch die Bäume streicht, und das Zwitschern der Vögel. Fühl den weichen Waldboden unter deinen Füßen und die Rinde der Bäume, wenn du sie berührst. Fahre mit den Händen sanft über weiches Moos und fühle die Textur in deinen Fingerspitzen.

Nimm dir Zeit, um einfach nur da zu sein. Hier musst du nichts erreichen oder denken – lass einfach die Natur um dich herum auf deine Sinne wirken. Setz dich vielleicht auf einen Baumstumpf oder lehn dich an einen Baum und schließ die Augen, um die Geräusche des Waldes intensiver zu hören.

Verbringe so viel Zeit im Wald, wie es sich gut für dich anfühlt. Wenn du bereit bist, langsam den Wald zu verlassen, nimm dir einen Moment, atme ein paarmal tief ein und nimm die Ruhe des Waldes mit in deinen Alltag.

06 Meditatives Malen

Suche dir einen ruhigen Platz, an dem du ungestört bist, und plane genügend Zeit ein. Du brauchst Papier, Farben, Pinsel oder Stifte deiner Wahl. Setze dich bequem hin und nimm ein paar tiefe Atemzüge, um dich zu entspannen.

Beginne nun damit, deine Farben und Materialien vor dir auszubreiten. Betrachte die Farben und wähle intuitiv diejenige aus, die dich gerade in diesem Moment anspricht. Tauche deinen Pinsel in die Farbe oder nimm den Stift und setze ihn aufs Papier. Lass deine Hand einfach über das Papier gleiten. Denk nicht zu viel darüber nach, was du malen möchtest. Lass dich von deinen Gefühlen und Gedanken leiten. Ziehe Kreise, gestalte Linien, Muster und male diese mit anderen Farben aus. Es gibt kein Richtig oder Falsch, kein Schön oder Hässlich.

Konzentriere dich ganz auf die Bewegung deiner Hand und die Entstehung der Formen und Farben auf dem Papier. Welche Geräusche entstehen dabei? Verfolge mit den Augen deine Bewegungen. Achte darauf, wie sich das Malen anfühlt. Spür die Textur des Papiers, die Feuchtigkeit der Farbe und die Bewegung deines Arms. Genieße den Prozess und die Ruhe, die dabei entsteht. Aufkommende Gedanken lässt du kommen und gehen. Wenn du merkst, dass du dich auf etwas Bestimmtes konzentrierst, lenke deine Aufmerksamkeit sanft zurück auf das Malen. Du kannst das meditative Malen auch mit Musik unterstützen. Wähle dafür beruhigende oder inspirierende Musik im Hintergrund, die deine Kreativität beflügelt.

Für Menschen mit ADHS kann die Integration von Achtsamkeit und Meditation in den Alltag eine kraftvolle Methode sein, um verschiedene Symptome zu mildern und ein ausgeglicheneres Leben führen zu können. Indem wir uns regelmäßig Zeit nehmen, um achtsam zu sein, schaffen wir eine Grundlage für mehr inneren Frieden und Klarheit in unserem täglichen Leben.

Doch was ist, wenn du vor lauter Unruhe in deiner Umgebung innerlich nicht zur Ruhe kommst?

Tschüss, Chaos – hallo, innere Ruhe!

Einerseits bei uninteressanten Aufgaben oft den Faden zu verlieren und sich schlecht konzentrieren zu können, andererseits im Hyperfokus zu Höchstleistungen fähig zu sein: Diesen vermeintlichen Widerspruch in sich zu tragen, führt bei vielen Menschen mit ADHS zu einer Beeinträchtigung des Selbstwertgefühls. Oft beginnt dies schon im Kindesalter. In der Schule fallen wir entweder durch Ablenkbarkeit und Verträumtheit auf oder werden als rebellische und trotzige Chaoten wahrgenommen, die sich einfach nicht anstrengen wollen.

MEIN WEG VOM ORDNUNGSWAHN ZUR ROUTINE

In meinem Fall entwickelte sich aus dem Image der faulen Schülerin über viele Jahre eine perfektionistische Lebensweise. Nachdem ich meine gesamte Kindheit als „Chaotin" bezeichnet wurde –, mein Zimmer oder meine Schulsachen konnte ich nicht ordentlich und organisiert halten, egal, wie sehr ich und mein Umfeld es versuchten – begann ich in meinen Zwanzigern plötzlich, mich selbst und mein ganzes Leben in einer extremen Weise zu organisieren. Ich war mit dem Studium fertig, trat meinen ersten „richtigen" Job an, schrieb zudem an meiner Doktorarbeit und wollte um jeden Preis vermeiden, im beruflichen Kontakt als desorganisiert oder gar chaotisch wahrgenommen zu werden. Also begann ich damit, meine Unterlagen und meinen Haushalt in akribischer Weise zu pflegen. Tätigkeiten, die ich früher als lästig empfunden hatte, entwickelten sich für mich zum Ventil. Täglich räumte ich auf, machte sauber, sortierte, schrieb Einkaufs- und sogar Putzlisten, kaufte Sortierhilfen und Unmengen an kleinen Behältern. Jedes Haargummi, jeder Kassenbon – alles bekam seinen exakten Platz in der Wohnung. Ich fixierte mich auch auf Uhrzeiten, um ja nirgends zu spät zu kommen. Als ich diese Verhaltensweisen während meiner ADHS-Diagnose beschrieb, erklärte mir meine Psychiaterin, dass dies ein sogenannter Coping Mechanism – eine Bewältigungsstrategie – sei. Vor allem Frauen mit ADHS neigten demnach dazu, ihre oft chaotischen Denkstrukturen mit einem übersteigerten Ordnungswahn und einer perfektionistischen Haushaltsführung zu kompensieren. Diese Überkompensation erfordert Kraft und ist häufig mit einem hohen Aufwand verbunden.

Nie wieder negativ auffallen! Was ich in meinem Haushalt durch perfekte Organisation erreichte, fühlte sich zunächst gut an. Kontrolle, Ordnung – ich hatte mein Leben im Griff. Oder war es vielleicht eher umgekehrt? Hatte mein Leben MICH im Griff?

Die Antwort auf dieses Problem heißt für mich bis heute: Routine. Nachdem ich mir eingestanden hatte, dass mich mein Kontroll- und Ordnungswahn auf Dauer ähnlich viel Kraft kostete, wie dauerhaft in der ADHS-Paralyse gefangen zu sein, versuchte ich mehr Abwechslung und verschiedene Techniken in meine Abläufe zu bringen. Ich arbeitete daran, Pflichten und Organisation rund um Arbeit und Haushalt so effizient wie möglich zu gestalten. Indem ich mir schrittweise mehr Routine und logischere Abläufe für meine Aufgaben angewöhnte, wurde ich schneller und musste weniger Energie aufwenden als zuvor. So blieb wieder mehr Zeit für Hobbys und Freizeitgestaltung übrig. Eine wichtige Rolle spielte die passende Gestaltung meiner Wohnumgebung. Ich verstand, dass bestimmte Ordnungsmethoden nur dann hilfreich waren, wenn sie zu mir und meinem Leben passten.

HACKS FÜR MEHR KLARHEIT UND RUHE IM ADHS-GEHIRN

Wenn ich eine Sache übers Wohnen gelernt habe, dann, dass Gemütlichkeit wirklich nicht viel Platz braucht. Viel Fläche kann ein großer Luxus sein, hat aber den Nachteil, dass diese dann auch gepflegt werden muss. Mehr Platz birgt oft mehr Potenzial für Unordnung, gerade bei Menschen mit ADHS. Gib uns einen großen Keller, stelle uns einen Dachboden oder einen Lagerraum zur Verfügung – wir füllen diese Orte in Rekordzeit mit allerlei Krempel, der uns aktuell im Weg ist und den wir „später sortieren" werden. Meistens bleibt es dabei und es entsteht eine Anhäufung an unbenutzten Dingen, die verstauben und nie wieder in die Hand genommen werden. Dies führt wiederum dazu, dass wir den Überblick über unsere Besitztümer verlieren und Dinge doppelt und dreifach anschaffen.

Wichtiger als Platz sind aber sowieso Atmosphäre und Alltagstauglichkeit: Selbstfürsorge und Achtsamkeit fangen bei der eigenen Umgebung an. Sobald wir uns irgendwo sicher und geborgen, also einfach „wohl" fühlen, wirkt sich das direkt auch auf unseren seelischen Zustand aus. Je unruhiger das Weltgeschehen, unser Alltag, unsere Psyche, desto mehr brauchen wir den Schutz, die Ruhe und die Geborgenheit unserer vier Wände.

Leider bin auch ich nicht als Aufräum-Queen auf die Welt gekommen. Ich sammelte, hob Dinge auf – „könnte man ja schließlich noch brauchen"–, scheiterte immer wieder an Ordnung und Organisation innerhalb meiner vier Wände. Als ich während meines Studiums eines Morgens mal wieder in meinem völlig chaotischen WG-Zimmer wach wurde, wuchs in mir das Gefühl, endlich ordentlich werden zu wollen. Im Hyperfokus räumte ich auf, wischte, putze, startete voller Motivation und Elan. In den darauffolgenden Monaten ließ ich die Ordnung immer wieder etwas schleifen, aber etwas in mir war plötzlich verändert. Ich fand Freude am Sortieren und Organisieren meiner Sachen. Immer stärker spürte ich, wie sich mit meiner Umgebung auch das Chaos in meinem Kopf zu lichten begann. Das war wohl der berühmte „Klick"-Moment, in dem mir klar wurde, dass ich mich viel schwerer beruhigen und entspannen kann, wenn um mich herum die Unordnung regiert. „Mein Kopf braucht eine aufgeräumte Umgebung, um klarer denken zu können", stellte ich für mich fest. Mit ADHS herrscht ja meistens schon genug Chaos im Kopf, sodass schnell eine Wechselwirkung mit der unmittelbaren Umwelt entsteht. Viele von uns tun sich schwer beim Priorisieren, mit systematisierten Vorgängen sowie mit Regelmäßigkeit. Ein Ordnungssystem finden und dieses auch noch beibehalten? Gar nicht so leicht. Chaos im Kopf, Chaos im Raum, eine scheinbar unlösbare Aufgabe.

Mit ein paar Tricks und Methoden habe ich es geschafft, langfristige und positive Effekte in meiner Wohnumgebung zu erzielen. Vielleicht kann dir der ein oder andere Tipp ja auch weiterhelfen.

Selfcare beginnt in deinem Zuhause

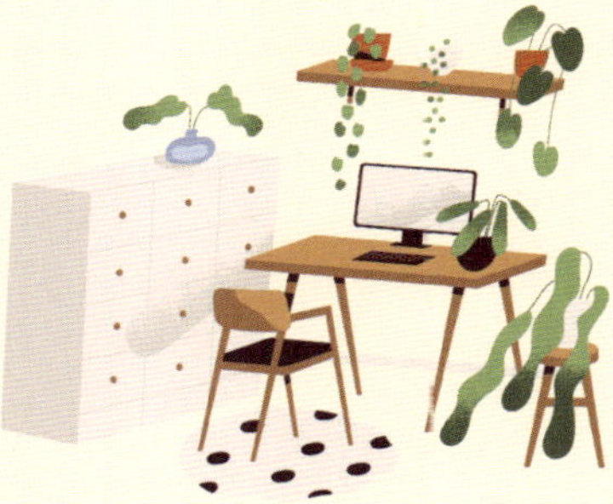

Lass Pflanzen bei dir einziehen.

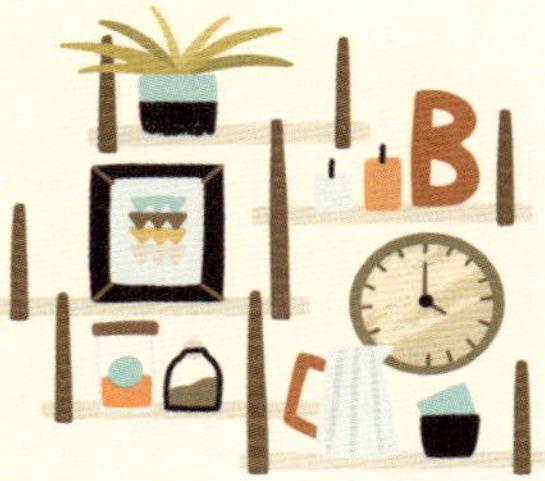

Umgib dich mit Dingen, die dir Kraft geben (z. B. Fotos, Erinnerungsstücke).

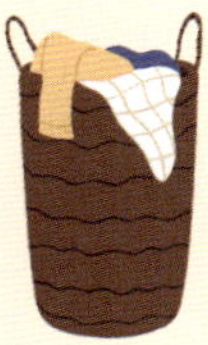

Trenne dich regelmäßig von Überflüssigem.

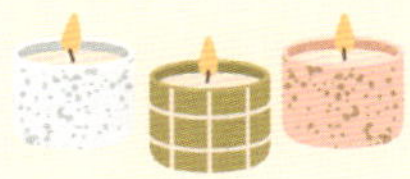

Schaffe Atmosphäre durch beruhigende Lichtquellen.

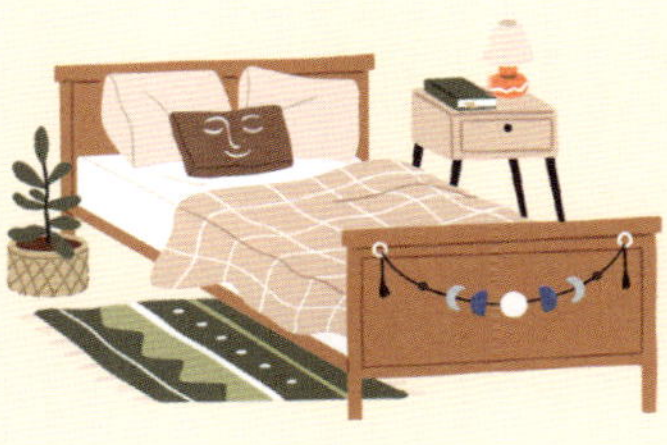

Gestalte dir einen kuscheligen Lieblingsplatz für Geborgenheit & zum Entspannen.

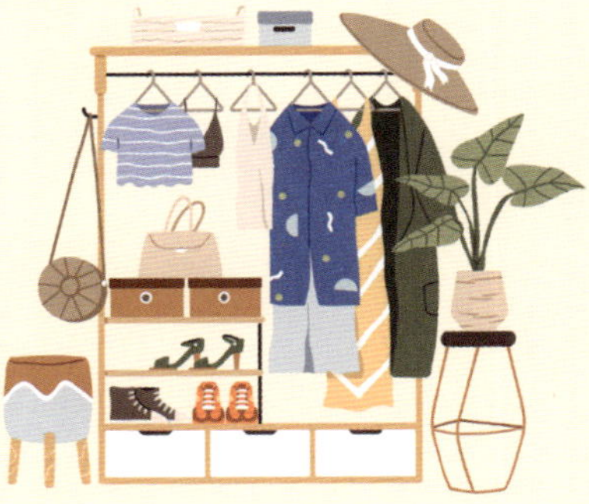

Finde für jedes Teil einen festen Platz.

Mach dein Zuhause zum Wohlfühlort!

ATMOSPHÄRE SCHAFFEN

Beleuchtung

Auf warme, angenehme Beleuchtung setzen: am besten verteilt auf mehrere kleinere Lichtquellen anstatt auf eine große, grelle Deckenbeleuchtung. Ich habe festgestellt, dass ich mich durch sehr helles Licht schneller reizüberflutet fühle und mich schwerer konzentrieren kann. Natürliches Tageslicht, ob durch große, freigeräumte Fensterflächen oder mithilfe von Tageslichtlampen, tut immer gut und kann die Konzentration fördern. Wenn mein Kopf Ruhe braucht, signalisiere ich ihm mittels gedämpfter, gemütlicher Beleuchtung, dass jetzt Zeit zum Entspannen und zum Runterfahren ist.

Gemütlichkeit

Die oberste Regel beim Einrichten ist: Deine Umgebung sollte dir gefallen. Sie sollte auch praktische Zwecke erfüllen, aber in erster Linie ist wichtig, dass du dich in deinem Zuhause auch wirklich zu Hause fühlst. Kuschelige Kissen und Decken, die ein Gefühl von Geborgenheit verleihen, können helfen, einen Raum ansprechender zu gestalten. Sie signalisieren dir bereits auf visuelle Weise, dass hier der Raum ist, in welchem du zur Ruhe kommen kannst. Du liebst Minimalismus, neutrale Farben und brauchst freie Flächen, um durchatmen zu können? Weg mit Krimskrams und unnötiger Deko! Du bekommst nicht genug von Farben und schönen Gegenständen? Dann ist farbenprächtige, opulente Deko für dich der richtige Weg zum Wohnglück.

Dein Lieblingsplatz

Ob du nun minimalen oder maximalen Dekor liebst oder einen Mittelweg wählst: Ein Lieblingsplatz, gestaltet nach deinen Vorlieben, kann Wunder wirken. Du brauchst dafür nicht viel Fläche: Vielleicht ist dein Lieblingsplatz dein gemütlicher Sessel mit der Kuscheldecke. In einer geschützten Ecke, in der du möglichst ungestört zu innerer Ruhe finden kannst. Dein Lieblingsplatz kann auch dein Balkon sein, auf dem du so gerne entspannst. Oder dein Bett, in das du dich mit einem guten Buch zurückziehen und dich nach einem langen Tag so richtig ausstrecken kannst. Gestalte den Ort so, wie du dich am wohlsten fühlst. Er ist dein Rückzugsort, wenn das Kopfchaos mal wieder sehr laut ist und du gestresst bist.

MEHR MOTIVATION UND WENIGER AUFWAND MIT GEZIELTEN AUFRÄUMMETHODEN

Inseln für Deko und Kleinkram

Sieh dich in deinem Zuhause um: Bestimmt gibt es bei dir auch auf den verschiedensten Flächen diese Ansammlungen von unterschiedlichen Dingen, die vielleicht hin und wieder benutzt werden, aber ansonsten im Alltag oft wenig Beachtung finden. Hier kannst du mithilfe von zwei Fragen erst einmal alles Unnötige aussortieren.

- **Benutze ich diesen Gegenstand mindestens an einem Tag pro Woche?**
- **Macht mich der Anblick in irgendeiner Weise glücklich(er)?**

Kannst du beide Fragen mit Nein beantworten, ist es Zeit, den jeweiligen Gegenstand entweder aus dem Sichtfeld zu entfernen, indem du ihn verstaust, oder ihn komplett auszusortieren. Natürlich sollst du dich nicht von lieb gewonnenen Dingen trennen, mit denen du dich gerne umgibst und die dir ein positives Gefühl geben. Hier geht es vor allem um Gegenstände, die nicht oft verwendet werden und deshalb auch nicht griffbereit in deinem Sichtfeld stehen und deinen Kopf mit visuellen Reizen blockieren müssen.

Im nächsten Schritt fasst du diese Ansammlungen zu kleinen Inseln zusammen. Eine einfache Methode sind Tabletts oder Deko-Teller. Wenn du eine Gruppe von Gegenständen darauf platzierst, wirken sie optisch sofort zusammengefasst und aufgeräumt. Dein Kopf muss weniger „Sortierarbeit" im Hintergrund erledigen. Der visuelle Effekt des Tabletts erledigt das und schafft Klarheit im Raum. Ein weiterer Vorteil dieser Inseln besteht darin, dass sie das Saubermachen erleichtern. Du kannst sie einfach hochheben oder wegschieben.

Feste Plätze vergeben

Stell dir vor, du wüsstest immer genau, wo sich ein bestimmter Gegenstand in deiner häuslichen Umgebung befindet, und du müsstest ihn nicht an jedem denkbaren Ort hektisch suchen, wenn du in Eile bist. Klingt zu schön, um wahr zu sein? Auch hier gewinnt das Prinzip der Einfachheit: Sobald jeder noch so kleine Gegenstand seinen festen Platz hat, an den er immer wieder zurückgelegt wird, kannst du dort als Erstes nachsehen. Aufräumen ist schneller erledigt. Dein Kopf wird entlastet, indem es klare Regeln für das Verstauen von Dingen gibt.

So gehst du vor: Überlege dir beim Aufräumen nach und nach für jedes Teil, das du in die Hand nimmst, wo dieses am sinnvollsten aufbewahrt werden sollte. Wähle möglichst logische Orte und frage dich dabei, wann und wie oft du einen bestimmten Gegenstand brauchst. Dein Schlüsselbund, Fahrkarten, Geldbeutel, Schuhlöffel – du ahnst es bereits, sie sollten einen Platz in der Nähe der Haustür bekommen, damit du sie sofort griffbereit hast, wenn du losmusst. Haken sind die bessere Wahl als Schubladen, da Letztere schnell zu Wühlkisten werden, die nur zusätzlichen Stress verursachen.

Du bist in der ADHS-Paralyse gefangen, weil dich allein der Gedanke daran überfordert, erst einmal alle notwendigen Utensilien für eine bestimmte Tätigkeit zusammenzusuchen? Alles griffbereit zu haben, ist die halbe Miete und hilft dir beim Motivieren: Arbeite mit kleinen Körben, die du an bestimmten Orten in deinem Zuhause platzierst. Überlege dir vorher, was du immer wieder zusammensuchen musst, und erstelle themenbezogene „Sets“. Vergiss dabei nicht, dass diese nur für dich selbst logisch erscheinen müssen.

Der ideale Platz für ein Objekt

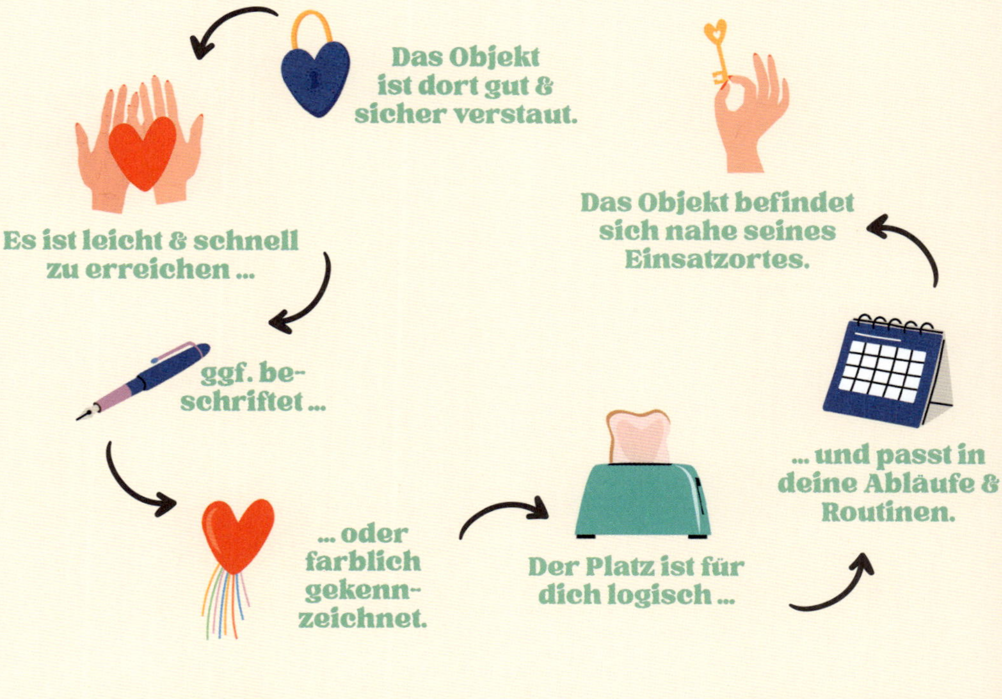

Blitzaufräumen

Hier sind die festen Plätze für deine Sachen die wichtigste Voraussetzung. Bei dieser Methode treffen gleich zwei effektive Komponenten, die Menschen mit ADHS sehr gut zum Aufräumen motivieren können, aufeinander: Zeitdruck und Gamification. Geht es dir auch so, dass du unter Zeitdruck plötzlich klarer denken kannst und Aufgaben effizienter erledigen kannst? Das liegt daran, dass Stress in unserem ADHS-Gehirn hilfreich sein kann, um die Dopaminfreisetzung zu stimulieren. Dies wiederum führt zu einem erhöhten Tatendrang. Vorsicht bei zu viel Stress und Zeitdruck, denn in diesem Fall kann sich der Effekt umkehren und zu einer völligen Überforderung führen. Dann fühlen wir uns blockiert, demotiviert und sind nahezu handlungsunfähig. Wir können aber die sogenannte Gamification für uns nutzen: Das bedeutet, eine Handlung spielerisch (game) anzugehen. Wie in einem Computerspiel wird unser Belohnungszentrum stimuliert, wenn wir Aufgaben spielerisch lösen. Beim Blitzaufräumen stellst du dir einen Timer, zum Beispiel für 15 Minuten. Du kannst die Länge an deine persönlichen Vorlieben anpassen – fünf Minuten sind immer besser als null! Innerhalb von 15 Minuten kannst du aber einiges schaffen und hast trotzdem nicht das Gefühl, vor einer unlösbaren Aufgabe zu stehen. Innerhalb dieser 15 Minuten schnappst du dir alles, was sich gerade nicht an seinem festen Platz befindet, und bringst die Gegenstände dorthin zurück, wo sie hingehören. Je öfter du dies tust, desto schneller wirst du mit der Zeit, da du nicht mehr groß nachdenken musst. Die Plätze für deine Sachen kennst du dann auswendig, die Wege innerhalb deines Zuhauses werden wie Schnellstraßen, auf denen du dich beim Blitzaufräumen wunderbar zurechtfindest. Es geht nicht darum, in Hektik und Panik zu verfallen. Sobald der Timer abgelaufen ist, musst du nicht sofort aufhören, sondern kannst in Ruhe entscheiden, ob du noch Zeit und Motivation übrig hast, um weiterzumachen. Hilfreich dabei kann auch Musik sein, die du während des Aufräumens hörst und die dich in Schwung bringt.

Nicht mit leeren Händen gehen

Eine weitere simple Methode, um Chaos in deinem Zuhause zu vermeiden besteht darin, Räume wenn möglich nicht mit leeren Händen zu verlassen. Überlege kurz, ob du gleich noch etwas mitnehmen kannst, wenn du sowieso in die Küche musst. Vielleicht die leere Teetasse auf dem Schreibtisch? Du steuerst dein Schlafzimmer an – nimm doch gleich den Korb mit der frischen Wäsche mit, der sowieso noch in den Schrank geräumt werden muss.

Alles im Blick

Apropos Wäschekorb: Falls es dir auch oft passiert, dass du vergisst, die Waschmaschine auszuräumen, kannst du entweder mit einem Timer arbeiten, der dich an die Wäsche erinnert. Eine andere Möglichkeit ist es, dir bestimmte Gegenstände, wie zum Beispiel einen Wäschekorb, mitten in den Weg zu stellen. Er erinnert dich daran, was du noch erledigen wolltest. Wenn du das Haus verlassen musst und eine bestimmte Tasche oder ein Dokument nicht vergessen darfst, stelle dir die Tasche direkt vor die Haustür in den Weg oder klebe dir einen auffälligen Klebezettel direkt an die Türklinke oder an einen Spiegel, um dich an Gegenstände oder Erledigungen zu erinnern.

Überforderung vermeiden

Du erinnerst dich, wir wollen Überforderung vermeiden und uns nicht mit einem erzwungenen Ordnungswahn strapazieren. Beginne immer in kleinen Schritten, die dir nicht im Vorfeld schon Kopfschmerzen bereiten und dir Angst machen. In einem sehr chaotischen Raum beginnst du in einer Ecke und nimmst dir eine Teilaufgabe vor. Statt zu sagen: „Heute muss ich dieses ganze Zimmer auf Vordermann bringen und jede Schublade durchgehen", wähle einen Bereich aus. „Heute kümmere ich mich um den Schreibtisch. Morgen ist der Schrank im Flur dran." Große Aufgaben in mehrere kleine Aufgaben aufzuteilen, beugt nicht nur Überforderung vor, sondern bringt auch Struktur und Regelmäßigkeit in deinen Ordnungsplan. Erfolgserlebnisse erreichst du auf diese Weise schneller, was wiederum deine Motivation zum Weitermachen fördert.

Die Schublade für alles

Eine solche Schublade oder ganze Schränke kennt wahrscheinlich jede*r, ob mit oder ohne ADHS: Dieser eine Ort, an dem alles gesammelt wird, das unter die Kategorie fällt „Stört mich, ich weiß aber jetzt nicht, wohin damit". Langfristig gesehen kannst du mit den festen Plätzen für Gegenstände solchen Ansammlungen vorbeugen. Weitere Möglichkeiten für die Organisation solcher Schränke und Schubladen sind folgende:

- **Beschichtete Kleiderbügel wählen:** So rutschen deine Kleidungsstücke nicht herunter und verschwinden für immer in einem Berg heruntergefallener Textilien auf dem Schrankboden. Simple Maßnahmen wie diese können die Ordnung in deinem Kleiderschrank erheblich verbessern.

- **Drehteller- und -etageren im Küchenschrank nutzen:** Es gibt günstige, drehbare Teller aus Plexiglas oder mehrstöckige Organizer, die sich ebenfalls drehen lassen. Im Schrank platziert, kannst du benötigte Gegenstände schneller finden und vermeidest, dass Dinge sich im hinteren Drittel des Schranks sammeln und nie mehr das Tageslicht erblicken.
- **Beschriften:** Auch wenn es noch so selbsterklärend erscheint, kann es hilfreich sein, sämtliche Behälter und Innenbereiche von Schränken und Schubladen zu beschriften. Dadurch erhältst du immer wieder die visuelle Erinnerung daran, was dort eigentlich hingehört und was nicht.
- **Smart Home:** Bestimmte Apps und Smart-Home-Einrichtungen sind dazu konzipiert, dir das Leben deutlich zu erleichtern. Diese Maßnahmen sind mitunter kostspielig, können sich aber als Investition in deine Lebensqualität auszahlen. Je klüger deine Geräte, desto weniger Platz musst du in deinem Kopf für bestimmte Bereiche frei halten. Du sitzt im Café und weißt plötzlich nicht mehr, ob du zu Hause den Ofen ausgeschaltet hast? Wie praktisch, dass du schnell in einer App nachsehen kannst. Die Waschmaschine schickt dir eine Push-Nachricht, sobald sie fertig ist, und erinnert dich alle 30 Minuten daran, dass du sie ausräumen wolltest. Das Licht lässt sich über dein Smartphone steuern, sodass du auch hier die volle Kontrolle hast und sogar Strom sparst. Und so weiter.
- **Auf Farben setzen:** Unterschiedliche Farben signalisieren dir unterschiedliche Bereiche. Sammle beispielsweise wichtige Dokumente immer in roten Ordnern und Schachteln, damit du sie direkt wiederfindest. Überlege dir sinnvolle Kategorien für Papierkram und lege Rechnungen, Infobriefe, private Dokumente und so weiter getrennt voneinander in verschiedenfarbigen Mappen ab. Innerhalb einer Schublade kannst du beispielsweise kleine Behälter in unterschiedlichen Farben nutzen, denen du spezifische Gegenstände zuweist. Büroklammern und anderer Kleinkram in den gelben Behälter, Schreibgeräte in den blauen, Kassenbons in den grünen und so weiter. So findest du nach einer Weile alles direkt auf den ersten Blick.

Kreativ strukturieren: ein Vision Board gestalten

Struktur ist langweilig und bietet nur starre Konzepte? Nicht unbedingt: Struktur gewinnst du auch, indem du dir auf kreative Weise vor Augen führst, was dir wichtig ist und in welche Richtung du dich weiterentwickeln möchtest. Ein Vision Board ist ein kraftvolles Tool, da es dich als visuelle Erinnerung dabei unterstützen kann, deinen Fokus beizubehalten. Wie ein roter Faden zum Festhalten und Entlanghangeln schützt es dich davor, dich in Nebenschauplätzen und neuen Plänen zu verlieren, während du dich aktuell eigentlich auf die Fertigstellung eines bestimmten Projekts konzentrieren wolltest. Prioritäten zu setzen, fällt vielen Menschen mit ADHS schwer. Ein Vision Board kann deine Landkarte sein, auf der du deine Prioritäten markierst und dich auf spezifische Punkte festlegst.

HOW TO

Vision Board gestalten

Ziele überlegen: Was möchte ich erreichen?

Nach Bildern stöbern: Was inspiriert mich?

z. B. Naturfotos, Reiseziele, Outfits, Kunst / Kultur.

Farben wählen, die dir gefallen.

Elemente beschriften.

Passende Zitate finden.

Alles arrangieren & miteinander kombinieren.

Gut sichtbar aufhängen.

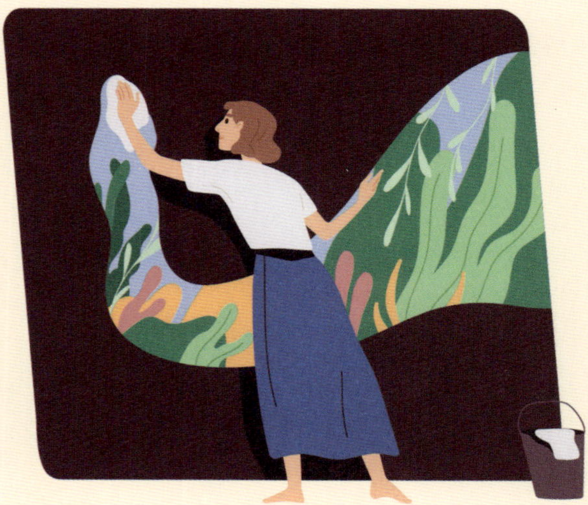

ANLEITUNG: SCHRITT FÜR SCHRITT ZU DEINEM VISION BOARD

01 Kläre deine Ziele und Visionen

Nimm dir Zeit, um über deine Ziele und Wünsche nachzudenken. Was möchte ich in den nächsten Monaten oder Jahren erreichen? Welche Aspekte meines Lebens möchte ich verbessern? Schreibe diese Ziele auf und denke über die Gefühle nach, die du mit dem Erreichen dieser Ziele verbindest.

02 Sammle Materialien und gestalte dein Vision Board

Du benötigst ein großes Stück Karton oder eine Leinwand als Grundlage. Sammle alles, was visuell darstellt, was du erreichen möchtest. Schere, Kleber, Stifte und eventuell dekorative Elemente wie Aufkleber oder Washi-Tape sind ebenfalls hilfreich. Arrangiere die gesammelten Bilder, Worte und Zitate. Es gibt keine festen Regeln – das Vision Board sollte so gestaltet sein, dass es für dich ansprechend und motivierend ist. Du kannst Bilder gruppieren, die ähnliche Ziele repräsentieren, oder sie nach Gefühl anordnen. Experimentiere mit verschiedenen Layouts.

03 Reflektiere und personalisiere

Sobald du mit der Anordnung zufrieden bist, beginne, die Elemente auf dein Board zu kleben. Du kannst das Vision Board mit persönlichen Notizen, Zeichnungen oder Symbolen weiter personalisieren, die für dich eine besondere Bedeutung haben. Achte darauf, dass das Vision Board dich emotional anspricht und dir ein Gefühl der Freude und Motivation vermittelt.

04 Richtig platzieren und aktiv nutzen

Hänge dein Vision Board an einen Ort, den du täglich siehst. Das hilft dir, den Fokus zu behalten, besonders an Tagen, an denen du dich unmotiviert oder abgelenkt fühlst. Nimm dir regelmäßig Zeit, um dein Vision Board bewusst anzusehen und dich mit den darauf dargestellten Zielen auseinanderzusetzen. Überlege, welche Schritte du heute oder in naher Zukunft unternehmen kannst, um diesen Zielen näherzukommen.

Ein Vision Board verstärkt deine Emotionen und Wünsche visuell und kann so deine intrinsische Motivation fördern. Das erhöht die Wahrscheinlichkeit, dass du dich regelmäßig auf deine Ziele konzentrierst und kontinuierlich darauf hinarbeiten möchtest.

Tipps gegen „Zeitblindheit“

Warum ich in diesem Buch immer wieder zur Verwendung von Timern rate? Tatsächlich sind die meisten Menschen mit ADHS auf gewisse Weise „zeitblind“. Das bedeutet, dass wir Zeiträume in ihrer Dauer oft anders wahrnehmen, zeitliche Abstände schlecht einschätzen können und uns deshalb unter anderem auch mit unserer Pünktlichkeit schwertun. Es klingt banal, aber mit sorgfältig eingestellten Alarmen am Smartphone, an Smartwatches und Co. kann der ADHS-Alltag wesentlich entspannter aussehen. Denn wenn wir wissen, dass uns technische Geräte daran erinnern, bestimmte Tätigkeiten auszuführen, haben wir wieder Platz im Gehirn gewonnen. Die ständige Frage „Wann soll ich denn anfangen? Wie lange mache ich dies oder das jetzt schon?“ oder das völlige Vergessen von Zeit fällt dadurch nahezu weg. Stellen wir uns beispielsweise einen Wecker oder sogar eine Kindersicherung für die Nutzung bestimmter Apps ein, können wir der Gefahr von stundenlangem Scrollen vorbeugen.

GEFANGEN IM WARTEMODUS

Unter dem sogenannten Wartemodus beschreiben wir ADHS-ler*innen denjenigen Zustand, der uns überkommt, wenn wir später am Tag noch einen Termin haben. Durch unsere Zeitblindheit und die mentale Beschäftigung mit dem anstehenden Ereignis können wir, vor allem an ansonsten freien Tagen, in einen Zustand des Wartens verfallen, der es uns unmöglich macht, währenddessen andere Dinge zu erledigen. Im Gegensatz zur ADHS-Paralyse hängt der Wartemodus nicht unbedingt damit zusammen, dass wir uns überfordert fühlen. Vielmehr geht mit anstehenden Terminen auch immer eine tiefergehende Angst einher, den Termin aufgrund von Desorganisation oder Unpünktlichkeit nicht rechtzeitig wahrnehmen zu können. Gleichzeitig landen wir häufig in Gedankenspiralen rund um das Ereignis: Wie wird die Situation dort sein? Wie lange ist die Anfahrt? Muss ich was Bestimmtes mitnehmen? Wo sind eigentlich meine Unterlagen? Werden mich andere Leute für blöd halten, wenn ich dort Schwierigkeiten mit der Orientierung habe oder unpünktlich erscheine?

Fragen über Fragen, die uns in den Wartemodus treiben können und die viel Zeit kosten. Ein Plan ist deshalb alles. Notiere dir, was du für den Termin genau brauchst. Stelle dir schon frühzeitig Dinge zusammen, die du mitnehmen musst, und stell dir deine gepackte Tasche in die Nähe der Tür. Überlege dann, wie du die Zeit bis zum Termin sinnvoll nutzen kannst und wie viel Zeit du dafür in etwa benötigst. Vergiss nicht, dir dafür genügend Puffer einzuplanen. Am besten vermeidest du Tätigkeiten, bei denen du den zeitlichen Aufwand überhaupt nicht einschätzen kannst und hältst dich an „sichere“ Aufgaben, in denen du bereits Routine hast.

Hierzu sind Methoden wie die Pomodoro-Technik gut geeignet. Sie erlauben es dir, Aufgaben in Häppchen mit klaren zeitlichen Vorgaben und Zwischenzielen zu unterteilen und funktioniert sowohl für Tätigkeiten im Haushalt als auch für Projekte am Schreibtisch.

BESSER ARBEITEN MIT DER POMODORO-TECHNIK

Was hat Produktivität mit Tomaten (italienisch: pomodoro) zu tun? Die Pomodoro-Technik erhielt ihren Namen von einem beliebten Küchenwecker in Tomatenform. Der Erfinder der Methode, Francesco Cirillo, entwickelte sie in den 1980er-Jahren als Möglichkeit für effizienteres Zeitmanagement.

Nicht alle kommen gut mit ihr zurecht, aber viele Menschen mit ADHS können von dieser Methode im Alltag stark profitieren. Unser Gehirn reagieren stark auf Zeitlimits und Deadlines, die einen positiv mit freigesetzter Energie, die anderen negativ, indem sie in der ADHS-Paralyse landen. Der Vorteil der Pomodoro-Technik besteht darin, dass ein klares Ende der Konzentrationsphase bereits definiert ist, sodass uns die anstehende Aufgabe weniger wie ein großer Berg und eher wie viele kleine Hügel vorkommt. Unsere Konzentration über kürzere Zeiträume zu halten und danach eine kleine Belohnung in Form einer Pause zu bekommen, hat außerdem einen motivierenden Spielcharakter und kann anspornend wirken. Die Pomodoro-Technik ist vor allem für Aufgaben geeignet, die eine hohe Konzentration erfordern und gleichzeitig von den eigenen Interessensgebieten in der Regel eher abweichen. Beispiele: Steuererklärung, Formulare ausfüllen, Hausaufgaben.

So geht’s:

- Notiere dir kurz das Ziel / den Inhalt deiner anstehenden Aufgabe.
- Stelle dir einen Wecker (z.B. Timer am Handy) auf 25 Minuten → so lange arbeitest du konzentriert an deiner Aufgabe.
- Lege eine Pause von 5 Minuten ein.
- Nach jeweils 4 dieser Einheiten erfolgt eine längere Pause (15–20 Min.).

Es kann hilfreich sein, diese Zeiteinheiten bei Bedarf auch frei auswählen zu können. Schließlich funktionieren wir alle anders. Probiere es aus: Kommst du mit kürzeren Zeitintervallen besser zurecht? Oder ist es für dich sogar besser, wenn du längere Zeiten am Stück arbeitest und dafür jeweils längere Pausen einlegst?

Pomodoro-Technik

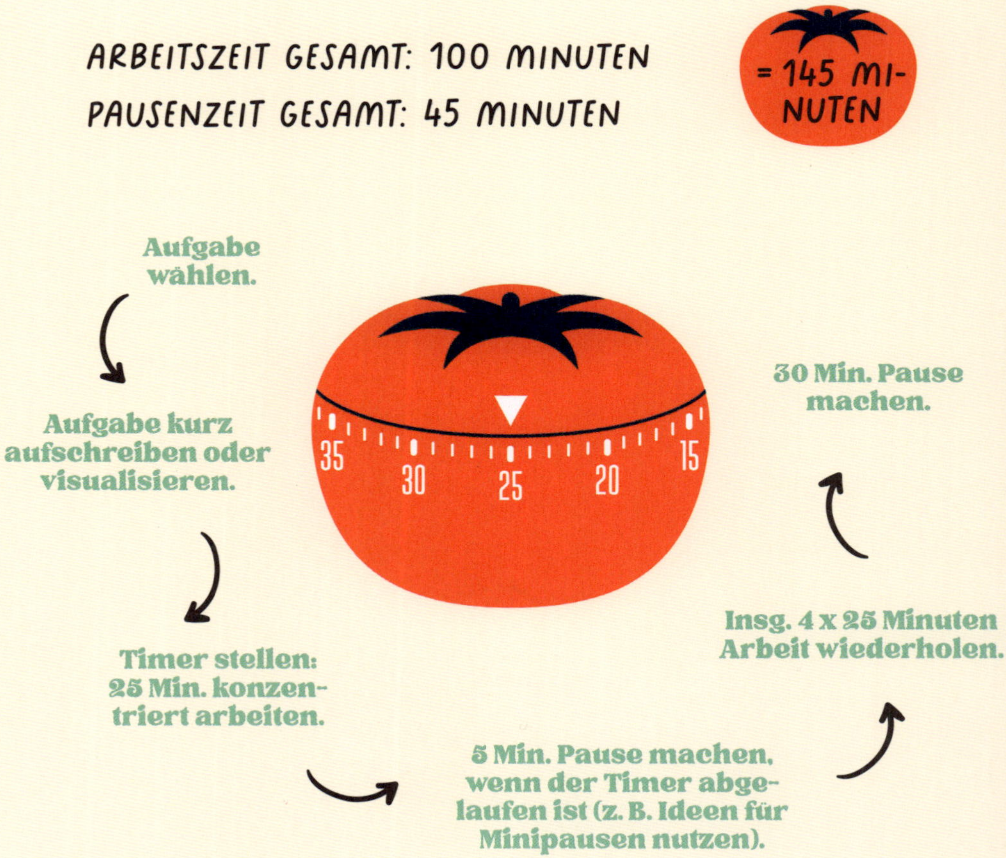

ARBEITSZEIT GESAMT: 100 MINUTEN
PAUSENZEIT GESAMT: 45 MINUTEN
= 145 MINUTEN
Aufgabe wählen.
Aufgabe kurz aufschreiben oder visualisieren.
Timer stellen: 25 Min. konzentriert arbeiten.
5 Min. Pause machen, wenn der Timer abgelaufen ist (z. B. Ideen für Minipausen nutzen).
Insg. 4 x 25 Minuten Arbeit wiederholen.
30 Min. Pause machen.
35 30 25 20 15

Pomodoro-Herausforderungen für ADHS-ler*innen

Achtung, wenn der Hyperfokus einsetzt: Solltest du in einen Flow-Zustand mit hoher Konzentration geraten und Spaß an deiner Aufgabe finden, sodass dir eine Unterbrechung deiner Aufmerksamkeit unangenehm ist, halte trotzdem kurz inne. Frage dich, ob du gerade weitermachen und den Timer verlängern möchtest und ob du gerade ein Bedürfnis vernachlässigst. Nimm das Klingeln des Timers dann beispielsweise als Erinnerung, mal wieder deinen Kiefer zu lockern, deine Sitzhaltung zu überprüfen oder einen Schluck Wasser zu trinken. Viele ADHS-ler*innen verdrängen im Hyperfokus sogar eine volle Harnblase, was langfristig zu Blasenproblemen führen kann. Achte, wenn auch nur kurz, auf die Bedürfnisse deines Körpers. Alles in Ordung? Dann kann's weitergehen!

Diese Art zu arbeiten ist leider nicht auf jeden Job gleichermaßen übertragbar. Sollte es dir nicht möglich sein, deine Arbeitsweise an dein tägliches Energieniveau anzupassen, kannst du versuchen, eventuell entstandene Lücken in deiner Freizeit auszugleichen. Versuche nach besonders anstrengenden Tagen auch besonders gut zu dir selbst zu sein und dich nicht mit einem schlechten Gewissen zu quälen, denn a) werden garantiert wieder bessere Tage kommen und b) verursacht ein Gedankenkarussell mit schlechtem Gewissen nur zusätzlichen Stress und zieht dir umso mehr Energie.

Viele ADHS-ler*innen haben Probleme mit dem Wechsel von Aufgaben oder Situationen. Die Pomodoro-Technik ist aufgrund der gewollten Unterbrechungen nicht für alle gleichermaßen geeignet. Du kannst ihr trotzdem eine Chance geben und dein Gehirn beim Wechseln von Tätigkeiten unterstützen, indem du im Hintergrund eine bestimmte Playlist laufen lässt oder einen Duft vernebelst beziehungsweise eine Duftkerze anzündest. Aufgrund der konstant bleibenden Reize im Hintergrund kommt dir der Aufgabenwechsel leichter und fließender vor.

Ich persönlich arbeite gerne mit dem Schwung, den ich gerade zur Verfügung habe, und ruhe mich dafür dann anschließend länger aus. Es kann von Tag zu Tag variieren, sodass ich jeden Tag versuche, meine eigenen Ansprüche entsprechend anzupassen. Die Erkenntnis, dass ich an manchen Tagen sehr viel Energie und Motivation habe und diese nicht auf alle Tage im Jahr gleich verteilt sein können, nimmt für mich viel Druck raus. So habe ich mir angewöhnt, an guten Tagen mit vergleichsweise hoher Motivation das Momentum auszunutzen, während ich mir an schlechteren Tagen ein langsameres Tempo mit mehr Pausen genehmige.

RAUS AUS DEN FEDERN

Vor allem morgens schlägt die Zeitblindheit gerne zu. Dir fehlen schon nach dem Aufwachen Energie und Motivation, sodass dir das Aufstehen schwerfällt? Vielleicht hast du dich wieder mal eine Nacht lang gewälzt, konntest nicht schlafen und kommst einfach nicht in die Gänge. Bei dem Gedanken an den Tag, der dir bevorsteht, fühlst du dich schon in den ersten Sekunden deines Wachseins völlig überfordert. Ich habe hier gleich zwei gute Nachrichten für dich: Erstens, du bist damit nicht allein – es geht vielen ADHSler*innen ähnlich – und musst dich auch nicht dafür schämen. Zweitens, du kannst etwas dagegen unternehmen. Eine Morgenroutine zu etablieren, kann ein wenig Geduld erfordern (das ist die schlechte Nachricht). Aber auch hier darfst du wieder verschiedene Bausteine so zusammensetzen, dass sie zu dir und deinem Alltag passen.

Wenn du morgens also keine Zeit dafür hast, ausgiebig zu frühstücken oder zu meditieren, kannst du andere Routinepunkte finden, die für dich persönlich Sinn ergeben. Dein Bett zu machen, dauert nur wenige Minuten, signalisiert dir aber: Jetzt wird gestartet, ich lege mich nicht wieder zurück und gebe der Müdigkeit nach. Auch der morgendliche Griff zum Smartphone kann dazu führen, dass du beim Scrollen die Zeit vergisst und wichtige Minuten vertrödelst. Am besten lässt du es während deiner kleinen Morgenroutine noch ausgeschaltet, stehst ohne die Snooze-Funktion auf und beginnst direkt mit deinen Abläufen. Das klingt zu schön, um wahr zu sein, kann aber funktionieren, wenn du dir entsprechende Anreize schaffst. Beispielsweise kannst du dir als Belohnung fürs Bettmachen zehn Minuten Zeit nehmen, um eine Tasse Kaffee oder Tee zu genießen. Anschließend machst du dich im Bad frisch und belohnst dich währenddessen mit dem Hören einer Podcast-Folge oder motivierender Musik. Betrachte dein morgendliches Zeitfenster in kleinen Blöcken, die du nach dem Baukastenprinzip zusammenstellst.

Ideen für deine Morgenroutine

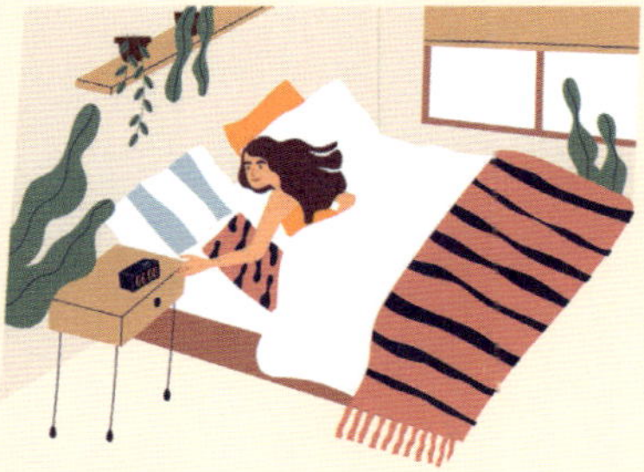

aufstehen ohne Snooze-Funktion (ca. 2 Min.)

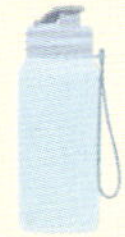

Wasser trinken (ca. 1 Min.)

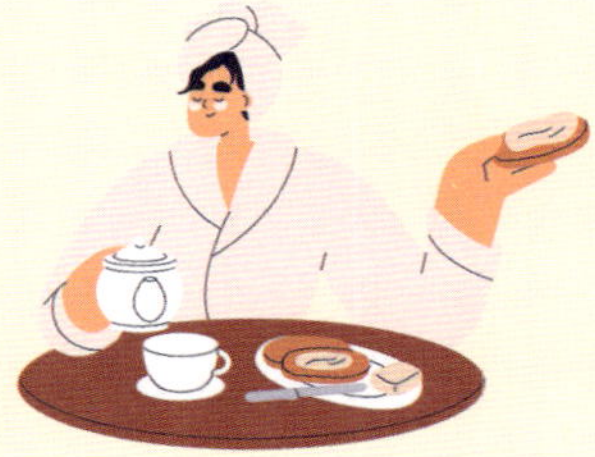

Frühstück bewusst genießen (ca. 15 Min.)

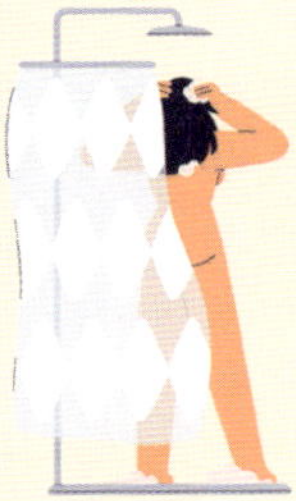

Wechselduschen (ca. 5–10 Min.)

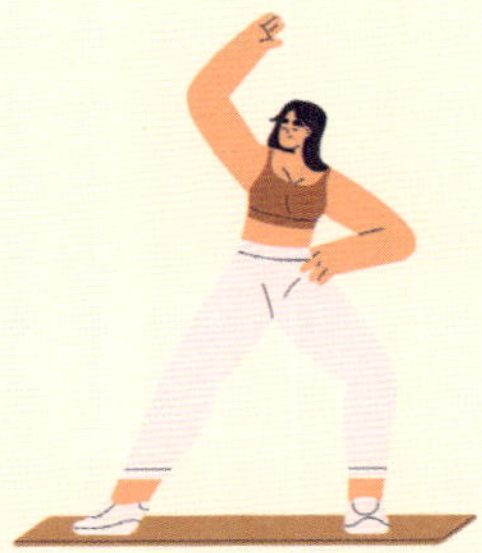

dehnen (ca. 3 Minuten)

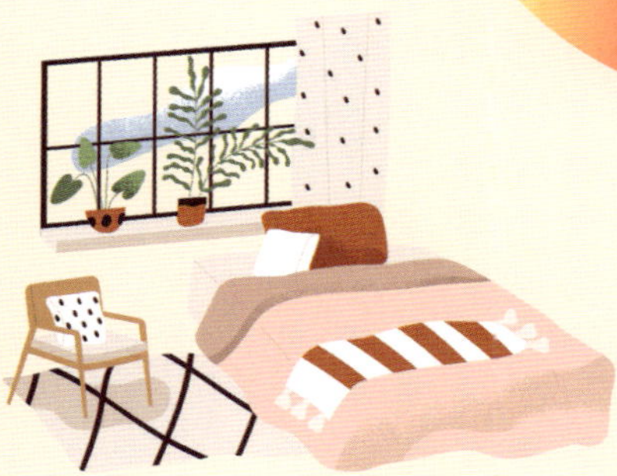

Bett machen (ca. 2 Min.)

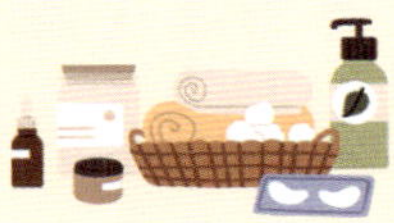

Pflege-Routine mit Podcast / Musik (ca. 10–30 Min.)

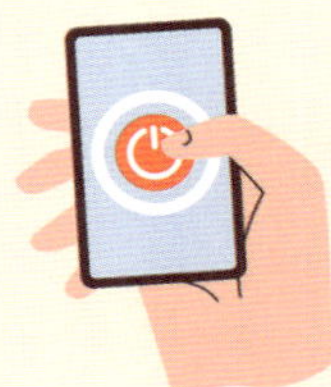

Handy ausgeschaltet lassen (für 30 Min.)

-05- ICH BRAUCHE INSPIRATION & LEBENSFREUDE

Du bist weniger kreativ als sonst. Dir fehlen Ideen für bestimmte Projekte. Du kannst Routinen und Pläne schlechter durch- bzw. einhalten. Dir fällt die Decke auf den Kopf. Du bist gelangweilt von deinem Alltag. Deine Gedanken drehen sich im Kreis. Du hast das Gefühl, dich verloren zu haben.

Mach Schluss mit Eintönigkeit und Langeweile

Hin und wieder kommen bei allen Menschen diese Phasen im Leben, in denen sich alles nach Stillstand anfühlt. Der Alltagstrott hat uns fest im Griff, alles wirkt eintönig an und wir fühlen uns wie im Hamsterrad. Routinen können sehr guttun, aber nur solange wie unser Geist trotzdem seine Herausforderungen hat. Gehirnzellen wollen genutzt werden und zu viel Monotonie ist für die persönliche Weiterentwicklung nicht unbedingt förderlich. Menschen mit ADHS leiden besonders häufig unter repetitiven Alltagshandlungen und -abläufen. Auf der ständigen Suche nach Dopamin droht die Stimmung ständig in quälende Langeweile zu kippen. Wir fühlen uns unterstimuliert, ohne jegliche Inspiration: Die Reize von außen fehlen. Gleichzeitig steigt die Unzufriedenheit im Inneren, der Druck wächst mit jedem Tag und jeder Stunde, in denen unser Gehirn keinen neuen, spannenden Input bekommt.

Das könnte dir helfen

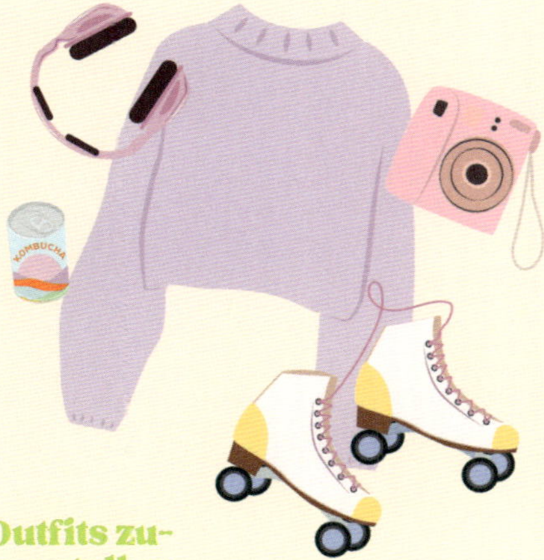

- Kino- & Theaterbesuche
- kreative Hobbys
- Konzerte & Ausstellungen
- neue Outfits zusammenstellen
- neue Rezepte kochen / backen
- Solo-Dates
- Filme, Dokus, Serien, Podcasts, Bücher
- Stadt-/Flohmarktbummel

Manchmal lautet die Frage: Soll ich alles beim Alten lassen oder mich in ein neues Abenteuer stürzen? Viele ADHS-ler*innen neigen zu Impulshandlungen und packen schon beim Gedanken an ein neues Abenteuer ihre Tasche, um gleich aus der Tür zu stürzen. Alles hinschmeißen, neu anfangen und das „alte Leben" hinter sich lassen – Impulse und Verlockungen wie diese kennst du möglicherweise auch. Dass neu nicht immer gleich besser bedeutet, hast du aber vielleicht schon am eigenen Leib erfahren und vorschnelle Entscheidungen, mit denen du einfach nur eine kurzfristige, radikale Veränderung des Istzustands bewirken wolltest, das ein oder andere Mal bereut. Manchmal kann der Schritt in ein ganz neues Leben der richtige sein, aber er ist auch nicht immer notwendig, wenn dich deine Alltagsroutine zu erdrücken droht. Genau zu diesem Zeitpunkt kann zunächst eine Bestandsaufnahme aufschlussreich sein: Will ich wirklich mein ganzes Leben verändern oder reichen mir schon neue Reize und die ein oder anderen kleinen Veränderungen, um mich wieder erfrischt und inspiriert zu fühlen?

Aus Alt mach Neu: Hol dir Frische ins Leben

Wenn du das Gefühl hast, dass du dich nur noch uninspiriert und gelangweilt durch den Alltagstrott quälst und dir die Abwechslung fehlt, musst du nicht gleich deine Koffer packen und dich in ein waghalsiges Abenteuer stürzen. Das kannst du natürlich machen, aber oft bestehen Verpflichtungen in beruflicher oder privater Hinsicht, die du nicht einfach hinter dir lassen möchtest. Nicht alle haben die Möglichkeit, in solchen Lebensphasen alle Pläne über den Haufen zu werfen und neu anzufangen. Dennoch gibt es zahlreiche Möglichkeiten, dir wieder mehr Frische und Inspirationsquellen in dein Leben zu holen. Dopamin-Kicks verstecken sich häufig auch in Kleinigkeiten, die wir vielleicht übersehen.

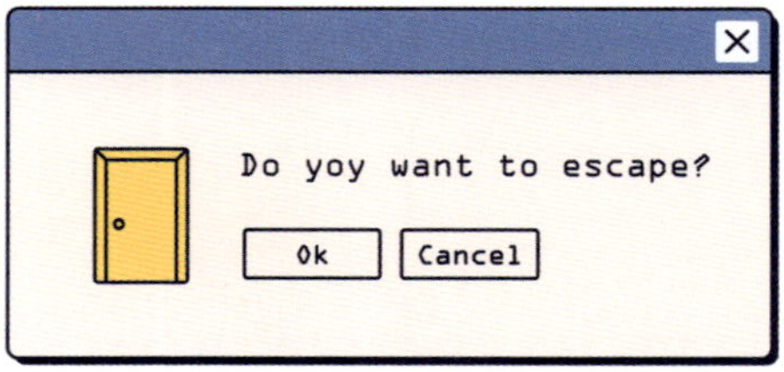

Erledige lästigen Papierkram & befreie deinen Schreibtisch.

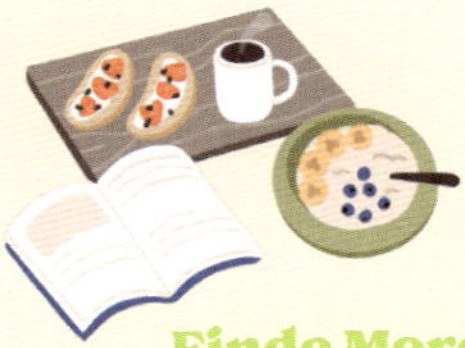

Finde Morgen- & Abendroutinen, die zu dir passen.

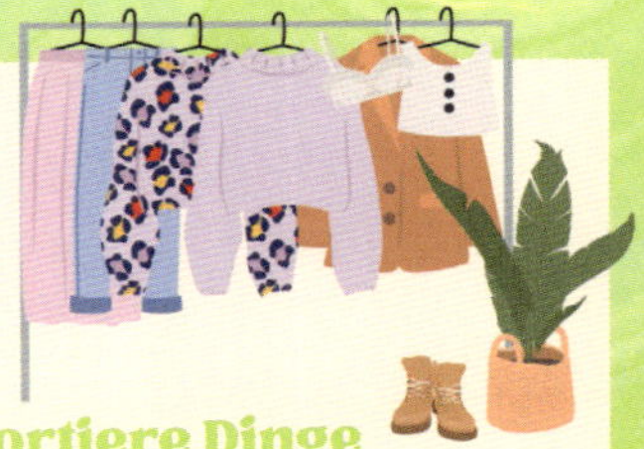

Sortiere Dinge aus & spende gut Erhaltenes.

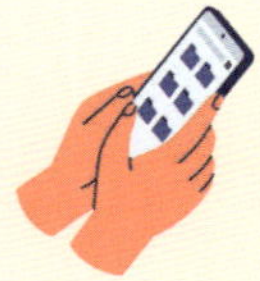

Miste dein Handy aus (Apps, Kontakte, Medien).

Du brauchst kein neues Leben, um dich wie neu zu fühlen

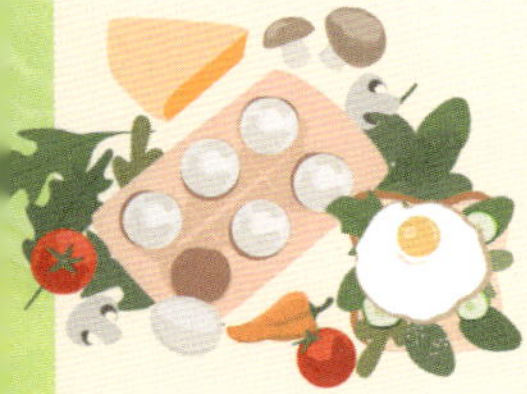

Experimentiere mit Zutaten & neuen Rezepten.

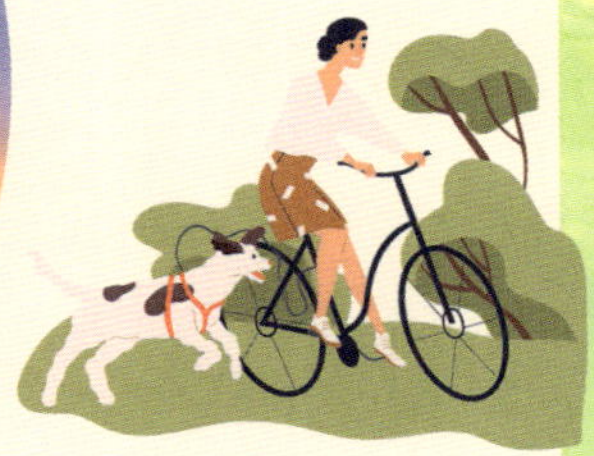

Erkunde schöne Orte in deiner Nähe.

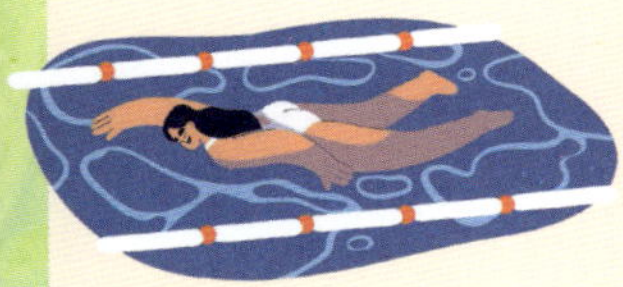

Nimm ein früheres Hobby wieder auf ...

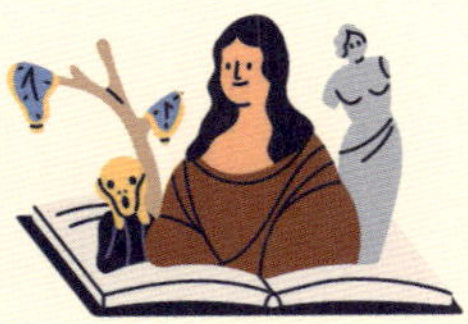

Besuche eine Ausstellung, die dich interessiert.

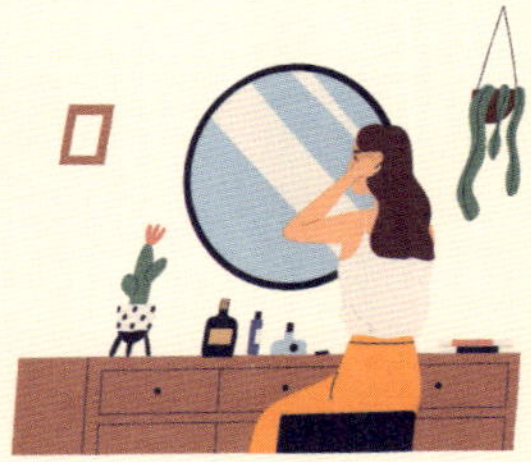

Gönn dir Pflege & schenke deinem Körper Aufmerksamkeit.

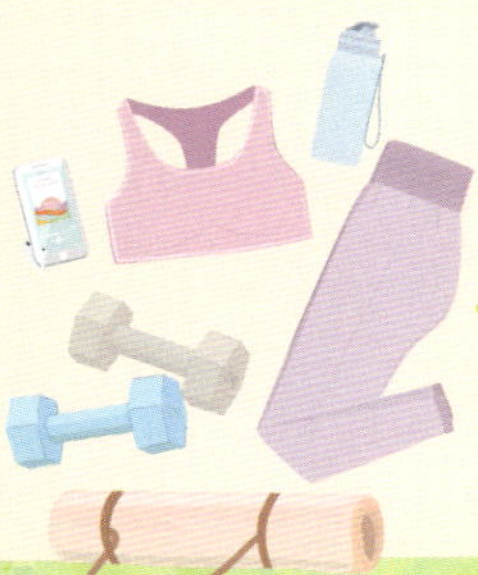

... oder gib einem neuen Hobby eine Chance.

ERKUNDE ORTE IN DEINER UMGEBUNG

Vielleicht kennst du das: Du lernst jemanden aus einem anderen Ort kennen und im Gespräch wirst du zu dieser einen tollen Sehenswürdigkeit, diesem gemütlichen Café oder dieser wunderschönen Landschaft in deiner Gegend befragt und kannst nur antworten, dass du selbst noch gar nicht dort gewesen bist. Darauf folgt ein ungläubiger Blick und du nimmst dir mal wieder vor, dir das Ganze endlich selbst anzusehen. Danach vergisst du es und träumst von fernen Orten, während dich deine Umgebung unendlich langweilt.

Oft neigen wir dazu, nur die Verlockungen zu sehen, die uns aus weiter Ferne zuwinken. Dabei nehmen wir die Dinge, die vor unserer eigenen Haustür auf uns warten, kaum noch wahr. Die Welt zu erkunden, kann überaus inspirierend und erfüllend sein, doch unsere unmittelbare Umgebung bietet manchmal kuriose, interessante und wunderschöne Orte, die wir noch gar nicht kennen. Stöbere online nach Sehenswürdigkeiten in deiner Nähe oder besorge dir einen Reiseführer für deine Gegend. Spiele Tourist*in, suche dir Ausflugsziele, plane Routen oder ziehe einfach auf gut Glück los. Heute bist du „neu hier" und siehst deine Umgebung vielleicht sogar mal mit neuen Augen.

MIT REZEPTEN EXPERIMENTIEREN

Immer dasselbe essen kann für neurodivergente Menschen ein Hafen der Sicherheit sein. Oft sind es bestimmte Lebensmittel oder Gerichte, auf die wir uns regelrecht „einschießen". Diese Obsession kann Tage, Wochen oder sogar Jahre andauern. Unser Gehirn weiß, was es zu erwarten hat, und muss sich nicht mit unbekannten sensorischen Reizen auseinandersetzen. Das verleiht Stabilität und Struktur im Alltag. Plötzlich kann von einem auf den anderen Tag der Moment kommen, in dem wir feststellen: „Nee, es ist vorbei." Das Essen verschafft uns keine Glücks- oder Sicherheitsgefühle mehr, der gewohnte Geschmack ödet oder ekelt uns sogar an. Ein anderes Problem liegt in der Langeweile. Wenn uns unser Essensalltag keine interessanten Reize (mehr) bietet, lassen wir Mahlzeiten eher ausfallen oder greifen zu stark verarbeiteten Lebensmitteln, um den schnellen Kick zu erhalten.

Indem du Gerichte mit ungewöhnlichen Aromen wie exotischen Gewürzmischungen, frischen Kräutern oder aufregenden Kombinationen von süß und herzhaft aufpeppst, wird das Kochen zu einem kreativen Abenteuer.

Dies sorgt nicht nur für Abwechslung, sondern kann auch die Neugier wecken, gesunde Ernährung schmackhaft machen und den Appetit anregen.

Neue Rezepte auszuprobieren, die das Spiel mit Texturen und Geschmacksrichtungen in den Mittelpunkt stellen, macht das Essen für dich zu einer sinnlichen Erfahrung und hilft, den Fokus auf ausgewogene, regelmäßige Mahlzeiten zu lenken. So wird die tägliche Ernährung nicht nur abwechslungsreicher, sondern auch zu einem aufregenden Teil des Alltags. Überfordere dich nicht und taste dich Schritt für Schritt an Neues heran. Auch „Reinfälle" gehören beim experimentierfreudigen Kochen dazu.

INPUT UND IDEEN SAMMELN

Für Menschen mit ADHS kann das Eintauchen in kreative Erlebnisse wie Kunstausstellungen, Theater- und Kinobesuche eine wunderbare Inspirationsquelle sein. Diese Aktivitäten bieten eine willkommene Abwechslung vom Alltag und regen die Fantasie an. Kunstausstellungen eröffnen neue Perspektiven, indem sie visuelle Reize und emotionale Tiefe bieten, die das Denken und Fühlen auf eine ganz besondere Weise anregen. Theaterstücke und Kinofilme hingegen erlauben es, in fremde Welten einzutauchen, was den Geist beflügelt und oft neue Ideen oder Motivationen hervorruft. Solche kulturellen Ausflüge schaffen nicht nur Abwechslung, sondern füllen auch deine kreativen Batterien wieder auf, bringen neuen Schwung ins Leben und können helfen, festgefahrene Denkmuster zu durchbrechen.

DIGITALES AUSMISTEN

Du scrollst gelangweilt durch Social Media, siehst immer nur die gleichen Beiträge und steckst in einer bestimmten Bubble fest? Dann wird es vielleicht Zeit für einen digitalen Großputz: Welchen Profilen und Kanälen folgst du nur noch aus Gewohnheit, welche Inhalte führen zu negativen Gefühlen? Sie alle dürfen aus deinen Social-Media-Apps verschwinden. Folge stattdessen Accounts, die dich inspirieren und Themen bieten, die dir Freude bereiten oder die dich zur Weiterbildung und Kreativität animieren. Speichere dir besonders wertvolle Tipps und interessante Beiträge ab und lösche Ordner, digitale Pinnwände und Beiträge, die du nicht mehr benötigst.

Dopaminschübe im Gehirn können dir Kreativität und neuen Mut verleihen. Lust auf eine kleine Selfcare-Challenge? Sie kann dein Belohnungssystem auf positive Weise stimulieren und dir zu neuer geistiger Frische verhelfen.

7 Tage Selfcare-Challenge

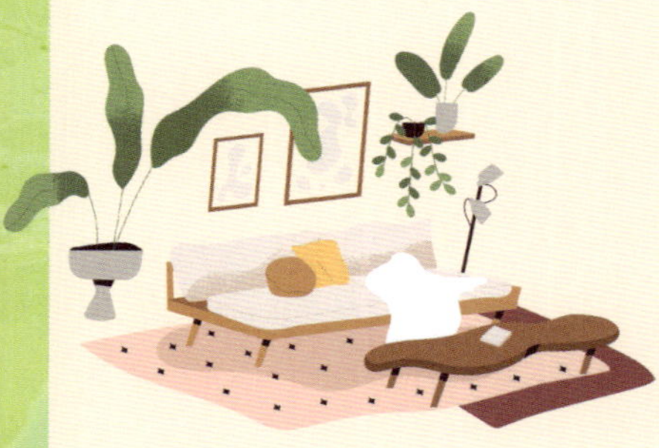

Tag 1: Dein Zuhause gemütlich(er) gestalten / aufräumen

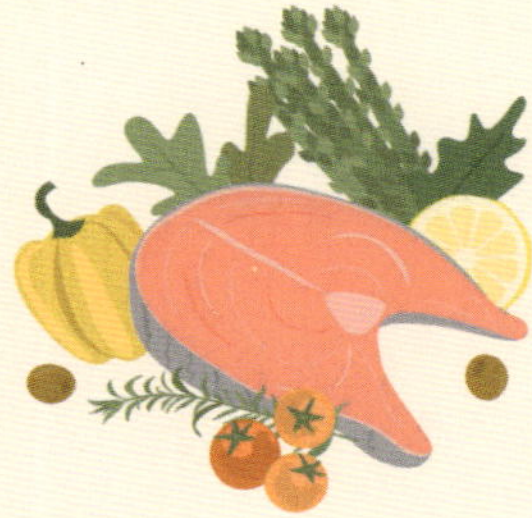

Tag 7: Gesund & bunt essen, frische Smoothies mixen …

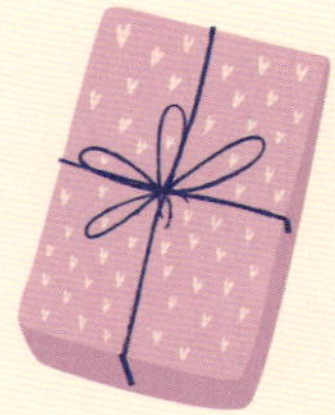

Tag 6: Dir selbst ein kleines Geschenk machen

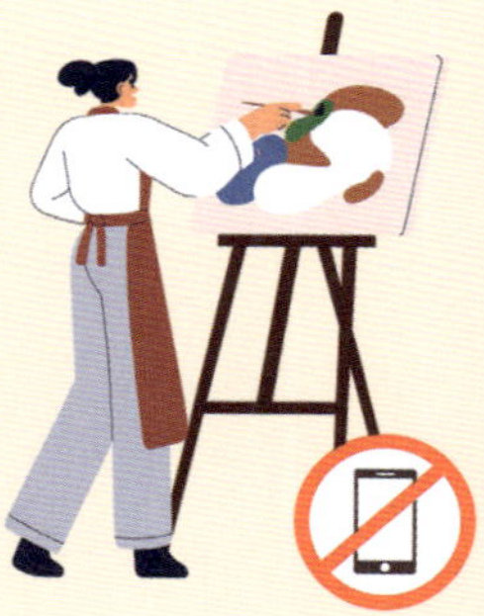

Tag 2: Einen Hobbyabend ohne Handy verbringen

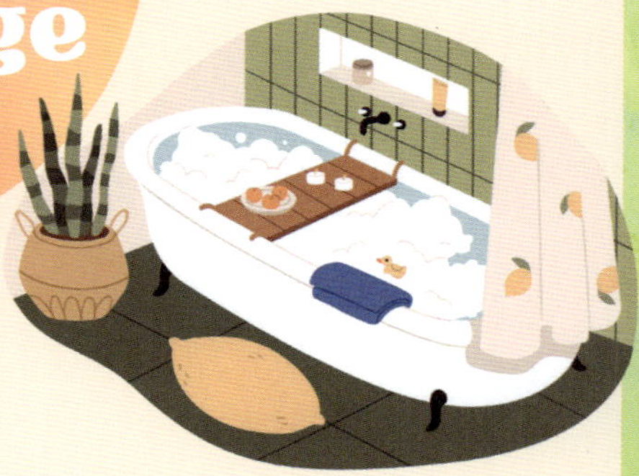

Tag 5: Me-Time mit ausgiebiger Körperpflege

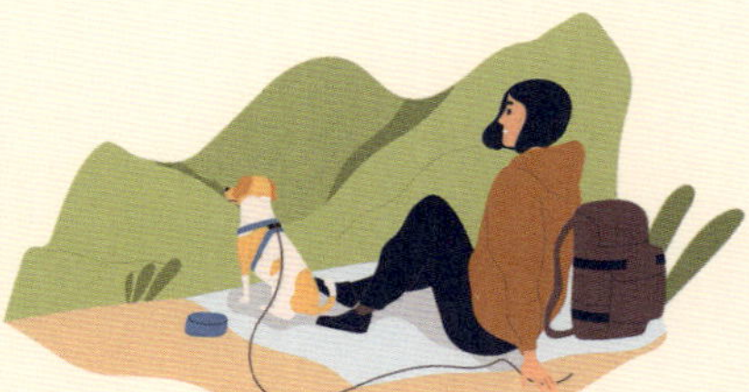

Tag 3: Einen langen Spaziergang machen

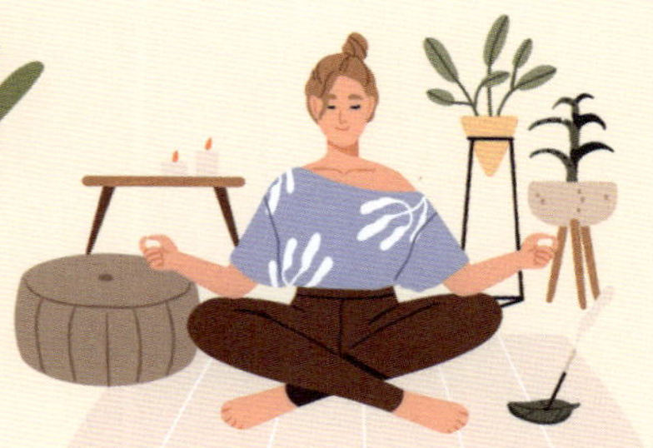

Tag 4: Vor dem Schlafen meditieren / Entspannungsübungen machen

Lerne dich kennen!

Wenn dich der Alltagsfrust fest im Griff hat, lege einen Stopp ein, um die Lage zu checken. Eine solche Bestandsaufnahme hat folgendes Ziel: herauszufinden, wie der Satus quo aussieht und was du dir tief in deinem Inneren für dein Leben wünschst. Was interessiert dich, welche Dinge inspirieren dich und welche Aktivitäten passen zu dir? Vielleicht bist du ein Outdoor-Typ, verbringst jede freie Minute in der Natur und lässt dich selbst von Regenwetter nicht davon abhalten; vielleicht ziehst du dich am liebsten zu Hause zurück und widmest dich voll und ganz deinem Hobby; vielleicht gehst du für dein Leben gern in Ausstellungen und Konzerte; vielleicht brauchst du zum Wohlfühlen auch eine Mischung aus allem. Ohne zu wissen, wer du eigentlich bist, was du magst und was dich persönlich ausmacht, ist es schwer, einen Zustand innerer Ruhe und Entspannung zu erreichen.

Sich selbst kennenzulernen, ist ein essenzieller Bestandteil von Selbstfürsorge, ja sogar eine Voraussetzung dafür. Es hört sich so einfach an und dennoch kann es immer wieder vorkommen, dass wir uns weiterentwickeln und gar nicht merken, wie sehr dies auch unsere Interessen betrifft. Hast du frühere Hobbys und Gewohnheiten aufgegeben, weil du dir plötzlich kindisch dabei vorkamst? Manchmal versuchen wir, den gesellschaftlichen Erwartungen zu entsprechen, und fühlen uns in unserem Erwachsenenleben ständig unter Druck gesetzt. Wir verlieren uns selbst in To-do-Listen und merken dabei gar nicht, dass wir immer weniger von den Dingen tun, die uns eigentlich immer Freude bereitet haben. Wer sind wir ohne Leistungen, Abschlüsse, Erfolge? Wer ist diese Person, die uns müde im Spiegel zulächelt und die sich kaum noch an ihre Träume erinnern kann?

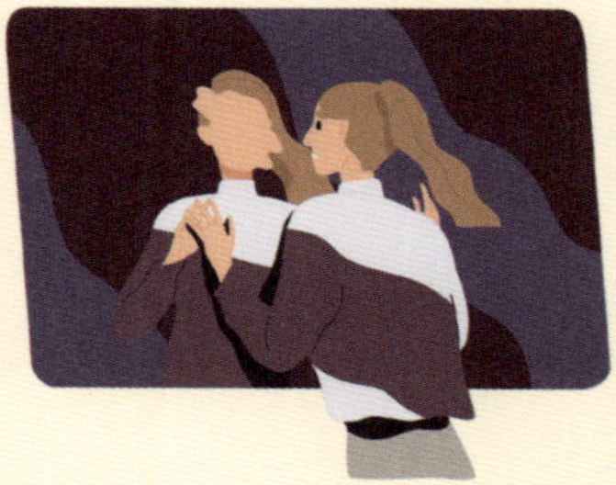

Typ 1: Wer bin ich überhaupt?

Dir fällt es sehr schwer, deine Bedürfnisse zu benennen und sie auch vor anderen zu kommunizieren. Dein Kopf fühlt sich oft leer an. Wenn du dir selbst eine Freude bereiten sollst, weißt du überhaupt nicht, was dir gefallen könnte. Häufig landest du in der ADHS-Paralyse und fühlst dich uninspiriert und ideenlos.

Typ 2: Keine Zeit. Zu viele Punkte auf meiner To-do-Liste!

Zeit für dich selbst? Fehlanzeige. Schließlich hast du jede Menge Projekte. Anstatt Prioritäten zu setzen und dir auch kreative Auszeiten zu gönnen, versuchst du pausenlos abzuliefern. Die vielen To-dos wachsen dir zunehmend über den Kopf. Tagsüber bist du wie angeknipst. Abends fällst du auf die Couch und das Einzige, was du noch schaffst, ist stundenlanges Scrollen am Handy.

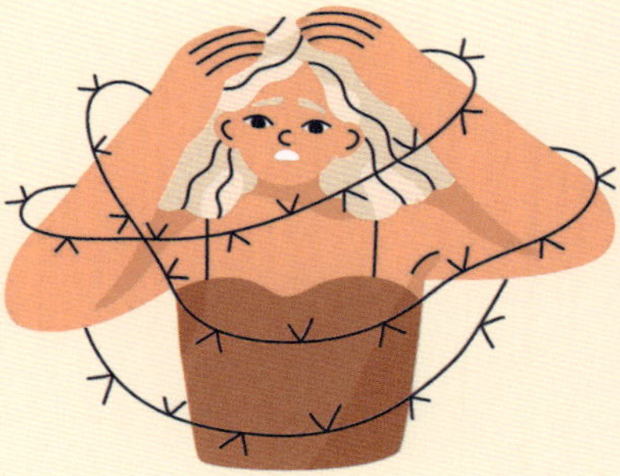

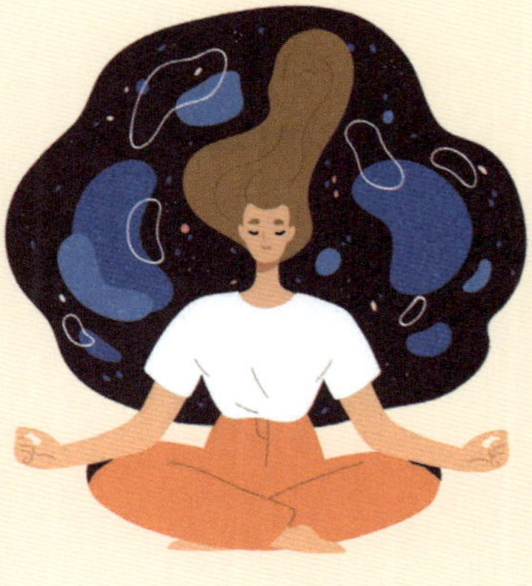

Typ 3: Ich mach mir die Welt, wie sie mir gefällt!

Dir fällt immer was ein. Kreativität ist dein Leben: Ob es Freizeitaktivitäten oder berufliche Herausforderungen sind – du findest immer und überall Wege, deinen Geist zu beflügeln. Schon ein Museumsbesuch beschert dir wieder einen Höhenflug, den du für deine Inspiration nutzen kannst. Du hast gelernt, auf deine Bedürfnisse zu achten. Gehirnnebel hat bei dir keine Chance (mehr)!

Typ 4: Schwarz oder Weiß – dazwischen gibt es nichts.

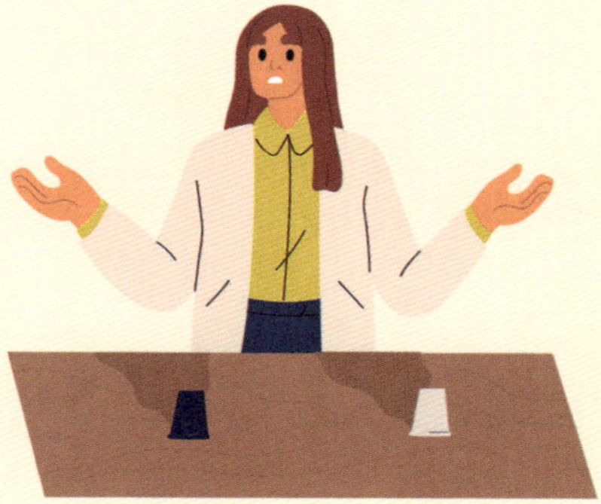

Mal beginnst du zehn neue Hobbys pro Monat, bist ständig unterwegs und fühlst dich frisch und inspiriert. Mal fällt dir wochenlang die Decke auf den Kopf, du bist in einem kreativen Tief und die Welt kommt dir unendlich langweilig und trist vor. Deine Stimmung wechselt an einem Tag oft hin und her. Du findest dich häufig in „Alles oder nichts" und „Schwarz-Weiß" -Denken wieder.

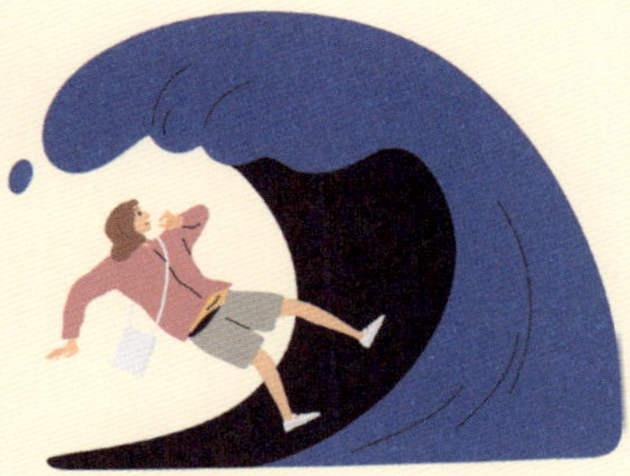

Typ 5: No risk, no fun!

Du bist immer auf der Suche nach dem nächsten Kick. Langeweile ist dein größter Feind. Sobald dein Kopf mal nichts zu tun hat, musst du dringend eine Beschäftigung finden – Stillstand und Leerlauf hältst du nur schwer aus. Sie verstärken deine innere Unruhe so sehr, dass du ständig auf der Jagd nach neuen Dopamin-Kicks bist. Ein Zustand ohne Inspiration, Ablenkung und neue Reize? Für dich kaum auszuhalten.

Typ 6: Ich will alles richtig machen.

Du liebst es, alles im Griff zu haben. Kontrolle ist dein Bewältigungsmechanismus. Neues auszuprobieren, passt nicht in deine von A bis Z getakteten Abläufe und könnte dein perfektes Kartenhaus zum Einstürzen bringen. Auch wenn dich die Routine immer wieder quält und anstrengt, hast du große Angst davor, neue Wege zu gehen. Inspiration im Außen holst du dir nur selten und verlässt dich lieber auf bekannte Pfade, auch wenn diese dich langweilen.

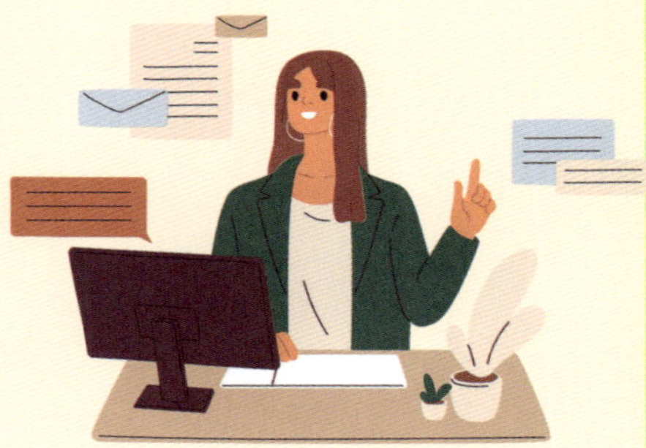

Unmasking: Wer bin ich überhaupt?

Lebensfreude können wir auf Dauer nur in uns finden, wenn wir ein authentisches Leben führen. Vielleicht geht es dir wie mir und du hast viele Jahre deines Lebens mit Masking verbracht, ohne es zu merken. Du hast instinktiv gespürt, dass du gewisse Teile deiner Persönlichkeit und auch bestimmte Bedürfnisse überspielst und übergehst – wirklich bewusst waren dir die Auswirkungen deines Maskings aber nicht. Wenn wir uns noch einmal ins Gedächtnis rufen, inwiefern das tägliche Maskieren mit unserem Energiehaushalt zusammenhängt, wird schnell klar, dass wir enorme Kräfte freisetzen könnten, wenn wir auf unsere Maske verzichten würden. Ganz so einfach ist es leider nicht. Bei den meisten neurodivergenten Menschen gehört die Maske bereits fest zum Repertoire aus Mimik, Gestik und Sprache und vermischt sich mit den Jahren immer mehr mit unserem eigentlichen „Kern"; die Grenzen sind fließend und können oft nicht so einfach als solche erkannt werden.

Wer bin ich, wenn ich nicht mehr maskiere?
Wo und wann habe ich überhaupt damit angefangen?

Der Schlüssel zu vielen Antworten auf solche Fragen liegt in der Selbstreflexion. Sie ist eine wichtige Methode, um dich selbst und deine Bedürfnisse besser einschätzen zu können. Selbstreflexion bedeutet, sich Gedanken über eigene Verhaltensweisen und Gefühle zu machen sowie sich selbst genauer zu beobachten. Dies heißt nicht, jede Kleinigkeit zu hinterfragen. Wer nach sozialen Situationen zu Overthinking neigt, kann die Gedankenspirale durch gezielte Selbstreflexion auf Dauer reduzieren. Obwohl es sich paradox anhört – sich selbst mehr zu hinterfragen, um Grübeln zu vermeiden –, besteht darin in Wahrheit kein Widerspruch.

Denn Selbstreflexion soll dazu dienen, Zusammenhänge besser zu verstehen, und kann somit auch zwischenmenschliche Begegnungen erleichtern. Die Verarbeitung bestimmter Situationen kann dir auf diese Weise leichter fallen. Oft ergibt sich erst in der Selbstreflexion ein klares Bild eines Problems, dessen Lösung du dann in einem weiteren Schritt angehen kannst. Wenn du dich selbst besser kennst, wirst du mit der Zeit immer weniger darüber nachdenken müssen, ob du dich in einem bestimmten Moment „richtig" verhalten hast. Du wirst eventuell sogar entscheiden, dass dein Verhalten unangemessen war, kannst dies aber in den entsprechenden Kontext bringen, indem du dir beispielsweise klarmachst, dass du es beim nächsten Mal anders machen möchtest. Somit behältst du das Gefühl der Kontrolle über dein eigenes Verhalten und die Fragezeichen in deinem Kopf, die überhaupt erst zum Dauergrübeln führen, verschwinden: „Hätte ich was anderes sagen sollen?“ „Habe ich mich unhöflich verhalten und zu wenig zugehört?“

Selbstkritik ist an dieser Stelle grundsätzlich wichtig, sollte aber in einem gesunden Maß erfolgen. Das Problem an der kritischen Auseinandersetzung mit unserem eigenen Wesen besteht nicht darin, sich über persönliche Unzulänglichkeiten oder Verhaltensfehler Gedanken zu machen. Das ist in Ordnung und kann dich vor allem in sozialen Situationen weiterbringen. Viele Menschen mit ADHS lassen sich sehr schnell in einen dunklen Strudel aus Selbstverachtung ziehen und sehen nur noch ihre Schwächen. Wir denken, wenn wir unsere Maske nur endlich perfekt genug beherrschen, können wir Konflikte mit anderen und auch die gefürchtete Kritik vermeiden. Tatsächlich ist das Masking also eine Schutzfunktion, an die wir uns klammern. Wir wachsen erst dann über uns hinaus, wenn wir unser unmaskiertes Ich immer besser kennenlernen und dadurch eine ganz neue Selbstsicherheit erlangen.

Eine wichtige Rolle spielen deine eigenen Gedanken. Auch wenn es nicht auf Anhieb und nicht jedes Mal klappen wird, kannst du deine Denkweise langfristig neu programmieren. Mit dem richtigen Maß an Selbstreflexion kannst du kritische Punkte, Lob oder sogar Stolz in ein Gleichgewicht bringen. Vergiss dabei nicht, dass jeder Mensch Stärken und Schwächen hat.

- **Schritt eins:** Werde dir deiner Schwächen bewusst und überlege dir, was du anders machen möchtest.
- **Schritt zwei:** Konzentriere dich anschließend aber immer auch auf das, was du gut kannst.
- **Schritt drei:** Versuche nicht jede Nuance deines Verhaltens in „gut“ und „schlecht“ einzusortieren. Auch wenn das Schwarz-Weiß-Denken bei Menschen mit ADHS oft besonders stark ausgeprägt ist, können wir dennoch üben, unsere Denkweise in kleinen Schritten zu verändern, um statt Schwarz und Weiß, vermehrt auch die vielen Farbstufen dazwischen erkennen zu lernen.

Umdenken kann viel bewirken

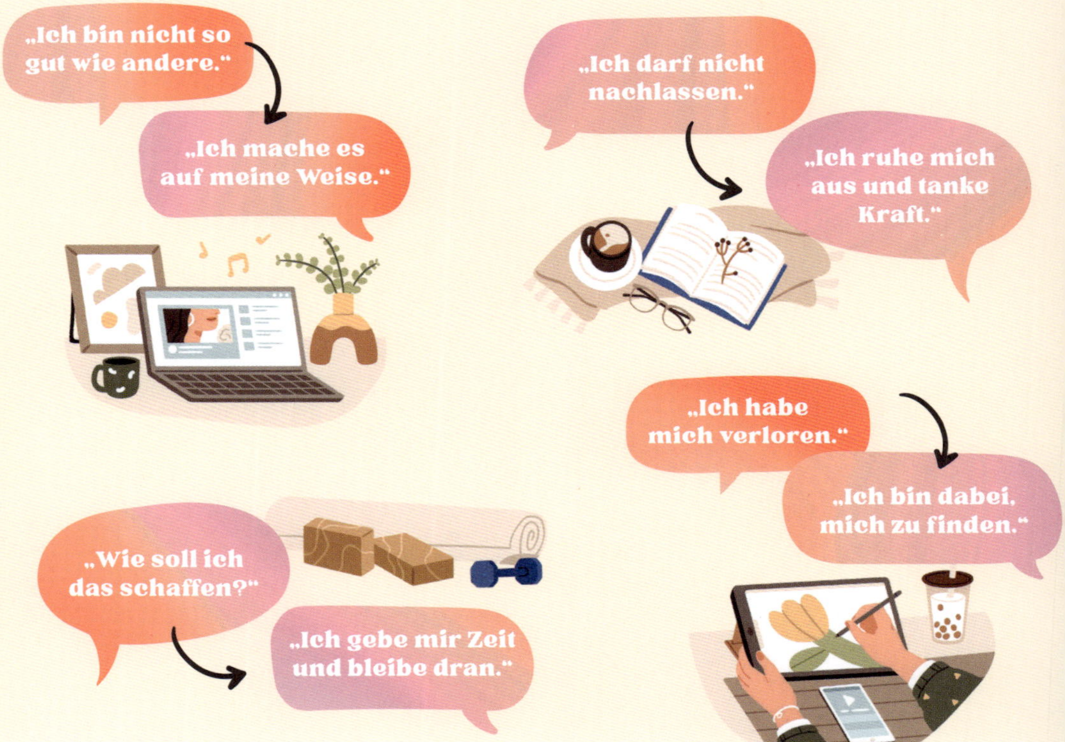
„Ich bin nicht so gut wie andere."
„Ich mache es auf meine Weise."
„Ich darf nicht nachlassen."
„Ich ruhe mich aus und tanke Kraft."
„Ich habe mich verloren."
„Ich bin dabei, mich zu finden."
„Wie soll ich das schaffen?"
„Ich gebe mir Zeit und bleibe dran."

Mit Selbstreflexion zum Ziel: So findest du (wieder) zu dir selbst

Die gute Nachricht zuerst: Wir können uns in Wahrheit nicht „verlieren" – wie etwa einen Autoschlüssel. Dennoch kann das Gefühl entstehen, sich selbst, die eigenen Bedürfnisse und Interessen immer weiter aus den Augen zu verlieren. Ein wichtiger Schritt in Richtung Selbstfindung besteht darin, sich zunächst darüber klar zu werden, welche Bedürfnisse überhaupt bestehen. Selbstbeobachtung und -reflexion können Aufschluss darüber geben, wo wir uns im Leben gerade befinden und welche Richtung wir einschlagen wollen.

Nur wenn du dich selbst einzuschätzen weißt, kannst du auch herausfinden, welche Entspannungsmethoden für dich hilfreich sind, welche Menschen in deinem Umfeld dir guttun und welche Aktivitäten oder Orte dir besonders viel Energie geben beziehungsweise rauben. Genau dieses Wissen bringt dich schlussendlich auf deinem Weg zu wirksamer Selbstfürsorge weiter.

Lerne dich zunächst besser kennen, indem du bewusste Zeit mit dir selbst verbringst. Nicht nur im Alltag und nicht nur, während du am Handy scrollst, sondern zum Beispiel auch bei einem „Date" nur mit dir. So wie wir andere Menschen kennenlernen, so lernen wir uns selbst auch besser kennen, wenn wir uns mit uns selbst verabreden und ganz bewusste Quality-Time genießen. Was sich anfangs noch ungewohnt anfühlen kann, wird dir mit jedem Mal ein wenig leichter fallen. Verabrede dich mit dir selbst und trage dir den Termin fest ein. Kneifen gilt nicht, du hast dir selbst fest zugesagt und darfst dich auf dein Date mit dir freuen!

Falls du dir im ersten Moment komisch vorkommst, wenn du allein in einem Café sitzt oder allein ins Kino gehst, vergiss nicht:

Die meisten Leute achten auf sich selbst und auf die Menschen, mit denen sie unterwegs sind. Wahrscheinlich werden sie dich nicht anstarren oder überhaupt bemerken, dass du ohne Begleitung unterwegs bist. Und falls doch, bist du niemandem Rechenschaft schuldig.

Es ist normal, dass sich das Ganze zunächst ungewohnt anfühlt. Aller Anfang ist schwer. Solltest du dich auf die Situation wirklich nicht einlassen können, mach dich auf den Heimweg, sei trotzdem stolz, dass du es versucht hast, und probiere es an einem anderen Tag wieder. Du musst nichts erzwingen.

Eine Umgebung mit vielen Leuten verunsichert dich? Verabrede dich mit dir selbst zu einem Spaziergang oder veranstalte einen richtigen Kinoabend zu Hause, mit allem Drum und Dran. Mach's dir schön!

Zeit allein zu verbringen, kann sehr erholsam sein. Du musst dabei niemandem was beweisen, kannst die Aktivitäten in deinem eigenen Tempo angehen und wirst dich mit jedem Mal besser kennenlernen.

Dates mit dir selbst 6 Ideen

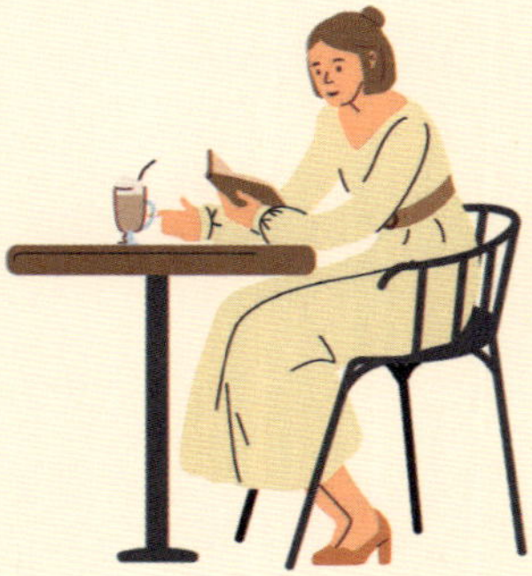

Ins Café setzen & lesen.

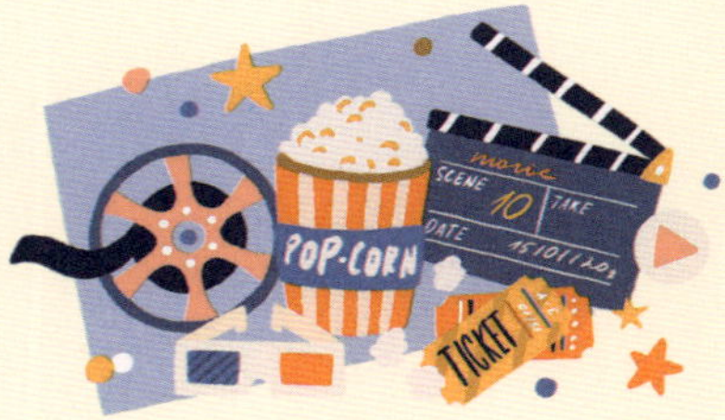

Einen Kinoabend zu Hause machen.

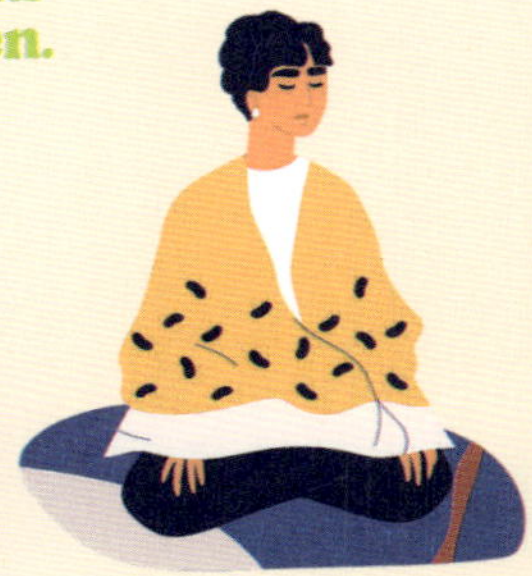

Eine geführte Meditation oder einen Entspannungskurs mitmachen.

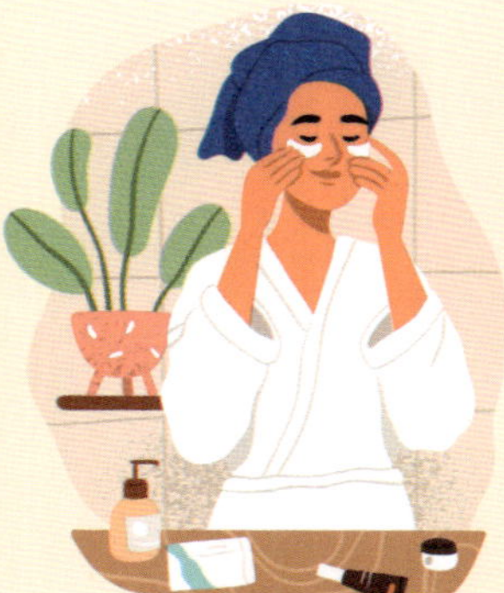

Einen Home-Spa-Tag mit allem Drum & Dran genießen.

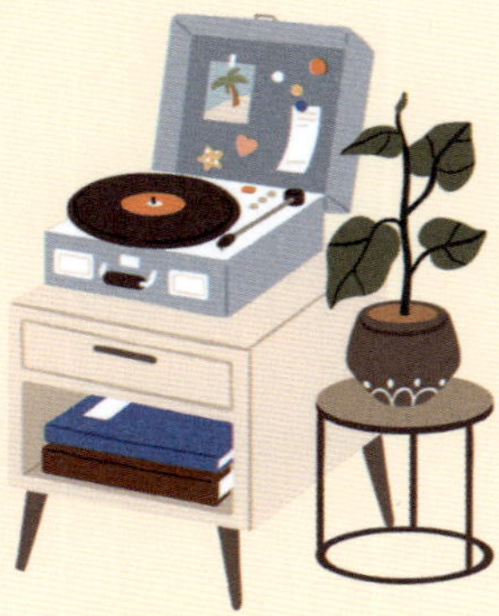

Musik aufdrehen & ein Vision Board gestalten.

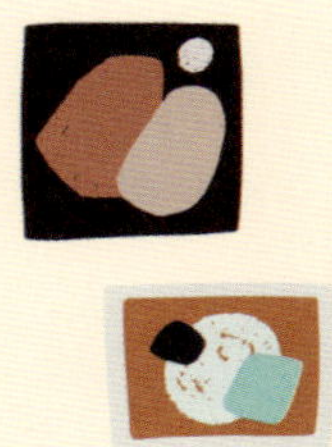

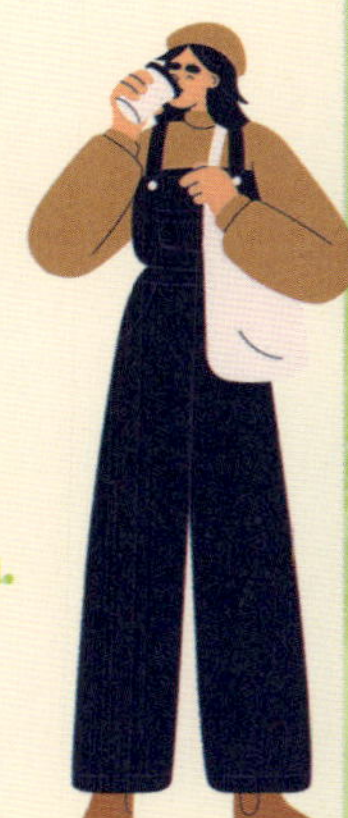

Eine Ausstellung besuchen & danach bummeln.

JOURNALING

Inspiration und Lebensfreude entstehen nicht nur durch äußere Reize: Wichtig ist auch jene kreative Kraft, die wir aus uns selbst heraus generieren; zum Beispiel, indem wir unser eigenes Sein reflektieren.

Deine Gedanken auf Papier zu bringen, kann sich anfühlen, als würdest du in deinem Kopf aufräumen. Gedanken, die du sonst hin und her wälzen würdest, sind dann erst einmal „eingefangen": Sie gelangen von deinem Kopf zu deinen Händen über einen Stift auf ein Blatt Papier, wo sie erst einmal verweilen können. Stell dir vor, wie du sie dort erst einmal abgibst und immer wieder in Ruhe zu ihnen zurückkehren kannst. Du verdrängst sie nicht, sie sind noch da – nur haben sie einen festen Rahmen bekommen und müssen nicht mehr ziellos in deinem Kopf herumwandern. Dadurch entsteht Platz für jede Menge Ideen, deine Kreativität wird freigesetzt und du fühlst dich wieder inspiriert.

Journaling, das regelmäßige Aufschreiben von Gedanken, ist eine sehr hilfreiche und einfache Methode zur Selbstreflexion. Denke immer daran, dass du mit deinen Texten oder Wortfetzen niemanden beeindrucken musst! Sie sind nur für dich bestimmt. Manchmal reicht es auch, sich jeden Tag einige Stichpunkte zu notieren. So kannst du dein Gedankenkarussell zumindest etwas verlangsamen und dir Zeit geben, alles noch einmal in Ruhe auf dich wirken zu lassen. Für kreative Bastelfans ist Journaling auch eine wunderbare Möglichkeit zum künstlerischen Ausdruck der eigenen Persönlichkeit. Scrapbooking oder Bullet Journaling sind zwei Formen des Journalings, bei denen du mit der farbenfrohen Gestaltung der jeweiligen Seiten nicht nur kleine Kunstwerke zum Durchblättern erschaffen kannst.

Das Problem: Menschen mit ADHS neigen häufig dazu, mit großer Motivation ein neues Journal zu beginnen. Euphorisch wird in der ersten Woche Seite um Seite gefüllt, bis nach einer Weile die anfängliche Begeisterung verfliegt. Das Journal verstaubt in der Ecke und wird nie mehr aufgeschlagen. Was gut begonnen hat, ist schnell uninteressant geworden.

Es ist für ADHS-ler*innen besonders wichtig, eine Form von Journaling und Terminorganisation zu finden, die für ihr Gehirn auch langfristig interessant bleibt. „Einfach aufschreiben' bringt oft Frust, da allein das Aufschreiben nur Mühe erfordert und noch keinen Anreiz zur tatsächlichen Umsetzung bietet.

Außerdem kann es hilfreich sein, eine bestimmte Tageszeit auszuwählen, in der das Journal zum Einsatz kommt. Stelle dir beispielsweise einen Wecker: Jetzt schnappst du dir deinen Planer, deine Stifte und was du sonst noch brauchst. Nimm dir ca. 20 Minuten Zeit und verbinde das Journaling mit einem angenehmen Setting. Du kannst dabei auch Musik hören, deine Lieblingsserie im Hintergrund laufen lassen, bei der du die Folgen schon kennst und auf deren Handlung du dich nicht konzentrieren musst. Ähnlich wie beim Body Doubling (s. S 171) hast du hier das Gefühl, in Begleitung zu sein. Wenn du möchtest, kannst du diese Journal-Zeit auch mit einem speziellen Raumduft verbinden, der dein Gehirn schon entsprechend auf die anstehende Tätigkeit vorbereitet. Hilfreich kann es auch sein, dir genau zu dieser Tageszeit ein warmes Getränk zuzubereiten und nebenbei einen kleinen gesunden Snack zu dir zu nehmen. Auf diese Weise kannst du die Vorfreude steigern. Journaling kann ein entspannendes Ritual für dich sein, das es dir erlaubt, deine Gedanken und Aufgaben in aller Ruhe zu strukturieren. Denk dran: Alles, was du zu Papier gebracht hast, spukt abends weniger in deinem Kopf herum.

Auf den folgenden Seiten findest du einige Formen des Journalings und ihre Vorteile für ADHS-Gehirne.

01 BULLET JOURNALING

Was ist Bullet Journaling? Bullet Journaling ist eine Form des Journalings und bietet die Möglichkeit eines flexiblen Organisationssystems. Mithilfe von Listen, Symbolen, kleinen Zeichnungen und kurzen Notizen hilft es, Aufgaben, Termine und Ideen auf visuell ansprechende Weise zu strukturieren.

Vorteile für Menschen mit ADHS

- **Struktur und Organisation:** Bullet Journals helfen, den Tag zu planen und Aufgaben zu priorisieren.
- **Flexibilität:** Die Methode kann an individuelle Bedürfnisse angepasst werden.
- **Übersichtlichkeit:** Bringt Struktur ins Gedankenchaos.
- **Kreativität:** Gestalterische Elemente wie Zeichnungen und Farben können integriert werden, um das Journaling interessanter zu machen. Das erhöht die Motivation, auch dauerhaft dranzubleiben.

Tipps zur Umsetzung

- Verwende Symbole für verschiedene Aufgabenarten (z. B. Punkte für To-dos, Kreise für Events).
- Erstelle monatliche und wöchentliche Übersichten.
- Tracke regelmäßig deine Gewohnheiten, dein Energielevel und deine Stimmung, um Muster zu erkennen und positive Veränderungen zu fördern.

02 KUNST-JOURNALING

Was ist Kunst-Journaling? Kunst-Journaling kombiniert traditionelle Tagebucheinträge mit kreativen Elementen wie Zeichnungen, Malerei, Collagen und anderen künstlerischen Techniken.

Vorteile für Menschen mit ADHS

- **Ausdruck von Emotionen:** Kreative Techniken ermöglichen es, Gefühle auszudrücken, die schwer in Worte zu fassen sind.
- **Stimulation der Sinne:** Der Einsatz von Farben und Materialien kann die sensorische Wahrnehmung fördern und beruhigen.
- **Förderung der Konzentration:** Kunst kann eine meditative Wirkung haben und hilft, den Geist zu fokussieren.

Tipps zur Umsetzung

- Nutze verschiedene Materialien wie Aquarellfarben, Buntstifte oder Magazine für Collagen.
- Lasse dich von deinen Gefühlen leiten und schaffe dadurch ganz ohne Druck tolle Kunstwerke.
- Experimentiere mit verschiedenen Techniken und finde heraus, was dir am meisten Spaß macht.

03 MINDMAPPING

Was ist Mindmapping? Mindmapping ist eine visuelle Methode zur Organisation von Ideen und Gedanken. Es beginnt mit einem zentralen Thema, von dem aus verschiedene Unterthemen und Assoziationen abzweigen.

Vorteile für Menschen mit ADHS

- **Visuelle Klarheit:** Die visuelle Darstellung hilft, komplexe Gedanken zu strukturieren und leichter zu erfassen.
- **Flexibilität:** Mindmaps können für verschiedene Zwecke wie Projektplanung, Problemlösung oder Reflexion verwendet werden.
- **Kreative Inspiration:** Das freie Assoziieren fördert kreative Ideen und neue Perspektiven.

Tipps zur Umsetzung

- Beginne mit einem zentralen Thema in der Mitte der Seite.
- Verwende Farben und Symbole, um verschiedene Kategorien und Ideen zu unterscheiden.
- Lasse Platz für zusätzliche Einfälle und Erweiterungen.
- Werde so kreativ, wie es dir gefällt: Du erstellst deine Mindmap nur für dich und nicht für eine (berufliche) Präsentation.

04 DANKBARKEITS-JOURNAL

Was ist ein Dankbarkeits-Journal? Ein Dankbarkeitsjournal ist ein spezielles Tagebuch, in dem du täglich oder wöchentlich Dinge notieren kannst, für die du aktuell dankbar bist. Das können Kleinigkeiten sein, aber auch die wesentlichen Bestandteile deines Lebens – was auch immer ein Gefühl von Dankbarkeit in dir auslöst. Wenn dir das Aufschreiben zu langweilig wird, kannst du auch mit passenden Stickern arbeiten und diese als Symbole in dein Journal kleben.

Vorteile für Menschen mit ADHS

- **Positive Perspektive:** Das Fokussieren auf positive Aspekte des Lebens kann die Stimmung heben und helfen, deine Motivation dauerhaft zu steigern.
- **Strukturierte Reflexion:** Regelmäßige Einträge schaffen eine Routine. Schließe den Tag mit Dankbarkeits-Journaling, um positive Impulse mit in deinen Schlaf zu nehmen, oder beginne den Tag damit, zum Beispiel immer beim Frühstück, um mit einem guten Gefühl in den Tag zu starten.
- **Reduktion von Stress:** Dankbarkeitspraxis kann Stress reduzieren und negative Emotionen verarbeiten helfen.

Tipps zur Umsetzung

- Schreibe oder klebe am Abend drei bis fünf Dinge auf, für die du dankbar bist.
- Versuche dir dabei die Situationen oder Personen konkret vorzustellen.
- Reflektiere, auf welche Weise du diesen Menschen, Dingen oder Momenten zukünftig mehr Zeit einräumen könntest.
- Auch ein Vision Board, zu dessen Erstellung du auf Seite 126 eine Anleitung findest, kann eine Form der Selbstreflexion darstellen.

REFLEXIONSFRAGEN

Damit du deine Stimmung und deine Gewohnheiten sinnvoll tracken und dich in der Folge selbst besser kennenlernen kannst, können auch Reflexionsfragen eine sehr hilfreiche Methode sein. Da ADHS oft mit einer Flut von Ideen, Emotionen und Ablenkungen einhergeht, kann das regelmäßige Beantworten von Reflexionsfragen helfen, den Fokus zu schärfen und Selbstwahrnehmung zu fördern. Diese Fragen lenken den Schreibprozess in eine bestimmte Richtung, was es einfacher macht, Klarheit über persönliche Ziele, Herausforderungen und Fortschritte zu gewinnen. Darüber hinaus unterstützen sie dabei, Muster im eigenen Verhalten zu erkennen, Prioritäten zu setzen und Strategien zu entwickeln, um besser mit manchen ADHS-Symptomen umgehen zu können. Hier findest du einige Beispielfragen für dein Journal.

Reflexionsfragen für jeden Tag

- Wofür bin ich heute dankbar?
- Welche Aufgaben schiebe ich vor mir her?
- Gebe ich meinem Körper genug von dem, was er braucht?
- Was bereitet mir momentan Sorgen & warum?
- Habe ich mir heute selbst etwas Gutes getan?
- Habe ich meine Gefühle wahrgenommen?

Inspiration durch Hobbys

Im Alltag vernachlässigen wir oft Dinge, die uns eigentlich mal wichtig gewesen sind. Ein beruflicher Termin hier, ein Zahnarztbesuch dort und dann streikt auch noch die Waschmaschine. Wieder neue Punkte auf der To-do-Liste, wieder viel zu wenig Zeit, sich um die Freizeitgestaltung zu kümmern. In unseren freien Stunden suchen wir dann oft die Ablenkung durch Smartphone und Co. Die Yogamatte lächelt uns aus ihrer Ecke traurig zu, das Töpferset – ein Impulskauf – nicht mal ausgepackt, ein immer größerer Berg aus ungelesenen Büchern setzt schon Staub an.

Hobbys sind für alle Menschen, aber speziell für Menschen mit ADHS, ein essenzieller Bestandteil für ein ausgewogenes Leben. Vielen ADHS-ler*innen wird gerne nachgesagt, sie wechselten ihre Hobbys ständig, langweilten sich schnell und könnten keines auf Dauer beibehalten. Das trifft sicher auf manche zu, aber wir können bei unseren Lieblingshobbys auch eine große Ausdauer zeigen. Bestimmte Hobbys können eine lebenslange Quelle der Begeisterung und Lebensfreude darstellen, auch wenn sie nicht regelmäßig ausgeübt werden. Vielleicht hast du früher gerne gemalt und dann kam dein Alltag dazwischen, du hast die Pinsel lange nicht in der Hand gehabt. Nimm dir doch mal wieder Zeit für etwas, das dir früher gutgetan hat. Ein „altes" Hobby wiederzubeleben, kann frischen Wind in dein Leben bringen.

Gedankenkarussell stoppen, Kreativität finden

Möglicherweise hattest du bereits in der Schule das Image einer besonders „verpeilten" und „verträumten" Person, vielleicht wurdest du auch als sprunghafter, temperamentvoller Mensch wahrgenommen. So oder so, Leistungsschwankungen gehörten wahrscheinlich oft zu deinem Leben dazu, denn sowohl Motivation als auch Leistungsbereitschaft und Konzentrationsfähigkeit sind bei ADHS maßgeblich davon abhängig, ob uns etwas interessiert oder nicht. Der Dopaminmangel in unserem Gehirn erschwert es uns, Dinge zu erledigen, die uns geistig langweilen. Bis zu einem gewissen Grad kennen das alle Menschen, ob von ADHS betroffen oder nicht. Bei ADHS können sich diese starken Schwankungen jedoch sehr deutlich auf den gesamten Alltag ausüben und sich wie ein roter Faden durchs Leben, die Zeugnisse und den Karriereweg ziehen.

Verschiedene Artikel und Medieninhalte über ADHS beschäftigen sich mit den positiven Seiten der Neurodivergenz. Ein Vorteil von ADHS sei eine stark ausgeprägte Kreativität. Fühl dich nicht unter Druck gesetzt, wenn du überall liest, dass ADHS überaus kreative Talente, ja sogar künstlerische Genies, hervorbringt und Menschen mit ADHS zu außergewöhnlichen Erfolgen imstande sein können. Deine Stärken müssen weder im künstlerischen Bereich liegen, noch musst du an dir zweifeln, wenn geniale Geistesblitze in deinem Kopf bisher eher selten aufgetaucht sind.

Das Schöne an Hobbys ist, dass Leistungen und Superkräfte hier nicht ausschlaggebend sind. Natürlich ist es schön, wenn du in deinem Hobby Erfolge erzielst und Lob dafür erhältst. Talente und Können sind aber zweitrangig, wenn es darum geht, mit einem Hobby zu entspannen. Hobbys sind gelebte Selbstfürsorge und aktive Erholungszeit.

Ist dir das vielleicht auch schon mal passiert? Du bist so sehr in dein Hobby vertieft und merkst gar nicht, wie die Zeit um dich herum vergeht, und du nimmst die Außenwelt gar nicht mehr richtig wahr? Willkommen im Hobby-Hyperfokus! Genau deshalb sind Hobbys so wichtig für uns: Sie sind unsere Eintrittskarte in eine Welt voller Ablenkung, Inspiration und können langfristig dazu beitragen, dass wir auch unsere Probleme besser verarbeiten. Sie sind gelebte Selbstfürsorge, denn sie bringen Motivation und Lebensfreude. Wer sich kreativ oder sportlich betätigt, kann dabei leichter abschalten und Stress abbauen als beim ständigen Grübeln. Wenn wir etwas mit unseren eigenen Händen erschaffen oder uns sportlich weiterentwickeln, dürfen wir uns über ganz persönliche Erfolgserlebnisse freuen.

Hobbys in akuten Krisenzeiten

Dir fehlt die Kraft für dein Hobby, aber vom Dauergrübeln kommst du nicht weg? Oft ist es hilfreich, sich Tätigkeiten zu suchen, die einen geistig nicht überfordern und bei denen man sich sicher fühlt. Ein Hobby soll jetzt keine weitere Aufgabe auf der To-do-Liste sein. Vielmehr kann es dich dabei unterstützen, wieder ein Gefühl für Aktivität und Kontrolle zu entwickeln, wenn du dich kraftlos und verloren fühlst.

Aktivitäten wie Puzzeln, Mandala-Bilder ausmalen – zum Beispiel auch kombiniert mit deiner Lieblingsmusik oder einem Hörbuch im Hintergrund – können dir dabei helfen, aufgestaute Anspannung abzubauen und in friedlicher Atmosphäre zu innerer Ruhe zu finden. Ohne Leistungsdruck in Aktion kommen tut gut und ein fertiggestelltes Puzzle oder Ausmalbild stimuliert das Belohnungszentrum in deinem Gehirn auf positive Weise. Das Gefühl, etwas geschafft zu haben, bringt kraftvolle Impulse und fördert dein Selbstvertrauen.

Der „Hobby-Friedhof": Dranbleiben oder aufgeben?

Voller Enthusiasmus hast du dich von einer ansprechenden Werbung dazu verleiten lassen, ein kostspieliges Töpferset mit allem Drum und Dran zu bestellen. Das Versprechen? Ganz einfach ohne Töpferscheibe loslegen und Deko fürs Zuhause gestalten. Klingt super, denkst du dir, und schon in der ersten Woche bist du nicht zu bremsen. Du siehst dir ein Tutorial nach dem anderen an, töpferst und formst wild drauflos und hast bereits nach wenigen Tagen voller Einsatzbereitschaft und Energie eine beachtliche Menge an kleinen Schüsselchen, Schalen und Kerzenhaltern kreiert. Voller Stolz bist du der Meinung, nun endlich dein absolutes Lieblingshobby gefunden zu haben. Wie ein Schwamm saugst du Infos und Anregungen zum Thema auf, präsentierst anderen deine Kreationen und fühlst dich wie beflügelt. Eine Woche später fällt es dir schon deutlich schwerer, dich zum Weitermachen zu motivieren. Du räumst die Töpfersachen erst einmal weg, damit sie dich nicht stören – nächste Woche hast du den Kopf wieder frei, denkst du, dann geht's weiter. Aus den Augen, aus dem Sinn: Eine weitere Woche ist vergangen und das Töpferset lacht dich ein bisschen traurig aus der Ecke an. So langsam bekommst du ja schon ein schlechtes Gewissen. Ist das etwa eine Staubschicht, die sich da über dein neues Lieblingshobby legt? Spätestens jetzt wird es dir klar. Das Töpferset kommt auf den „Hobby-Friedhof" und reiht sich in eine Sammlung aus Materialien, Ausrüstung und angefangenen Projekten ein.

Auch Menschen ohne ADHS passieren Hobby-Fehlgriffe oder sie stellen im Lauf der Zeit fest, dass eine bestimmte Aktivität nicht (mehr) zu ihrem Lebensstil passt. Wenn uns etwas auf Dauer keinen Spaß macht, dann ist es in Ordnung, sich dagegen zu entscheiden. So weit, so gut. Bei ADHS-ler*innen sind die Zusammenhänge etwas komplexer. Die Kombination aus Motivationsproblemen, Schwierigkeiten beim Alltags- und Zeitmanagement und stark ausgeprägter Begeisterungsfähigkeit führt oft zu einem regelrechten

Wegwerfverhalten beim Thema Freizeitgestaltung. Es fällt uns schwer, regelmäßig bestimmte Tätigkeiten auszuführen, auch wenn sie uns anfangs so attraktiv erscheinen. Ähnlich wie bei Terminplanern, die wir zu Beginn fleißig befüllen und dann irgendwann in der Ecke liegen lassen, ist es auch mit unseren Hobbys. Das Paradoxe daran: Unser ADHS-Gehirn ist stark auf Belohnungen fixiert. Wenn wir eine Sache gut beherrschen, gibt uns dies große Motivationsschübe. Wir suchen den kurzfristigen Erfolgs-Kick, das Gefühl, etwas gut zu machen, und geben auf, sobald wir den geringsten Widerstand spüren. Üben? Sich durch Durststrecken quälen? Der Wille ist da, aber die Umsetzung fällt uns aufgrund unserer besonderen Gehirnstruktur dann meist so schwer, dass wir lieber den nächsten Ausgang nehmen.

Hier habe ich ein paar kleine Reflexionsfragen für dich gesammelt, falls du dich fragst, ob es sich für dich lohnt, an einem Hobby festzuhalten:

- Bringt mir diese Tätigkeit immer wieder Spaß, wenn ich erst mal „drin" bin? Komme ich dadurch in den Hyperfokus und vergesse alles um mich herum?
- Kann ich mir kleine Zwischenziele setzen, die mich belohnen und mir kurzfristige Erfolge bringen?
- Könnte ich das Hobby und meine Ergebnisse mit anderen teilen und mich durch Feedback motivieren lassen?
- Ist Body Doubling eine Option, zum Beispiel in regelmäßigen Malkursen, wo alle an ihren eigenen Werken arbeiten?
- Bietet mir das Hobby ausreichend Abwechslung, damit ich immer wieder neue Anreize bekomme?
- Kann ich meinen Tagesablauf und meine Umgebung so darauf ausrichten, dass ich wenig Ablenkung und möglichst viel Zeit zur Umsetzung habe?

Lass dich nicht entmutigen, falls du Rückschläge erlebst, aber zwinge dich auch nicht zum Dranbleiben, wenn dir etwas keinen Spaß mehr macht. Mache dir immer wieder klar, dass ein Hobby dir Inspiration, Ablenkung und Entspannung bringen soll, anstatt ein weiterer Energieräuber zu sein. Es ist in Ordnung, sich gegen ein Hobby zu entscheiden und etwas anderes auszuprobieren, auch wenn andere das nicht verstehen können. Lass dein Selbstwertgefühl nicht darunter leiden, wenn du eine Tätigkeit aufgibst. Triff deine Entscheidungen über deine kostbare Freizeit für dich selbst und nicht für andere – du bist niemandem Rechenschaft schuldig.

-06-

ICH BRAUCHE ENERGIE & MOTIVATION

Du fühlst dich antrieblos. Du suchst vermehrt Stimulation durch Kicks (z. B. Koffein, Süßigkeiten, Videospiele). Du vertrödelst häufiger die Zeit mit „sinnlosen" Tätigkeiten (z. B. Doomscrolling). Deine Stimmung ist gedrückt.

ADHS und Energie: die Wellen surfen lernen

Nicht jeder Tag ist gleich! Lies diesen Satz nochmal. Am besten speicherst du ihn bewusst in deinem Kopf ab, denn während er so einfach wirkt, steckt in ihm eine ganz wichtige Wahrheit. Wir vergessen manchmal, dass wir keine Roboter sind, die auf eine bestimmte Betriebseinstellung programmiert werden und dann jeden Tag dieselben Leistungen erbringen können. Und selbst Roboter fallen manchmal aus und müssen gewartet werden.

Bei Menschen mit ADHS ist die Regelmäßigkeit oft ein großes Problem, das sich über viele Lebensbereiche erstreckt. An einer Sache dranbleiben kann sich als schwierig gestalten, da uns überall neue Abwechselungen und Verlockungen Dopamin-Kicks versprechen. Deswegen scrollen wir durch Videos am Smartphone, wollen immer das nächste sehen, das vielleicht noch lustiger oder interessanter sein könnte als das Video davor. Wir springen von Aktivität zu Aktivität, geben Projekte oft aus Langeweile nach kurzer Zeit wieder auf.

Gleichzeitig ist unser Dopaminspiegel dafür verantwortlich, dass wir nicht nur immer neue Reize suchen, sondern auch mit teilweise heftigen Energieschwankungen zu kämpfen haben. Das kann sich entweder in völlig

Das könnte dir helfen

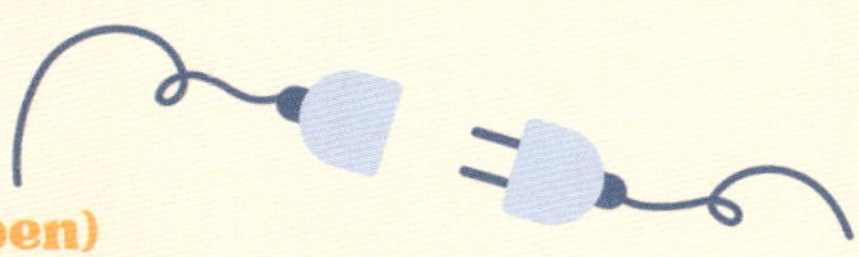

Wechselduschen

Affirmationen

Bewegung

frische Luft

Vision Board

Tageslicht (-lampen)

Lachyoga

motivierende Playlist

Alltags-Gamification

Video-Tutorials & Co.

Zitrusdüfte

spontanen Energieschüben äußern, in denen wir Bäume ausreißen könnten und uns außergewöhnlich leistungsfähig fühlen. Wie so vieles hat auch diese Sache einen Haken: Wir fallen oft in regelrechte Energielöcher und fühlen uns wie gelähmt. Befinden wir uns gerade in einem solchen Tief, kann sich jede noch so kleine Handlung anfühlen wie eine Mammutaufgabe. Auch vermeintliche Kleinigkeiten können uns an manchen Tagen sehr viel Kraft kosten. Summieren sie sich, haben wir also keinerlei Energie mehr übrig, bleibt häufig nur noch der völlige Rückzug. Couch oder Bett fühlen sich an wie Treibsand, in den wir immer tiefer hineinrutschen. Eine bleierne Müdigkeit schlägt zu. Wir sind k. o.

Wenn du dir diese Zusammenhänge ansiehst, wird dir vielleicht auffallen, dass ein schlechtes Gewissen nicht zur Ausschüttung von mehr Dopamin führt. Im Gegenteil: So landest du noch tiefer im Treibsand und deine Motivation wiederzufinden, wird umso schwerer. Mit Selbstakzeptanz kommst du wesentlich weiter. Betrachte die Tage und deine Energie als wellenförmige Verläufe. An manchen Tagen schaffst du so viel, dass du dich davon wie berauscht fühlst, und bist erstaunt über dich selbst. Nutze diesen Schwung aus, solange du dich gut fühlst. Bereite dich innerlich darauf vor, dass vielleicht auch wieder Tage kommen werden, an denen du gar nichts oder sehr wenig schaffst. Lerne deine Energiewellen zu surfen, anstatt dich von ihnen nur überraschen zu lassen.

Was haben Löffel mit ADHS zu tun?

Vielleicht ist sie dir schon einmal begegnet: Die Löffel-Theorie ist eine leicht verständliche Methode, um zu erklären, wie viel Energie Menschen mit chronischen Erkrankungen im Alltag zur Verfügung haben und wie sie diese nutzen müssen. Sie wurde von Christine Miserandino entwickelt, die selbst an Lupus erkrankt ist. Das Modell lässt sich auch auf ADHS anwenden, denn ADHS-ler*innen haben durch den chronischen Dopaminmangel einen grundsätzlich anders funktionierenden Energiehaushalt als viele andere Menschen.

GRUNDIDEE DER LÖFFEL-THEORIE

- **Löffel als Energieeinheiten:** Stell dir vor, dass jeder Mensch am Anfang des Tages eine bestimmte Anzahl von Löffeln hat. Diese Löffel repräsentieren die Energie, die man für den Tag zur Verfügung hat.

- **Energieverbrauch:** Jede Aktivität, egal, wie klein sie scheint, kostet mindestens einen Löffel. Zum Beispiel:
  - Aufstehen und sich anziehen: 1 Löffel
  - Frühstücken: 1 Löffel
  - Zur Arbeit / Schule gehen: 2 Löffel
  - Arbeiten oder Lernen: mehrere Löffel
  - Soziale Interaktionen: 1–2 Löffel

BESONDERE HERAUSFORDERUNGEN

Menschen mit ADHS, Autismus oder chronischen Erkrankungen haben oft weniger Löffel pro Tag als gesunde Menschen. Zudem können alltägliche Aufgaben für sie mehr Löffel kosten. Zum Beispiel:

- **ADHS:** Menschen mit ADHS müssen oft zusätzliche Energie aufwenden, um sich zu konzentrieren oder organisierte Routinen zu verfolgen.
- **Autismus:** Soziale Interaktionen und sensorische Überreizung können besonders anstrengend sein und viele Löffel kosten.
- **Chronische Erkrankungen:** Menschen mit chronischen Schmerzen oder Erschöpfung haben weniger Energie und müssen daher sorgfältig planen, wie sie ihre Löffel verwenden.

UMGANG MIT LÖFFELN

- **Prioritäten setzen:** Betroffene müssen entscheiden, welche Aktivitäten am wichtigsten sind, und ihre Energie dementsprechend einteilen.
- **Pausen einlegen:** Regelmäßige Ruhepausen helfen, die vorhandenen Löffel effizient zu nutzen.
- **Hilfe annehmen:** Unterstützung von Freund*innen, Familie oder Kolleg*innen kann helfen, Löffel zu sparen.
- **Selbstfürsorge:** Aktivitäten, die die eigenen Energiereserven auffüllen, sind wichtig, um langfristig genügend Löffel zu haben.

Alternativ zur Löffel-Theorie kannst du dir für deine Tätigkeiten auch Knöpfe vorstellen, die du betätigen musst. Beispielsweise benötigt der Vorgang

„Wäsche waschen" mehrere Knöpfe, die Energie kosten – auch solche, die auf den ersten Blick unscheinbar wirken. Dennoch müssen alle Knöpfe gedrückt werden, um eine Aufgabe zu bewältigen, und jeder einzelne kostet Energie.

Beispielsweise kann „Wäsche waschen" folgende Knöpfe beinhalten: Wäsche sortieren (1 Knopf pro Gegenstand), Waschmaschine damit befüllen (1 Knopf), Waschmittel einfüllen (1 Knopf), Waschmaschinentür schließen (1 Knopf), Modus einstellen (1 Knopf), am Ende des Waschprogramms Tür wieder öffnen (1 Knopf), Wäsche entnehmen (1 Knopf pro Gegenstand), Wäsche aufhängen oder in den Trockner räumen (1 Knopf pro Gegenstand).

Pro Tag können sich selbst für simple Tätigkeiten eine ganze Menge an Knöpfen sammeln, die du betätigen musst. Wann immer du also das Gefühl hast, „nichts" geschafft zu haben, kann es hilfreich sein, sich all die Knöpfe vorzustellen, die du drücken musstest.

Vergiss nicht, dass du für alle Handlungen und jeden einzelnen Knopf eine gewisse Menge an Motivation in deinem Kopf aufbringen musstest, damit dein Körper sie betätigen konnte. Aufgrund des gestörten Dopaminhaushalts bei ADHS kann es zur Herausforderung werden, auch für die kleinsten Handlungen das erforderliche Maß an Motivation zu finden. Versuche dir bei Selbstzweifeln immer wieder vorzustellen, welche Einzelhandlungen hinter einer Aufgabe stehen. So gering kommen dir deine täglich erbrachten Leistungen dann an „ganz normalen" Tagen vielleicht gar nicht mehr vor.

Ohne Pausen keine Energie und keine Motivation

Sie sind uns im Entspannungsteil dieses Buchs bereits begegnet und sie laufen uns auch hier über den Weg: Pausen. Denn sie sind nicht nur für innere Ruhe und Entspannung wichtig, sondern wirken sich auch auf unseren gesamten Energiehaushalt aus. Dadurch sind sie für unsere intrinsische Motivation essenziell.

Die Natur macht es uns vor – Pausen sind wichtig für Lebewesen und Pflanzen. In Wahrheit geschehen Weiterentwicklung und nachhaltiges Wachstum oft im Inneren, wenn von außen keine Aktivität zu sehen ist. Bäume verlieren im Herbst ihre Blätter, wirken kahl und abgestorben. Wenn im Frühling Sonne und Wärme zurückkehren, erstrahlen sie jedes Jahr von

Neuem mit einer satten Krone aus grünen Blättern. Niemand würde je auf die Idee kommen, Bäumen vorzuwerfen, dass sie sich erneuern müssen. Sie bündeln ihre Kräfte, werfen unnötigen Ballast ab, erzwingen kein ganzjähriges ungebremstes Wachstum.

Auch im Tierreich finden sich zahlreiche Beispiele für die kluge Einteilung von Energiereserven. Viele Tiere halten Winterschlaf. Alle Tiere ruhen sich instinktiv dann aus, wenn sie erschöpft sind. Schmetterlinge pausieren bei Regenwetter ihren Flug. Sie ruhen sich im Trockenen aus, um ihre Flügel zu schonen. Wir können von ihnen lernen, wie sehr sie auf ihren Körper und dessen Gesundheit achten anstatt um jeden Preis zu fliegen.

Warum haben Pausen bei uns Menschen einen so schlechten Ruf?

Viele Glaubenssätze rund um Arbeit und Pausen betreffen nicht nur Menschen mit ADHS. Sie sind tief innerhalb unserer Gesellschaft verankert:

Wer sich ausruht, ist nur zu faul zum Arbeiten.

No pain, no gain. (Ohne Fleiß kein Preis.)

Nur wer etwas leistet, verdient auch Anerkennung.

Pausen muss man sich verdienen.

Diese Denkmuster stammen aus Zeiten, in denen die alltägliche Belastung von Menschen nicht mit psychischen und anderen gesundheitlichen Problemen in Verbindung gebracht wurde. Menschen, die sich im System der klassischen Erwerbsarbeit nicht zurechtfinden konnten, fielen durchs Raster. Das führt innerhalb unseres Schulsystems bis heute oft dazu, dass Kinder mit Aufmerksamkeitsproblemen und Lernschwierigkeiten als faul wahrgenommen werden. Viele neurodivergente Menschen kämpfen bis ins hohe Alter mit ihrem vermeintlich geringeren Wert innerhalb unserer Leistungsgesellschaft.

Wer im Burnout landet, muss auch in der heutigen Arbeitswelt befürchten, gnadenlos ausgemustert zu werden und den Job zu verlieren. Auch wenn sich arbeitsrechtlich mittlerweile einiges geändert hat: Das Stigma bleibt. Wir berichten anderen meistens nicht stolz davon, dass wir uns eine gesündere Arbeitsweise angeeignet haben, uns ab jetzt öfter mal in die Hängematte legen oder unsere Work-Life-Balance fördern.

Stattdessen fühlen wir uns beim Ausruhen oft immer noch wie Faultiere, die keine Pausen verdienen. Menschen schämen sich für leere Terminkalender, fühlen sich nicht „busy" genug und damit gesellschaftlich irrelevant. Solange wir nicht vor Erschöpfung zusammenbrechen oder wirklich gar nichts mehr geht, reißen wir uns eben zusammen. Gönnen uns Pausen erst dann, wenn es absolut notwendig ist. „Nur noch dieses eine Projekt beenden."

Glücklicherweise erkennen immer mehr Firmen, wie wichtig die seelische Gesundheit ihrer Mitarbeiter*innen ist, und ergreifen gezielte Maßnahmen, um diese zu schützen. Dennoch ist es für viele ein Privileg, verständnisvolle Vorgesetzte zu haben, die auch unsichtbare Erkrankungen ernst nehmen. Ein gebrochenes Bein führt bis heute häufig zu einer größeren Anteilnahme aus dem Umfeld als eine Depression oder unsichtbare Barrieren bei Neurodivergenz. Letztere sind eben nicht sicht- und damit auch oft nicht greifbar für Außenstehende.

Überholte Denkmuster als solche zu erkennen, kann ein wichtiger Schritt sein, um langfristig gesünder zu leben und der Stigmatisierung von seelischen Problemen entgegenzuwirken. Selfcare bedeutet, sich über die eigenen Bedürfnisse im Klaren zu sein und dementsprechend zu handeln. Doch woran kannst du eigentlich erkennen, dass du dich gerade auf dem besten Weg in die große Erschöpfung befindest? Wie können vor allem Menschen mit ADHS bei all den Gedankenströmen herausfiltern, wann sich die eigenen Energievorräte dem Ende zuneigen, und rechtzeitig gegensteuern?

Zunächst kann es hilfreich sein, die Energieräuber in deinem Leben zu identifizieren. Diese sehen bei allen Menschen unterschiedlich aus und haben auch unterschiedliche „Energiepreise". Hier sind einige typische Beispiele für kräftezehrende Dinge, die Stress und mentalen Overload begünstigen können. Auf der anderen Seite findest du mögliche Gegenmaßnahmen, also Energiespender.

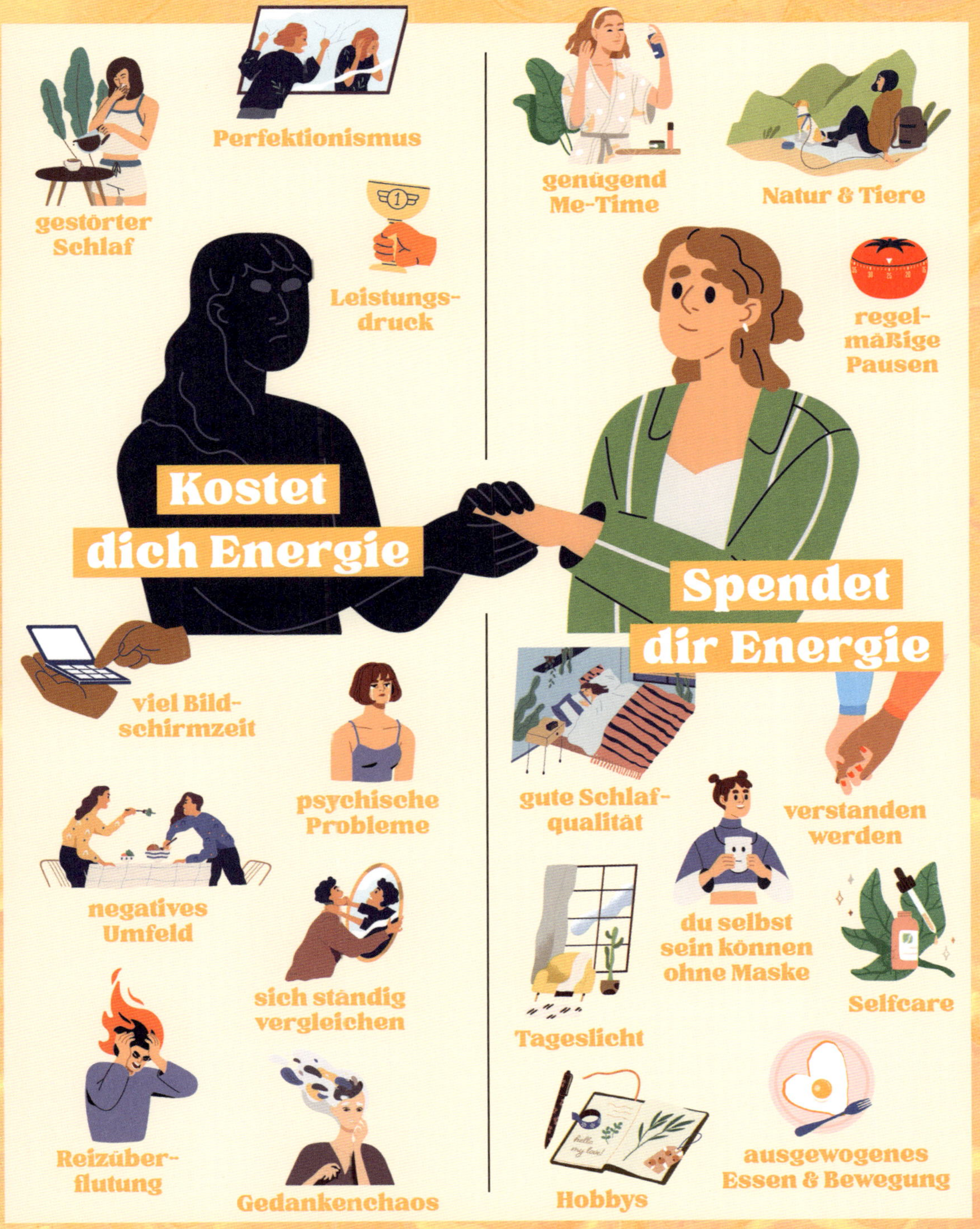
Perfektionismus
gestörter Schlaf
Leistungsdruck
Kostet dich Energie
viel Bildschirmzeit
psychische Probleme
negatives Umfeld
sich ständig vergleichen
Reizüberflutung
Gedankenchaos
genügend Me-Time
Natur & Tiere
regelmäßige Pausen
Spendet dir Energie
gute Schlafqualität
verstanden werden
du selbst sein können ohne Maske
Selfcare
Tageslicht
hello my love!
Hobbys
ausgewogenes Essen & Bewegung

Ausgebrannt und leer: der Weg in den Burnout

Das erhöhte Risiko von Menschen mit ADHS, an Burnout oder an Depressionen zu erkranken, setzt sich aus einer Kombination von neurologischen, psychosozialen und emotionalen Faktoren zusammen. Wenn wir dauerhaft mehr Energie ausgeben, als uns zur Verfügung steht, ist die Erschöpfung nicht weit. Mit Entspannungsmethoden können Spitzen abgebaut werden, aber auch die erholsamste Yogaeinheit kann nicht verhindern, dass wir bei einer dauerhaften Überanstrengung im Burnout landen.

Zudem können wiederholt erlebte Misserfolge und das Gefühl, nicht den gesellschaftlichen Erwartungen zu entsprechen, das Risiko für depressive Phasen deutlich erhöhen. Die ständige Anstrengung, mit unseren ADHS-Symptomen umzugehen und in einer Welt zu funktionieren, die oft wenig Verständnis für unsere Herausforderungen zeigt, kann zu erheblichem Stress und Erschöpfung führen. Dieser anhaltende Stress ist in Kombination mit sozialen Konflikten und daraus resultierender Einsamkeit ein idealer Nährboden für die Entstehung von Depressionen.

Oft beginnt es schleichend: Wir quälen uns über eine Hürde nach der anderen. Während wir uns immer kraftloser fühlen, steigt der Druck im Inneren weiter an. Schließlich wollen wir uns keine Blöße geben, nicht ein weiteres Mal an einer Aufgabe scheitern. Wir wollen beweisen, dass wir unser Leben im Griff haben. Dabei ist es genau umgekehrt – der Perfektionismus hat UNS fest im Griff. Wir streben nach immer besseren Leistungen und versuchen krampfhaft zu verdrängen, wie leer und ausgebrannt wir uns eigentlich fühlen.

Burnout und Depression müssen nicht Hand in Hand miteinander gehen, aber das Risiko für die Entstehung einer Depression erhöht sich deutlich, wenn bereits ein Burnout vorliegt. Die Symptome einer Depression sind vielfältig und bei allen Betroffenen unterschiedlich stark ausgeprägt. Solltest du dich dauerhaft energielos und traurig fühlen, kann es wichtig sein, genauer hinzusehen.

Nicht immer ist Lethargie automatisch mit einer Depression oder einer depressiven Episode verbunden. Das phasenweise Auftreten von Gefühlen innerer Lähmung bei gleichzeitiger innerer Unruhe kann auch auf die sogenannte ADHS-Paralyse zurückzuführen sein.

„Hilfe, mein Kopf schreit mich an“: gefangen in der ADHS-Paralyse

Die ADHS-Paralyse kann in vielen Situationen und Lebensbereichen auftreten. Sie zeigt sich häufig in Momenten, die eine hohe kognitive Anforderung oder eine besondere emotionale Belastung darstellen. Ein typisches Beispiel ist das Erledigen von Aufgaben mit engen Fristen oder hoher Wichtigkeit. Trotz des Bewusstseins, dass die Zeit knapp wird und die Aufgabe dringend ist, kann eine Person mit ADHS in einem Zustand des Aufschiebens verharren, was oft zu zusätzlichem Stress und Schuldgefühlen führt. Manche ADHS-ler*innen profitieren von Zeitdruck und können erst in letzter Minute ihr volles Potenzial abrufen. Sie schreiben über Nacht wichtige Arbeiten, für die sie wochenlang Zeit gehabt hätten. Andere brechen aus Überforderung jene Projekte ab, weil der Druck für sie zu groß geworden ist. Diese Handlungsunfähigkeit ist nicht einfach eine Trotzreaktion, ein Zeichen von Faulheit oder nicht vorhandene Disziplin – sie ist das Ergebnis einer Überlastung des Gehirns, das Schwierigkeiten hat, Prioritäten zu setzen und die nötige Motivation zu mobilisieren.

Apropos Prioritäten: Ein weiteres häufiges Szenario, in dem ADHS-Paralyse auftritt, sind komplexe oder mehrstufige Aufgaben. Die Herausforderung, mehrere Schritte zu planen und in eine sinnvolle Reihenfolge zu bringen, kann für ADHS-ler*innen eine extreme Belastung sein. Die resultierende Lähmung kann zu erheblichen Problemen im beruflichen und akademischen Bereich führen, wo Multitasking und komplexe Projektarbeiten zum Alltag gehören.

Auch die emotionale Komponente der ADHS-Paralyse sollte hier nicht unterschätzt werden. Viele von uns erleben eine starke emotionale Reaktion auf die Unfähigkeit, Aufgaben zu bewältigen. Diese Reaktion reicht von Frustration und Wut auf sich selbst bis hin zu tiefer Verzweiflung und Angst. Solche Gefühle können die Paralyse weiter verstärken, da sie zusätzliche mentale Ressourcen beanspruchen und den Teufelskreis der Untätigkeit weiter anheizen.

Darüber hinaus gibt es eine soziale Komponente der ADHS-Paralyse. Das ständige Nichterfüllen von Erwartungen – sei es im Berufsleben, in der Schule oder im privaten Umfeld – kann zu einem erheblichen sozialen Druck führen. Oft fühlen sich Menschen mit ADHS dann missverstanden und stigmatisiert, da ihr Verhalten von anderen als mangelnde Anstrengung interpretiert wird. Diese Missverständnisse können zu Isolation und vermindertem Selbstwertgefühl führen, was die Herausforderungen der ADHS-Paralyse weiter verschärft.

Die ADHS-Paralyse besser in den Griff zu bekommen, kann spezielle Strategien und Unterstützung erfordern. Strukturierte Tagespläne, klare Prioritäten und der Einsatz von bewährten Methoden können helfen, große Aufgaben in überschaubare Schritte zu unterteilen und dadurch Hemmschwellen für das Beginnen von Projekten zu senken. Unterstützung durch Therapeut*innen, Coaches und Selbsthilfegruppen kann ebenfalls wertvoll sein, um emotionale und kognitive Bewältigungsstrategien zu entwickeln und das Gefühl der Isolation zu mindern.

Sag Tschüss zum Motivations-Tief

Timer stellen: 30 Min. Papierkram, 15 Min. Schreibtisch aufräumen & danach belohnen.

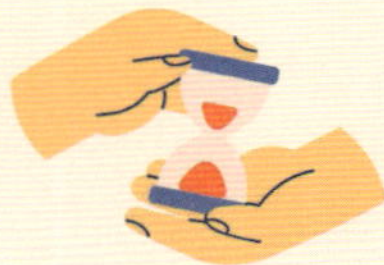

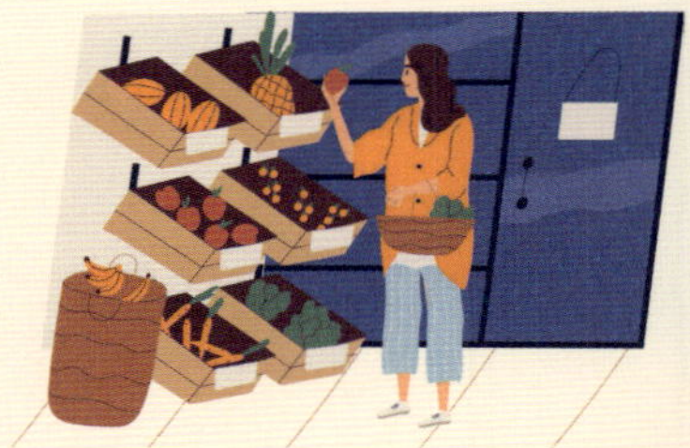

Füll deinen Kühlschrank mit bunten, frischen Lebensmitteln auf.

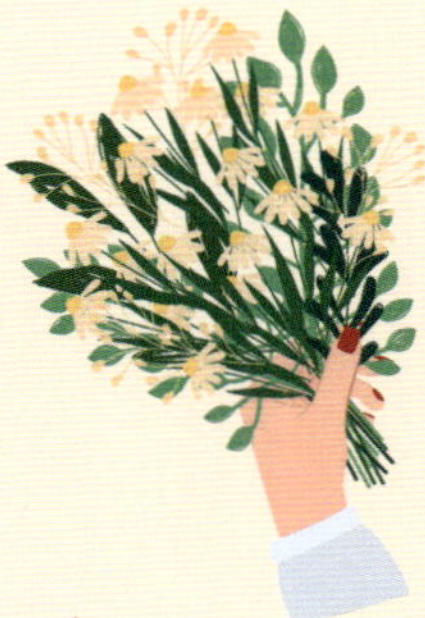

Loslegen ohne Perfektionismus: Lass deiner Kreativität freien Lauf.

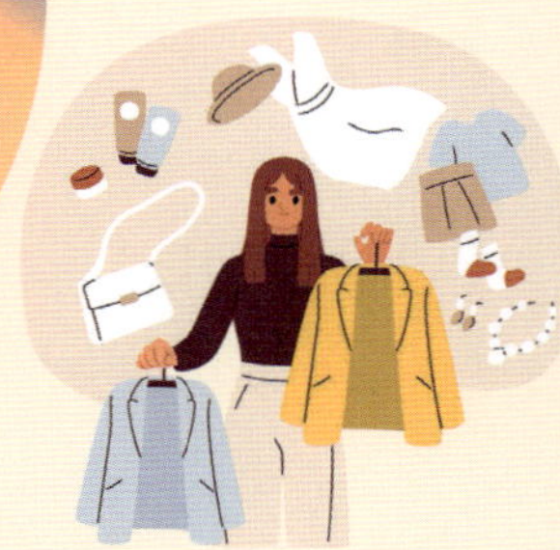

Dreh deine Lieblingsmusik auf & stell dir Wohlfühl-Outfits zusammen.

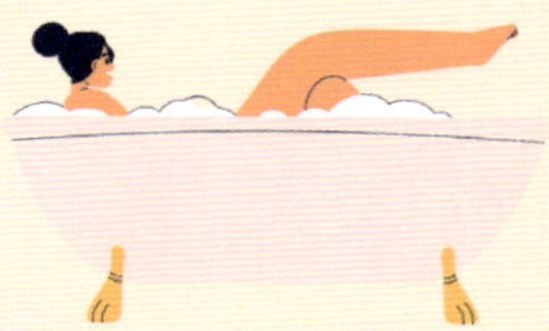

Gönn dir eine Körperpflege-Session – fühl dich duftend & frisch.

Stöbere nach neuen Büchern, Podcasts, Dokus ... die dich inspirieren könnten.

MOTIVATIONSTIPPS GEGEN DIE ADHS-PARALYSE

„Aufschieberitis“ vermeiden

Mit einem leichten Augenzwinkern sprechen viele ADHS-ler*innen von ihrer Aufschieberitis: Sie prokrastinieren, vertagen also Aufgaben und Erledigungen auf andere Zeitpunkte, um kurzfristig davon befreit zu sein. Meistens ist das aber ein Trugschluss und es bleibt nicht bei einer kurzen Aufschiebung, sondern die Aufgabe wird komplett vergessen. Bis die Deadline plötzlich vor der Tür steht und wir mit schrillen Alarmglocken im Kopf panisch damit beginnen, das Projekt auf die Schnelle zu erledigen. Das kann funktionieren, da viele ADHS-Gehirne stark auf Zeitlimits und Dringlichkeit reagieren.

Der Kickstart

Eine Möglichkeit, das Aufschieben zu verringern, kann auch hier der Timer-Trick sein: Setze dir zum Ziel, dich an einem Tag nur für zehn Minuten dieser einen Aufgabe zu widmen. Sobald der Timer abgelaufen ist, darfst du wieder damit aufhören. Im besten Fall hast du nach den zehn Minuten Lust bekommen, am Thema dranzubleiben, und kannst noch weitermachen. Im schlechtesten Fall hast du immerhin einen Anfang gemacht und kannst am nächsten Tag wieder für zehn Minuten loslegen. Idealerweise findest du mit dieser Methode einen Einstieg in dein Projekt und kannst die Timer-Zeiten stetig verlängern.

Easy going

Eine weitere Option bei größeren Aufgaben besteht in der simplen Methode, zunächst verschiedene Unteraufgaben daraus zu generieren. Auch wenn es dir komisch vorkommt: Zerteile dir ein Projekt in die einfachsten Minischritte und versuche sie, wenn möglich, nach Schwierigkeitsgrad zu ordnen. Was fällt dir persönlich am leichtesten? Worauf hast du am ehesten Lust, was ist für dich ein schwieriger Arbeitsschritt? Beginne mit dem einfachsten Einzelschritt. Die Hürde, diesen zu erledigen, ist am geringsten und ein kleines Erfolgserlebnis ist dir am Ende sicher – denn immerhin kannst du bereits einen Punkt abhaken. Anschließend hast du hoffentlich genug Schwung, mit dem „zweiteinfachsten“ Punkt loszulegen und so weiter. Denk immer daran, dass Erfolgserlebnisse, und seien die eigentlichen Schritte auch noch so gering, deinem Gehirn einen Dopaminschub verpassen und dir langfristig dabei helfen können dranzubleiben. Beachte dennoch immer wieder die Steigerung des Schwierigkeitsgrades, um dich nicht selbst zu betrügen, indem du eine einfache Aufgabe nach der anderen erledigst und die größeren liegen lässt.

Das Aufgaben-Glas
Das Prinzip ist einfach: ein Glas, in dem kleine Zettelchen mit verschiedenen Aufgaben Platz haben. Gut geeignet sind beispielsweise große Einmachgläser. Wenn es dir schwerfällt, Prioritäten zu setzen oder Aufgaben der Reihe nach zu erledigen, schreibe alle Schritte auf kleine Notizzettel. Falte oder rolle die Zettel zusammen und ziehe nach und nach ein Los. Schummeln gilt nicht, leg am besten direkt los, ohne allzu viel über dein Los nachzudenken. Der Trick besteht darin, dir die Entscheidung abzunehmen und dein Gehirn mittels des Zufallsgenerators davon abzuhalten, sich Ausreden einfallen zu lassen.

Du sehnst dich nach positiven Impulsen und Anerkennung? Schreib dir Zettelchen mit Eigenlob. Letzteres hat zu Unrecht einen schlechten Ruf. Du gibst immer wieder dein Bestes, um deinen Alltag zu bewältigen – und das verdient eine Belohnung. Auch gegen Ängste eignet sich ein solches Mutmach-Glas.

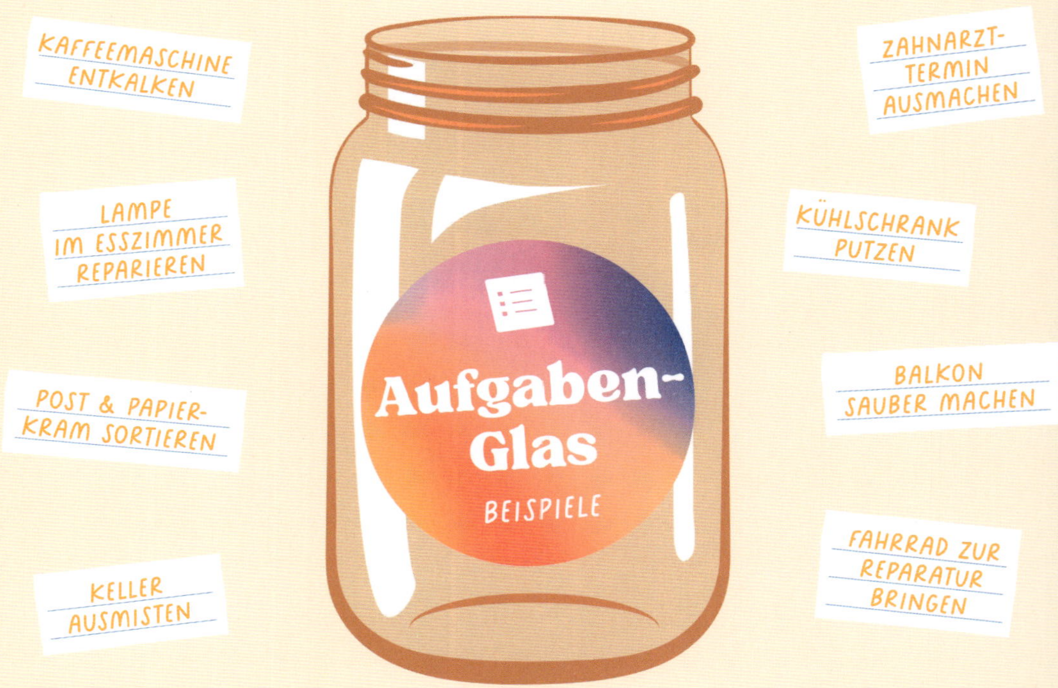
KAFFEEMASCHINE ENTKALKEN
ZAHNARZT-TERMIN AUSMACHEN
LAMPE IM ESSZIMMER REPARIEREN
KÜHLSCHRANK PUTZEN
Aufgaben-Glas
BEISPIELE
POST & PAPIER-KRAM SORTIEREN
BALKON SAUBER MACHEN
KELLER AUSMISTEN
FAHRRAD ZUR REPARATUR BRINGEN

Den Reset-Knopf drücken

Bei Computern und anderen technischen Geräten gibt es meistens eine Reset-Funktion. Wenn gar nichts mehr geht, setzen wir das Gerät zurück und gestatten ihm, neu hochzufahren. Was du nun über Pausen weißt, kannst du dir hier zunutze machen: Denn ein Reset, also eine komplette Betriebspause ohne „Strom", kann auch für dich funktionieren. Wenn dir jegliche Motivation und Energie fehlen, um beispielsweise ein anstehendes Projekt zu beginnen oder einfach mit dem normalen Alltag weiterzumachen, kann ein schrittweises Reset-Programm deine Rettung sein.

Der Plan: einen Tag lang nichts tun und dabei kein schlechtes Gewissen haben. Erlaube dir an diesem Tag hemmungslos zu faulenzen oder einer Lieblingstätigkeit nachzugehen. Versuche dabei nicht an morgen zu denken, sondern gönne dir das, was dir Freude bereitet, oder ruhe dich aus. Betrachte einen solchen Tag nicht wie den Anfang vom Ende jeglicher Produktivität, sondern als eine Investition in deine Kraft. In besonders schweren Lebensphasen, vor allem Burnout und Co., kann es auch notwendig werden, eine wesentlich längere Auszeit zu nehmen. Dies ist ein Sonderfall, bei dem das Reset-Programm keine oder nur wenig Besserung bringen kann.

Am Tag nach dem Reset-Tag solltest du keine Höchstleistungen von dir erwarten. Du fühlst dich wie neugeboren und hast Lust loszulegen? Super! Du hast das Gefühl, unter Druck zu stehen und jetzt den „verpassten" Tag wieder reinholen zu müssen? Genau das möchten wir hier vermeiden. Fahre dein Betriebssystem schrittweise wieder hoch. Nimm dir an den Folgetagen möglichst kleine Aufgaben vor, die wenig inneren Widerstand in dir auslösen. Steigere dich nötigenfalls Schritt für Schritt und stell dir dabei vor, wie du langsam wieder hochfährst.

Body Doubling

Eine deutsche Übersetzungsmöglichkeit für Body Doubling ist „Arbeitsbegleitung". Hierbei handelt es sich um eine bewährte Strategie, die bei Menschen mit ADHS besonders wirksam sein kann, um Aufgaben zu erledigen. Die betroffene Person arbeitet gemeinsam mit einem*r Partner*in oder in Anwesenheit einer anderen Person, die ebenfalls eine (andere) Aufgabe bearbeitet. Diese Methode hilft, die Aufmerksamkeit zu fokussieren und Ablenkungen zu minimieren, denn die Anwesenheit einer anderen Person kann eine Art externen Impuls darstellen, der die Motivation und Produktivität steigert.

Body Doubling fördert zudem eine gewisse Verbindlichkeit und Struktur, da wir uns in der Anwesenheit unserer Arbeitsbegleitung eher an die geplanten Aufgaben halten. Dadurch können Projekte effizienter abgeschlossen und Prokrastination vermieden werden. Besonders bei monotonen oder anspruchsvollen Tätigkeiten kann diese Technik den Anreiz erhöhen, kontinuierlich zu arbeiten und somit den Fortschritt zu maximieren. Co-Working-Büros sind ein gutes Beispiel für angewandtes Body Doubling, aber auch das Arbeiten in anderen öffentlichen Räumen wie Bibliotheken und Cafés kann deine Produktivität steigern. Probiere aus, ob du dich durch die Umgebungsreize zu leicht abgelenkt fühlst und in welcher Umgebung deine Produktivität sich erhöht. Kopfhörer sind hilfreich, um störende Geräuschreize zu minimieren.

Motivationsvideos und Tutorials

Dein Wohnzimmer gleicht einem Schlachtfeld, doch du liegst mit dem hämmernden Pochen deines schlechten Gewissens auf der Couch und fühlst dich in der ADHS-Paralyse wie festgeklebt? Du würdest gerne anfangen aufzuräumen, weißt aber nicht, wie und wo. Anstatt dein Smartphone für Prokrastination und Doomscrolling zur Hand zu nehmen, kannst du dir für diese Situation Motivationsvideos bereithalten. Auf diversen Videoplattformen erstellen andere Menschen Videos mit Titeln wie „Putz mit mir" / „Clean with me". Sie filmen sich beim Aufräumen und Putzen und zeigen motivierende Vorher-nachher-Bilder ihrer Wohnumgebung. Speichere dir Videos ab, die dich selbst zum Saubermachen animieren, oder erstelle dir eine digitale Pinnwand aufgeräumter, inspirierender Wohnbilder. In Momenten der ADHS-Paralyse können sie sehr hilfreich sein, um die notwendige Motivation zu entwickeln, selbst mit einem Projekt zu beginnen.

Dieses Prinzip funktioniert übrigens auch mit DIY-Tutorials und Selfcare-Anleitungen. Vorher-nachher-Effekte wirken auf viele Menschen wie wahre Energielieferanten, spornen zum Selbstmachen an und helfen dir dabei, deine eigenen Projektziele zu visualisieren. Nimm dir maximal 20 bis 30 Minuten dafür Zeit, die Inhalte zu konsumieren, und arbeite mit einem Timer. Wenn das Signal ertönt, legst du selbst los.

In Bewegung bleiben

Wenn wir uns wirklich erschöpft und abgeschlagen fühlen, gibt es meistens zwei Möglichkeiten: Entweder müssen wir uns ausruhen, weil unser Körper eine Bewegungspause will oder unsere Müdigkeit ist unter anderem durch Bewegungsmangel entstanden. Dann macht unser Kreislauf schlapp und wir können mit durchblutungsfördernder Bewegung wieder Energie gewinnen.

Versuche deinen Zustand zu verstehen – was hat deine Erschöpfung ausgelöst? Hast du dich heute bereits viel bewegt und brauchst Ruhe oder fühlst du dich nach einem Tag auf der Couch vielleicht besser, wenn du eine Runde spazieren gehst, deinen Körper ausschüttelst und drauflostanzt? Hier kommt es ganz auf deinen persönlichen Gesundheits- und Energiezustand an, den es im Vorfeld zu bestimmen gilt. Achte auf die Zeichen deines Körpers: Den inneren Schweinehund zu überwinden, ist in der Regel alles andere als angenehm, aber es sollte nicht unter Schmerzen erfolgen! Sobald du merkst, dass du über deine körperlichen Grenzen hinausgehst, ist es Zeit für Ruhe. Wenn du hingegen merkst, dass du nach ein paar Minuten Bewegung auch geistig wieder in Schwung kommst, nutze das Momentum aus. Jeder Energieschub kann nützlich sein, um die Motivation für liegen gebliebene Projekte oder weniger interessante Alltagsaufgaben zu sammeln.

Pomodoro-Technik mal andersrum

Mit Arbeiten beginnen und anschließend mit einer Pause belohnt werden – die Pomodoro-Technik klingt verlockend, aber du kommst einfach nicht über die erste Hürde hinaus? Das ist bei Menschen mit ADHS kein Zeichen für Faulheit, sondern lässt sich meist mit der neurodivergenten Struktur im Kopf erklären. Das Zusammenspiel und die Rezeption verschiedener Hormone ist teilweise gestört, sodass simpel erscheinende Anforderungen zur großen Hürde werden können. Tipps wie „einfach loslegen, Augen zu und durch" greifen hier nicht. Als Variation zur Pomodoro-Technik könntest du versuchen, mit der Belohnung zu beginnen. Übe eine Tätigkeit aus, die dir Spaß macht, und nutze den daraus entstandenen Schwung dann für eine weniger interessante Aufgabe. Anschließend darfst du dich wieder deiner Belohnungsaktivität widmen und so weiter. Stelle dir auch hier entsprechende Timer-Intervalle und beobachte, wie du damit zurechtkommst.

Ein klarer Pluspunkt der Pomodoro-Technik, egal, in welcher Reihenfolge, ist ihr spielerischer Charakter. Welche Vorteile das Miteinbeziehen spielerischer Elemente in den ADHS-Alltag für dich haben kann, erkläre ich dir auf den folgenden Seiten.

Gamification: das Belohnungssystem triggern

Der Spieltrieb liegt in der menschlichen Natur. Bei neurodivergenten Personen kann dieser besonders stark ausgeprägt sein, da die Dopaminausschüttung bei spielerischen Tätigkeiten häufig erhöht ist. ADHS-ler*innen lieben oft den Wettbewerb mit anderen oder gegen sich selbst sowie Punkte- und Belohnungsstufen. Zudem werden beim Spiel die kreativ-lösungsorientierten und interessengesteuerten Bereiche des ADHS-Gehirns angesprochen.

Die sogenannte Gamification, also die Anwendung von Spielmechaniken in spielfremden Kontexten, bietet zahlreiche Vorteile für die Alltagsbewältigung und -organisation bei Menschen mit ADHS. Diese Methode nutzt Elemente wie Punktesysteme, Belohnungen, Ranglisten und Herausforderungen, um alltägliche Aufgaben interessanter und motivierender zu gestalten.

Ein Vorteil von Gamification liegt in der Steigerung der Motivation. Alltägliche Aufgaben wie Haushaltsarbeiten oder berufliche Pflichten werden durch spielerische Elemente attraktiver. Durch das Erreichen von Zielen und das Sammeln von Punkten oder Belohnungen erleben Menschen mit ADHS sofortige Erfolgserlebnisse, die das Gehirn mit Dopamin belohnen. Diese positiven Verstärkungen fördern die Motivation, Aufgaben anzugehen und abzuschließen. Durch die Einteilung von Aufgaben in kleinere, bewältigbare Schritte und die Verwendung von spielerischen Elementen können sie ihre Aktivitäten besser organisieren. Ranglisten und Fortschrittsbalken bieten eine visuelle Darstellung des Fortschritts, was die Selbstorganisation erleichtert und ein Gefühl der Kontrolle vermittelt. Die Aussicht auf eine Belohnung kann zudem die Bereitschaft erhöhen, die notwendige Anstrengung aufzubringen.

Darüber hinaus kann Gamification soziale Interaktionen und Kooperation fördern. In vielen gamifizierten Systemen können Nutzer*innen ihre Fortschritte mit anderen teilen, sich gegenseitig herausfordern und unterstützen. Für Menschen mit ADHS kann dies eine zusätzliche Ebene der Motivation bieten, da sie durch soziale Anerkennung und Wettbewerb angespornt werden. So trägt Gamification letztendlich auch zur Verbesserung der emotionalen Regulation bei. Die spielerischen Elemente und die regelmäßigen Belohnungen unterstützen die Reduktion von Stress und Frustration, die häufig bei der Bewältigung von Alltagsaufgaben auftreten. Ein positives und belohnungsbasiertes System kann helfen, die Stimmung zu verbessern und ein Gefühl der Zufriedenheit und Erfüllung zu vermitteln.

Möglichkeiten für eine gamifizierte Alltagsorganisation im Überblick

- **Punktesysteme:** Vergabe von Punkten für jede erledigte Aufgabe oder jeden Teilschritt, die gesammelt und gegen Belohnungen eingetauscht werden können. Beispiel: feste Punktzahlen für Belohnungen vergeben und diese auf einer Tafel oder einem Board visualisieren.
- **Ranglisten:** Erstellung einer Rangliste für wiederkehrende Aufgaben, um Fortschritte zu visualisieren und den Wettbewerb zu fördern. Beispiel: diese Woche an 2 Tagen jeweils 10 Minuten „Blitzaufräumen“ ausgeführt; in der Folgewoche 3-mal und so weiter.
- **Belohnungen:** Festlegung von Belohnungen für das Erreichen bestimmter Meilensteine, wie ein freier Abend oder ein Lieblingssnack. (Mit dem oben genannten Punktesystem kombinierbar.)
- **Challenges:** Einrichtung von täglichen oder wöchentlichen Herausforderungen, um Routineaufgaben interessanter zu gestalten. Beispiel: eine Schreibtafel mit den Challenges gut sichtbar aufhängen, Zwischenschritte definieren.
- **Level-Up-System:** Erhöhung des Schwierigkeitsgrades und der Belohnungen mit jedem abgeschlossenen Aufgabenlevel. Beispiel: Zeitintervalle und Arbeits-/Belohnungsaufwand bei der Pomodoro-Technik graduell steigern oder reduzieren.
- **Timer und Countdown:** Verwendung von Zeitmessern, um Aufgaben innerhalb bestimmter Zeitrahmen zu erledigen und sofortige Belohnungen zu erhalten.
- **Virtuelle Belohnungen:** Nutzung von Apps oder Plattformen, die virtuelle Abzeichen, Trophäen oder andere digitale Anerkennungen vergeben.
- **Soziale Integration:** Teilen von Fortschritten und Erfolgen mit Freund*innen oder Familie, um Unterstützung und zusätzlichen Anreiz zu erhalten.
- **Feedback-Systeme:** Regelmäßiges Feedback und kleine Anerkennungen für jede abgeschlossene Aufgabe, um kontinuierlich Motivation zu erhalten. Beispiel: abends im Journal die erledigten Dinge aufzählen und auch ruhig stolz auf die eigenen Fortschritte sein.

Die Sinne stimulieren

Auch hier gilt wieder: Mit Musik geht vieles leichter von der Hand. Musik kann deine Begleitung sein, die dich – je nach Situation – immer wieder erdet und beruhigt oder dich zu Höchstleistungen anspornt. Beim Hören von stimulierender Musik, die du magst, bekommst du Dopaminschübe und kannst Aufgaben möglicherweise besser erledigen. Beim Saubermachen eine motivierende Putz-Playlist anzuwerfen, kann Wunder wirken. Immer dieselbe Liste ist dir zu öde? Dein Kopf kommt nicht mehr in den Motivationsmodus? Probiere ganz neue Musik aus: frische Songs, die du noch nicht kennst und über die du nachdenken kannst, während du monotone Aufgaben erledigst. Auch wenn Songs dabei sind, die dir nicht gefallen, hast du dadurch vielleicht die nötige Ablenkung, die dein Gehirn gerade braucht. Aber auch über unsere Nase können Energie-Kicks zustande kommen. Bestimmte Düfte können antriebssteigernd wirken und für Frische im Kopf sorgen.

Ätherische Öle

FÜR GUTE LAUNE & MOTIVATION

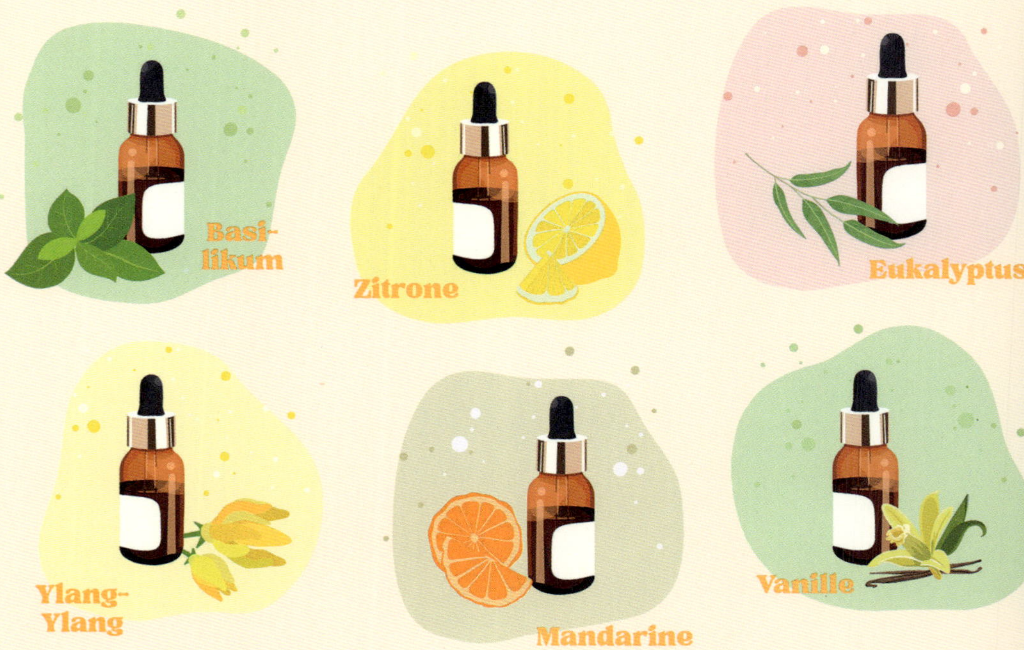

Visualisiere dein Traumziel

Dein Traumziel zu definieren und es dir ganz bewusst vorzustellen, kann dir dabei helfen, Motivation für anstehende Aufgaben zu gewinnen. Es müssen nicht die großen Lebensziele sein. Versuche dir immer vor Augen zu halten, wie gut du dich danach fühlen wirst. Denk an die Motivationsvideos – sie können immer dann ins Spiel kommen, wenn du für bestimmte Aufgaben keinen Anfang findest. Oft entsteht durch die visuellen Reize die Lust, selbst auch damit zu beginnen. Stelle dir vor dem Duschen vor, wie wohl du dich in deiner Haut fühlen wirst, wenn deine Haare duften und dein Körper sich erfrischt und gepflegt anfühlt.

Notiere dir regelmäßig deine Wünsche und Ziele. Dies kann wichtig sein, um deine Gedanken und deinen Alltag sinnvoll zu strukturieren.

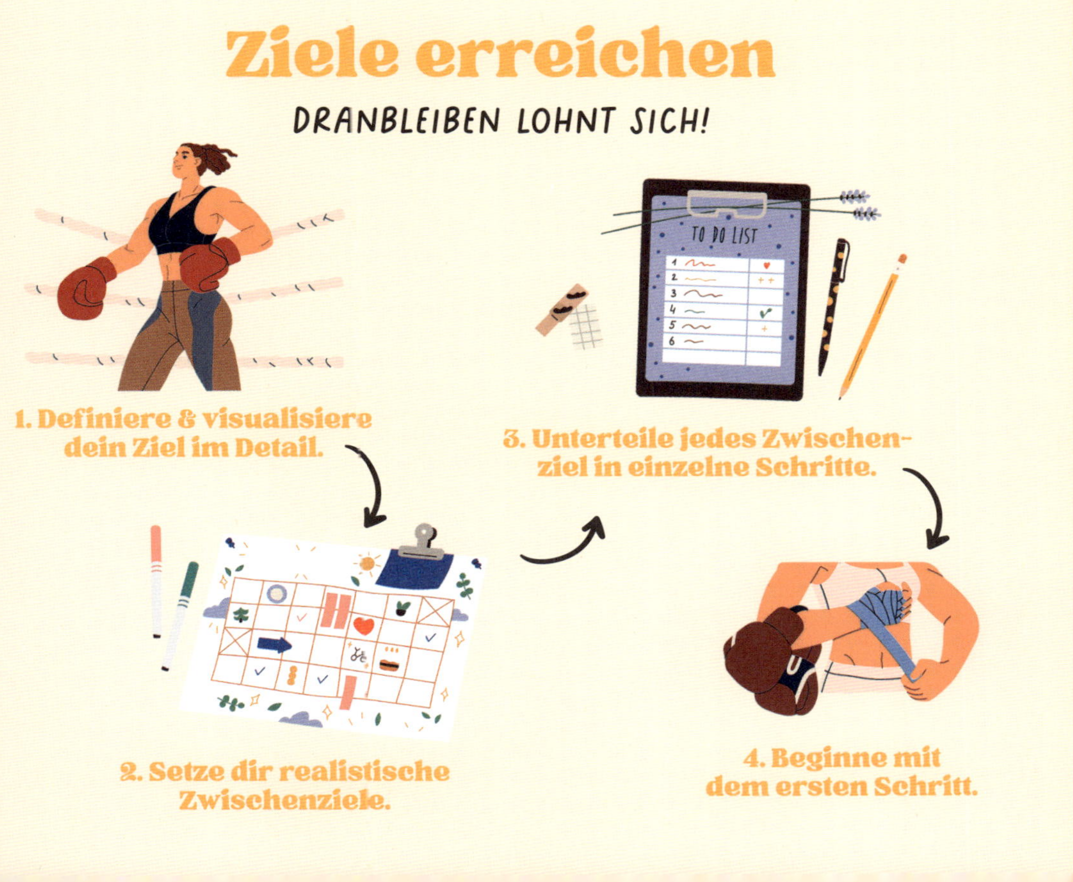
Ziele erreichen
DRANBLEIBEN LOHNT SICH!
TO DO LIST
1. Definiere & visualisiere dein Ziel im Detail.
2. Setze dir realistische Zwischenziele.
3. Unterteile jedes Zwischenziel in einzelne Schritte.
4. Beginne mit dem ersten Schritt.

Motivation durch Affirmationen – 10 kraftvolle Sätze

„ICH HABE DIE KRAFT, ALLES ZU ERREICHEN, WAS ICH MIR VORNEHME."
„JEDER KLEINE SCHRITT BRINGT MICH MEINEM ZIEL NÄHER."
„ICH BIN FÄHIG UND BEREIT, HERAUSFORDERUNGEN ZU MEISTERN."
„MEIN FOKUS BLEIBT STARK UND UNERSCHÜTTERLICH."
„ICH BLEIBE BEI DER SACHE UND ARBEITE TÄGLICH AUF MEIN ZIEL HIN."
„ICH VERTRAUE AUF MEINE FÄHIGKEITEN UND MEIN POTENZIAL."
„ICH BIN ENTSCHLOSSEN, MEINE TRÄUME ZU VERWIRKLICHEN."
„MEINE BEMÜHUNGEN BRINGEN MICH STÜCK FÜR STÜCK VORAN."
„ICH LASSE MICH VON RÜCKSCHLÄGEN NICHT ENTMUTIGEN."
„ICH BIN MOTIVIERT UND ENTSCHLOSSEN, DEN TAG ANZUPACKEN."

Selbstfürsorge statt Selbstoptimierung!

Bei allen Bemühungen und dem Wunsch, endlich Struktur in den Alltag zu bringen und das Kopfchaos zu ordnen, sollten wir unser eigentliches Ziel nicht aus den Augen verlieren. Wir wollen dadurch glücklicher und entspannter leben. Die beste Organisation, der am straffsten durchgetaktete Alltag bringt uns am Ende nichts, wenn wir dadurch zu unglücklichen, perfektionistischen Leistungsrobotern werden. Achte, auch wenn du möglicherweise sogar Freude am Gamifizieren und Organisieren deines Alltags findest, immer auch auf deine wahren Bedürfnisse. Möchtest du Anerkennung von anderen erhalten und endlich als fleißig angesehen werden? Sehnst du dich nach dem äußeren Image, eine Person zu sein, die ihr Leben im Griff hat? Vergiss nicht, dass du all diese Dinge für dich selbst tust und dass es am Ende nicht darauf ankommt, anderen gefallen zu müssen. Ordnung kann gut für dich und dein Leben sein, aber nur wenn der Drang zur Struktur deine Kreativität und deine Lebensfreude nicht überschattet.

Solltest du dich dauerhaft blockiert fühlen oder eine negative Veränderung deines persönlichen Glücksniveaus feststellen, bist du womöglich übers Ziel hinausgeschossen. Das ist kein Grund zur Sorge, denn das passiert Menschen mit ADHS aufgrund ihrer Neigung zur Hyperfixation schnell. Bedürfnisse werden ignoriert, Perfektionismus und Ordnungswahn nehmen überhand: Burnout und Depression finden hier ihren idealen Nährboden. Die Entstehung von Zwangshandlungen, mangelnde Inspiration und das Gefühl, im eigenen Leben gefangen zu sein, können erste Anzeichen für ernsthafte psychische Erkrankungen sein, die möglicherweise auf ein bestehendes Ungleichgewicht in deiner Lebensführung zurückgehen.

Die beste Prävention für dieses Szenario lautet Selbstfürsorge: Versuche rechtzeitig zu erkennen, welche Bedürfnisse du vernachlässigst, nutze Selbstreflexion, Gespräche mit deinen Angehörigen und, wenn möglich, Therapieangebote. Wenn du deine mentale Gesundheit nicht aus den Augen verlierst und ihr die Beachtung schenkst, die sie benötigt, wirst du davon auch dauerhaft profitieren und womöglich schnell positive Veränderungen feststellen.

6 Wege,

UM DEINE MENTALE GESUNDHEIT ZU STÄRKEN

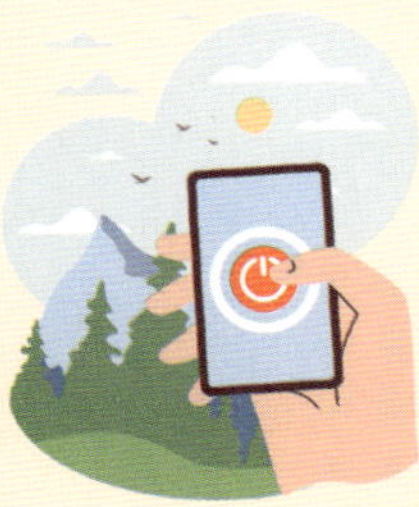

Digitale Auszeiten nehmen & im Moment leben (das Internet läuft dir nicht weg).

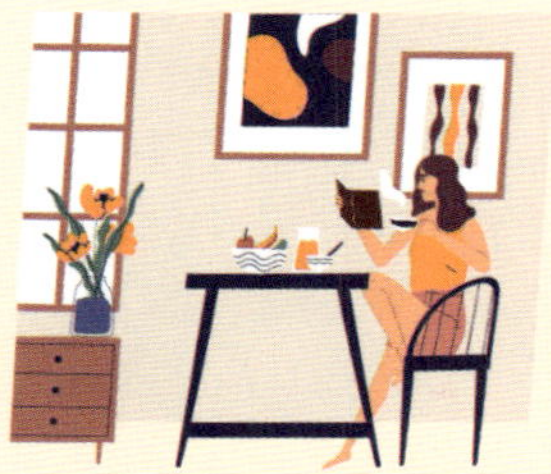

Pausen machen & dir Erholung gönnen (unabhängig davon, was du alles erledigt hast).

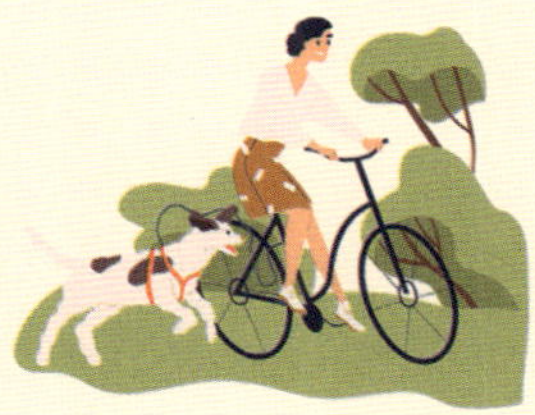

Regelmäßig Zeit in der Natur verbringen (frische Luft & Tageslicht tanken).

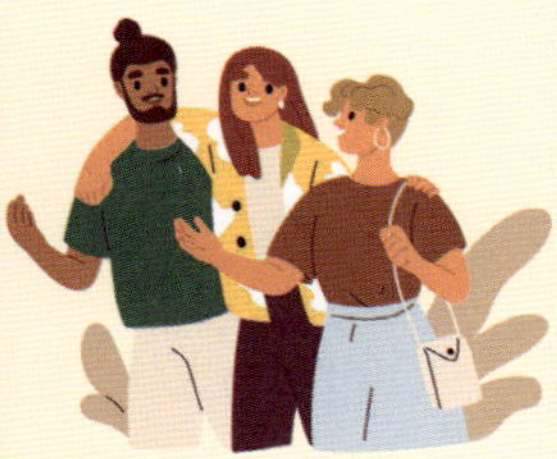

Hilfe & Unterstützung in Anspruch nehmen (& mit Vertrauenspersonen über Probleme sprechen).

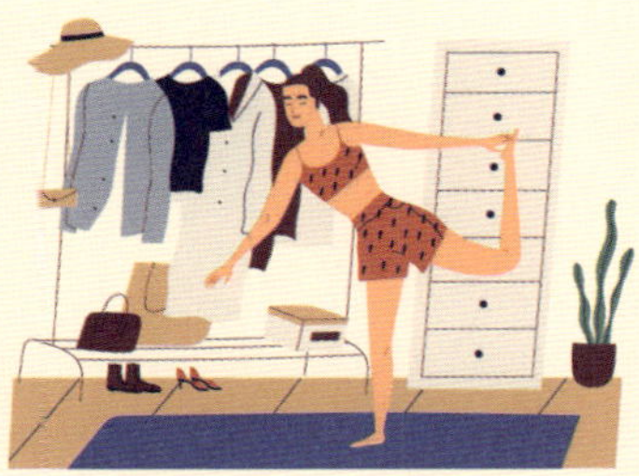

Kleine Entspannungsrituale in den Alltag einbauen (z. B. meditieren, Atemübungen ...).

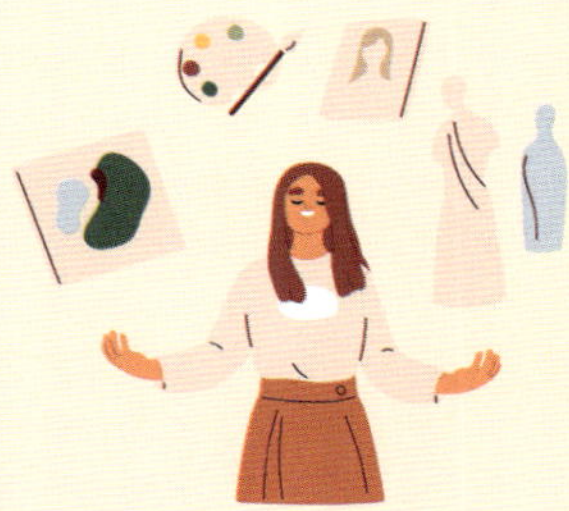

Deine Kreativität ausleben (Me-Time mit deinen Hobbys verbringen).

-07-

IN BALANCE KOMMEN – UND AUCH BLEIBEN

Neuer Input, alte Wunden: Dein (soziales) Leben ins Gleichgewicht zu bringen, kann eine lebenslange Aufgabe sein. Für viele neurodivergente Menschen entsteht ein echter Kraftakt, wenn sie versuchen, das richtige Maß an Stimulation für ihr Gehirn zu finden.

Langeweile ist für die meisten ADHS-ler*innen einer der schlimmsten Zustände überhaupt. Das quälende Gefühl der fehlenden Stimulation, die verzweifelte Suche nach neuem Input und Dopamin wird oft begleitet von einer starken inneren Unruhe. Obwohl Langeweile sehr gesund für unsere mentale Gesundheit sein kann, da sie auch bedeutet, dass wir nicht von Reizen und Stress überflutet werden, kann ein ADHS-Gehirn oft nicht gut mit ihr umgehen. Hast du manchmal das Gefühl, dass du eine Hassliebe zu deinen Gemütsschwankungen empfindest und dass du das Auf und Ab zwischen Lethargie und Euphorie auch irgendwie „brauchst"? Das ist nicht verwunderlich: Schließlich kennen viele von uns ihr Leben und ihre Persönlichkeit nur in diesen Extremen. Für Menschen mit ADHS ist es schwieriger, ein Gleichgewicht im Leben zu finden und in jeglichen Lebenssituationen die Mitte zu erkennen. Schließlich sehnt sich ein Teil von uns immer nach der aufregenden Achterbahnfahrt, obwohl eine Fahrt im Kinderkarussell unserem Nervensystem vielleicht lieber wäre.

Auf der Suche nach neuen Reizen ist der Erschöpfungszustand oft nicht weit entfernt. Von völliger Begeisterung, Dopamin-Highs und Energieschüben landen wir im Stimmungstief. Wir wollen neue Menschen treffen, uns in interessanten Gesprächen verlieren und müssen gleichzeitig sehr viel Energie dafür aufwenden, uns in sozialen Situationen zurechtzufinden. Das „Danach", sozialer Kater inklusive Overthinking-Spirale, kommt als Quittung noch obendrauf.

Genau aus diesen Gründen ist es wichtig, dass du auf deine Pausenzeiten achtest und versuchst, anstatt schnell verfügbarer Dopaminlieferanten lieber auf langfristige Zufriedenheit zu setzen. Es kann schwierig sein, den Verlockungen zu widerstehen, die neue Reize uns überall versprechen. Unser Belohnungssystem lechzt geradezu nach kurzfristig erreichbaren Dingen, die uns ein gutes Gefühl geben. Dabei vergessen wir oft, dass wahre und dauerhafte Zufriedenheit nur selten ohne ein echtes Fundament auskommt. Der schnelle Kick wird uns nie zu lang anhaltender Lebensfreude führen. Menschen mit ADHS mögen anfälliger für schnelle Belohnungen sein, doch wir sind ihnen nicht hilflos ausgeliefert. Wir können jederzeit damit beginnen, uns an Alternativen zu gewöhnen. Besonders hilfreich ist hier die Behandlungsform der kognitiven Verhaltenstherapie, die uns dabei unterstützt, Verhaltensmuster zu erkennen und wirksam umzulenken. Die Einnahme bestimmter Medikamente, deren Dosierung von Psychiater*innen genau auf die individuellen Bedürfnisse abgestimmt wird, kann sehr wichtig sein, um impulsives Verhalten besser kontrollieren zu können oder um mehr Klarheit im Kopf zu erlangen.

Dranbleiben lohnt sich!

Auch wenn es sich schwierig darstellt, Routinen und regelmäßige Abläufe dauerhaft durchzuhalten, kannst du es phasenweise immer wieder schaffen – und das verdient Anerkennung. Du hast in den letzten drei Wochen jeden Abend meditiert, es hat dir gutgetan und jetzt verlierst du das Interesse daran? Bevor sich dein schlechtes Gewissen mit einem überheblichen, hämischen Grinsen breitmacht und dir einreden will, dass das ja sowieso wieder klar war und du einfach nichts durchziehen kannst, halte ihm ein großes Stoppschild vor die Nase. Denn du hast es eine ganze Weile regelmäßig geschafft und das kann dir niemand mehr nehmen.

Wer sagt, dass du es nicht bald noch einmal schaffen kannst, deine Meditationspraxis wieder aufzunehmen? Nicht immer kommt es darauf an, ob und wie lange du bestimmte Verhaltensweisen, Hobbys oder Routinen beibehältst. Was zählt, sind die Versuche und alle Schritte in die richtige, nämlich deine eigene Richtung. Orientiere dich nicht zu viel an anderen und setze deine Ziele so realistisch, dass du sie auch erreichen kannst. Versuche dich daran zu gewöhnen, mit Zwischenzielen zu arbeiten und dich auch über mittelmäßige Fortschritte zu freuen. Die „Ganz oder gar nicht"-Mentalität wirst du vielleicht niemals zu 100 Prozent loswerden, aber je öfter du die Mitte wertschätzt, desto eher wirst du dich daran gewöhnen, dass es sich auch in Ordnung anfühlt, wenn du nicht alles zu 100 Prozent, jeden Tag, für immer, durchziehen kannst.

Plane, wenn möglich, Raum zum Scheitern ein. Das wird sich zunächst vielleicht ungewohnt anfühlen, nimmt dir aber den Druck raus und hilft dir dabei, an guten Gewohnheiten dranzubleiben oder sie nach einer Weile wieder aufzunehmen. Anstatt „Das schaffe ich nie" oder „Diesmal muss es klappen!" kannst du dir als Mantra eher sagen: „Ich möchte das schaffen, aber es ist auch okay, wenn ich es diesmal nicht schaffe. Dann werde ich es wieder versuchen."

People Pleasing, Perfektionismus und Masking reduzieren

Nichts an dir ist zu viel und alles an dir ist genug. Ein ganz wichtiges Bedürfnis aller Menschen, und vor dem Hintergrund vieler sozialer Konflikte und Traumata, besonders für Menschen mit ADHS, besteht in ihrer Möglichkeit zur Authentizität. Wir fühlen uns frei, wenn wir unser Verhalten nicht maskieren müssen und von anderen so angenommen werden, wie wir sind. Der Wunsch nach Anerkennung bezieht sich hauptsächlich auf unser wahres, authentisches Selbst. Alles andere kann sich auf Dauer so anfühlen, als hätten wir bei einem Computerspiel einen Cheat-Code verwendet: Klar, es geht leichter, aber der Erfolg fühlt sich vergleichsweise unecht und unverdient an. Ein schaler Beigeschmack bleibt. Werden wir hingegen für die Person akzeptiert und geliebt, die wir wirklich sind, entstehen unvergleichliche Glücksgefühle. Wir selbst sein zu dürfen ohne Ablehnung zu erfahren, ist Balsam für die Seele und kann uns darüber hinaus zu Höchstleistungen anspornen. Plötzlich geht alles leichter.

Ich möchte dich gerne dazu ermutigen, öfter deine Maske abzulegen. Der Weg kann sich als steinig erweisen, vor allem wenn dein Umfeld darauf zunächst nicht verständnisvoll reagiert. „Unmasking" erfordert Übung und Geduld, denn unsere Masken haben auch eine Schutzfunktion. Dennoch wirst du dir selbst, der Erfüllung deiner Bedürfnisse und psychischer Stabilität nur dann näherkommen, wenn du dein authentisches Selbst ausleben kannst. Das bedeutet nicht, alle sozialen Regeln zu brechen oder jegliche Formen von Höflichkeit und Respekt über Bord zu werfen. Weniger zu maskieren, kann beispielsweise bedeuten, nicht mehr über Witze zu lachen, die auf deine Kosten gehen. Es kann auch bedeuten, sich nicht mehr so stark an den Meinungen anderer zu orientieren, sondern zur eigenen Meinung zu stehen. Vielleicht bedeutet es auch, öfter Dinge zu tun, bei denen du dich wohlfühlst, und weniger bestrebt zu sein, auf allen Hochzeiten gleichzeitig zu tanzen. Da Masking oft mit People Pleasing verbunden ist, neigen viele ADHS-ler*innen dazu, sich selbst zu vernachlässigen, um anderen zu gefallen und möglicher Kritik vorzubeugen. Erinnere dich deshalb gerne immer wieder daran, dass es eine ganz wichtige Person gibt, die deine Aufmerksamkeit verdient und der du es ruhig öfter „recht machen" darfst – nämlich du selbst! Deine Gesundheit und dein seelisches Wohlergehen an die erste Stelle zu setzen, macht aus dir keinen egoistischen Menschen. Authentisch zu leben, kann eine Form der Selbstfürsorge sein und ist wichtig für deine innere Zufriedenheit. Du selbst zu sein und gut für dich zu sorgen, erfordert Übung und kann für Konflikte mit Menschen sorgen, die daran gewöhnt sind, dass du ihre Bedürfnisse über deine eigenen stellst. Dennoch lohnt es sich auf Dauer, wenn du am Ball bleibst. Nur auf diese Weise erkennst du, welche Menschen dich auf deinem Weg unterstützen. Selbstfürsorge verleiht dir wiederum den Rückenwind, den du brauchst, um für deine Lieben da zu sein.

Unmasking – 7 Tipps

Gib dir jederzeit die Möglichkeit, Stimming zu betreiben, um innere Unruhe abzubauen.

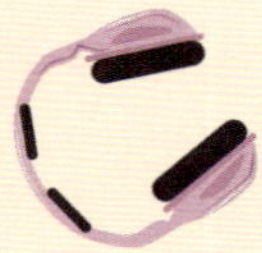

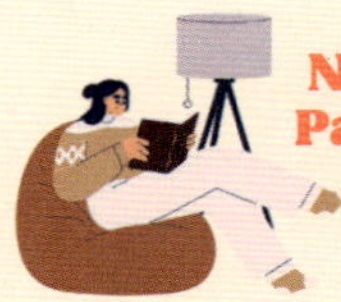

Nimm dir konsequent Pausen, wenn du keine „Löffel" mehr hast.

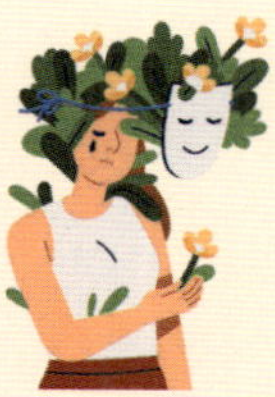

Kommuniziere deine Grenzen – z. B., wenn deine soziale Batterie leer ist.

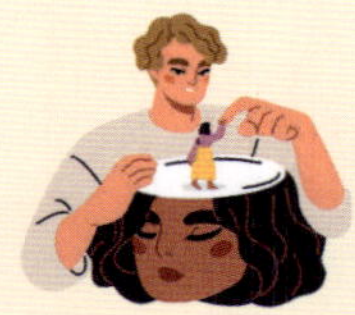

Tausche dich mit anderen neurodivergenten Menschen aus.

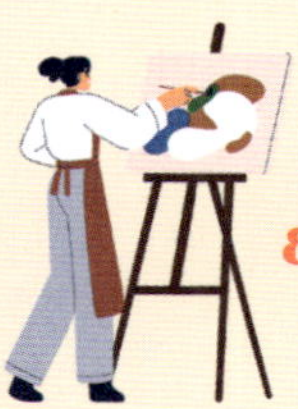

Verbringe Zeit mit Hobbys & Tätigkeiten, die dich stark interessieren.

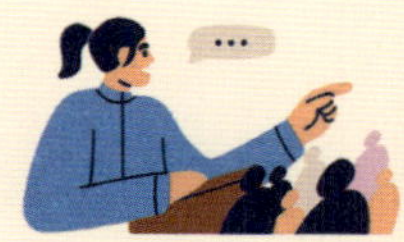

Informiere Angehörige & Freunde über deine Bedürfnisse.

Umgib dich mit Menschen, die dein authentisches Ich nicht verurteilen.

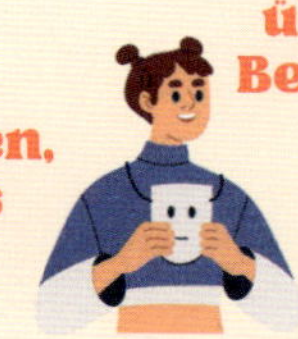

Die eigenen Stärken fördern und Selbstvertrauen gewinnen

Zu Beginn dieses Buches habe ich dir die Symptome von ADHS vorgestellt und über die verschiedenen Problemfelder berichtet, die in meinem Leben und im Leben vieler anderer ADHS-ler*innen häufig bestehen. Das Leben mit ADHS kann eine große Herausforderung sein. Nicht wenige von uns wünschen sich immer wieder, „einfach normal" sein zu können. ADHS kann aber auch dazu führen, echte Stärken zu entwickeln. Diese werden in Beiträgen auf sozialen Medien manchmal sogar als Superkräfte bezeichnet – ein Begriff, der auch viel Druck erzeugen oder zur Marginalisierung von Problemen führen kann. Nichtsdestotrotz dürfen wir auch die positiven Aspekte von ADHS feiern. Zum Beispiel in den Momenten, wenn sich der Hyperfokus für uns anfühlt, als würden wir gerade wirklich Superkräfte entwickeln und über uns hinauswachsen. Jeder Mensch, ob mit neurotypischer oder neurodivergenter Gehirnstruktur, hat seine Stärken und seine Schwächen. Vor dem Hintergrund aller Barrieren, Traumata und täglichen Hürden, mit denen wir im Leben mit ADHS konfrontiert sind, kann es für unser Selbstvertrauen besonders wichtig sein, uns öfter an unsere Stärken zu erinnern. Sie sind individuell verschieden ausgeprägt. Im Folgenden habe ich häufig vorkommende positive Seiten von ADHS aufgelistet. Ich bin sicher, du wirst den ein oder anderen Punkt auch bei dir selbst entdecken!

Positive Seiten von ADHS

01 KREATIVITÄT UND EINFALLSREICHTUM

ADHS-ler*innen verfügen oft über ein außergewöhnliches Maß an Kreativität. Ihre Gedanken sind schnell und unkonventionell. Dies erlaubt es ihnen häufig, über den Tellerrand hinauszudenken und innovative Ideen und kreative Lösungen zu entwickeln, die andere möglicherweise nicht sehen.

02 HYPERFOKUS

Trotz ihrer Schwierigkeiten, die Aufmerksamkeit aufrechtzuerhalten, können Menschen mit ADHS in bestimmten Situationen tief in Aufgaben eintauchen, die sie interessieren. Im Hyperfokus ist es ihnen möglich, über Stunden hinweg hochproduktiv und detailorientiert zu arbeiten, wenn sie sich für ein Thema begeistern.

03 BEGEISTERUNGSFÄHIGKEIT

ADHS geht häufig mit einem hohen Enthusiasmus sowie einer großen Begeisterung für neue Projekte und Ideen einher. Diese Leidenschaft kann ansteckend wirken und auch andere motivieren. Menschen mit ADHS haben oft ein starkes Bedürfnis, aktiv zu sein, was in Umgebungen, die Dynamik und Anpassungsfähigkeit erfordern, von Vorteil ist.

04 SPONTANEITÄT UND FLEXIBILITÄT

Spontaneität ist eine weitere Stärke vieler Menschen mit ADHS. Sie sind oft bereit, schnell auf Veränderungen zu reagieren, und können in unerwarteten Situationen flexibel agieren. Diese Fähigkeit, sich an neue Umstände anzupassen, erweist sich in stressigen oder unvorhersehbaren Umgebungen als besonders wertvoll.

05 EMPATHIE UND SENSIBILITÄT

Viele Menschen mit ADHS haben eine ausgeprägte emotionale Sensibilität und Empathie. Sie können gut auf die Gefühle anderer eingehen und verstehen oft sogar intuitiv, was andere Menschen brauchen. Diese emotionale Intelligenz kann sie zu besonders einfühlsamen Freund*innen und Kolleg*innen machen.

06 PROBLEMLÖSUNGSFÄHIGKEITEN

Aufgrund ihrer Fähigkeit, Situationen aus verschiedenen Blickwinkeln zu betrachten, sind Menschen mit ADHS oft gut im Lösen von Problemen. Sie scheuen sich seltener davor, komplexe Herausforderungen anzugehen und kreative Ansätze zu wählen, die andere übersehen könnten.

07 MULTITASKING-FÄHIGKEITEN

Die Fähigkeit, an mehreren Projekten gleichzeitig zu arbeiten, kann eine Stärke sein, insbesondere in hektischen Umgebungen. Menschen mit ADHS sind es gewohnt, mit verschiedenen Reizen umzugehen und mehrere Gedanken gleichzeitig zu verfolgen. Was oft zu Überforderung führt, kann

ADHS-ler*innen bei interessanten Projekten aber dabei unterstützen, verschiedene Aufgaben parallel bewältigen zu können.

08 STARKER GERECHTIGKEITSSINN

Viele Menschen mit ADHS haben einen ausgeprägten Sinn für Gerechtigkeit und Fairness. Sie kämpfen leidenschaftlich für das, was sie für richtig halten, und haben in entsprechenden Situationen weniger Angst, für ihre Überzeugungen einzutreten. Dieser starke ethische Kompass kann zu einer tiefen Integrität und moralischen Standfestigkeit führen.

09 NEUGIER UND LERNFREUDE

Eine natürliche Neugier und der Wunsch, ständig Neues zu lernen, sind bei Menschen mit ADHS weitverbreitet. Sie sind oft von Natur aus wissbegierig und haben ein breites Interessensspektrum. Diese Lernfreude führt dazu, dass sie sich einerseits rasch in neuen Themengebieten verlieren, sich aber andererseits auch besonders schnell in sie hineinarbeiten können.

10 UNTERNEHMERISCHES DENKEN

Die Kombination aus Kreativität, Risikobereitschaft und der Fähigkeit, unkonventionelle Wege zu gehen, macht viele Menschen mit ADHS zu geborenen Unternehmerpersönlichkeiten. Sie haben oft den Mut, neue Projekte zu starten und innovative Ideen umzusetzen, auch wenn diese riskant erscheinen. Finden sie den richtigen Weg für sich, können sie durchaus langfristig an ihrem beruflichen Ziel arbeiten.

11 HUMOR UND LEBENDIGKEIT

Menschen mit ADHS haben oft einen lebhaften, kreativen Humor und bringen eine spielerische, dynamische Energie in soziale Interaktionen. Diese Lebendigkeit kann ihre Beziehungen bereichern und zu einer positiven, aufgeschlossenen Lebenshaltung beitragen.

12 STARKER WILLE

Trotz der Herausforderungen, die ADHS mit sich bringen kann, entwickeln viele ADHS-ler*innen eine starke Widerstandsfähigkeit. Sie lernen, mit Rückschlägen umzugehen und viel Kritik einzustecken. Sofern sie die richtige Unterstützung finden, kann es ihnen gelingen, sich diese Erfahrungen zunutze zu machen, ihre Kräfte zu kanalisieren und all die Widerstände in Motivation umzukehren.

Eine wichtige Erinnerung zum Schluss

Mach dir immer wieder klar, dass du ein Individuum mit ganz eigenen Charaktereigenschaften und Fähigkeiten bist. Es gibt dich, so wie du bist, nur einmal – aus diesem Grund ist es ratsam, dich nicht zu viel mit anderen zu vergleichen und immer wieder zu dir selbst zurückzufinden. Nimm dir die Liste der positiven Seiten von ADHS (s. S. 185) gerne immer wieder zur Hand, wenn die Selbstzweifel überhandnehmen. Dir hin und wieder der eigenen Stärken bewusst zu werden, kann dir dabei helfen, dein Selbstvertrauen langfristig zu stärken. Frage dich in diesem Zusammenhang auch immer wieder, ob nicht vielleicht das Imposter-Syndrom deine Selbstwahrnehmung trübt und dein Selbstwertgefühl negativ zu beeinflussen droht.

Das Motto: Glaub nicht immer alles, was du über dich denkst, aber glaub immer an dich selbst.

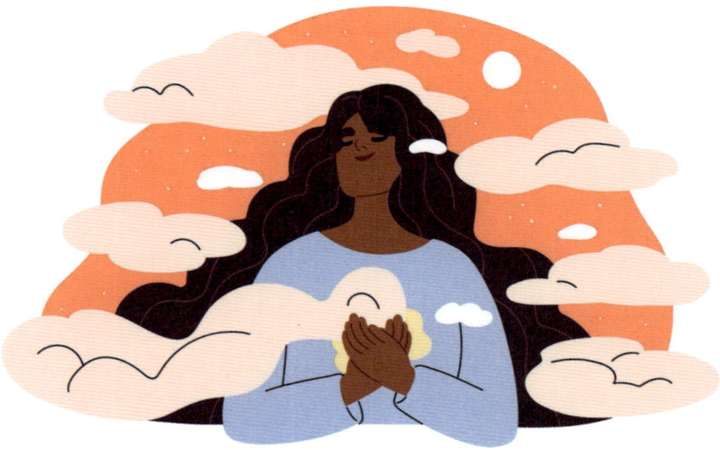

Mein Wunsch für dich

Was auch immer für dich momentan die größte „Baustelle“ darstellt – ich möchte dich dazu ermutigen dranzubleiben: Bei der Suche nach dir selbst, bei der Suche nach einem Therapieplatz oder einer Möglichkeit zur Diagnostik, bei der Suche nach einem geeigneten Medikament, bei der Suche nach neuen Freundschaften, bei der Suche nach dem Lieblingshobby fürs Leben, bei der Suche nach dem passenden Beruf für dich. Und wenn du mal nicht weiter weißt, hoffe ich, dass dir dieses Buch als liebevolle Begleitung und als Kompass für dein Wohlbefinden zur Seite stehen möge.

Du bist mehr als …

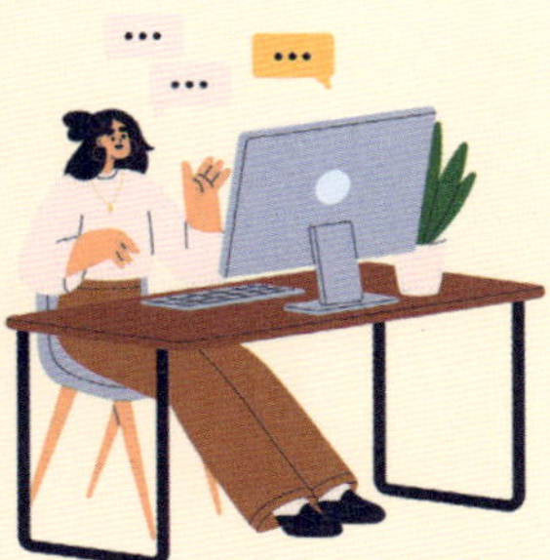

… das, was du leisten kannst.

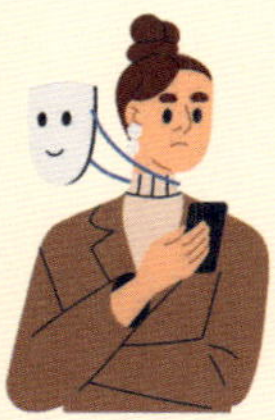

… deine soziale Maske.

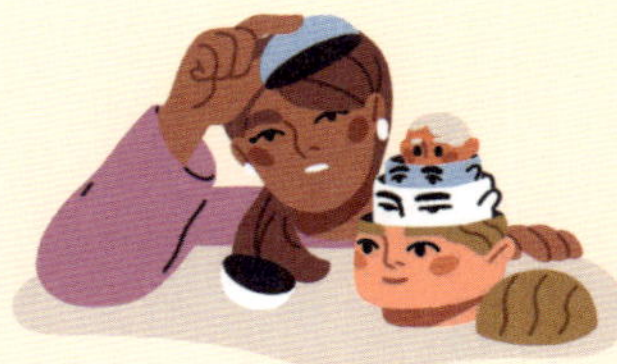

… das, was andere über dich denken.

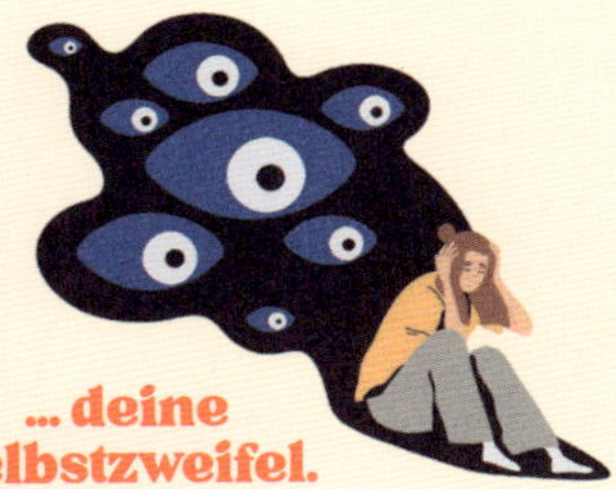

… deine Selbstzweifel.

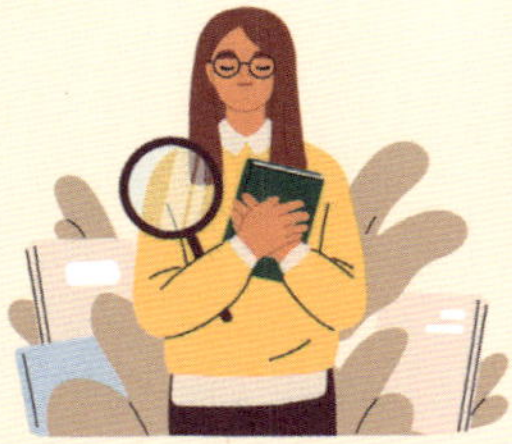

… deine Abschlüsse & Zeugnisnoten.

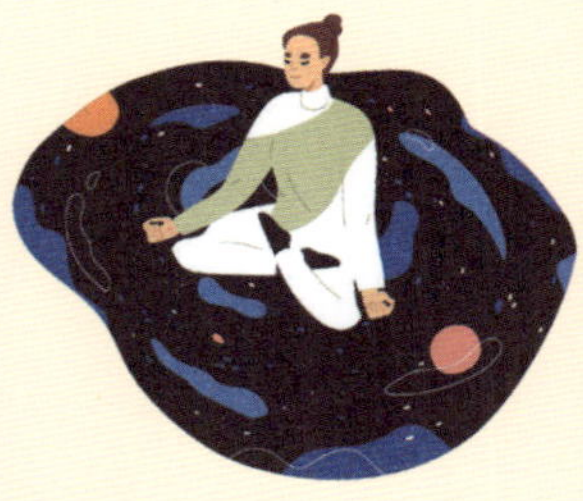

… die Umwege, die du nehmen musstest.

ÜBER DIE AUTORIN

Laura Vogel, 1987 in Kaiserslautern geboren, studierte Theater-, Film- und Medienwissenschaft in Wien und München. Nach ihrer Promotion im Jahr 2021 wagte sie den Schritt in die Selbstständigkeit. Mit ihrem Unternehmen Zendou hat sie sich auf die Entwicklung und den Vertrieb von Aromatherapie-Knete spezialisiert. In ihrer Öffentlichkeitsarbeit rund um Zendou setzt sie sich für das Thema mentale Gesundheit sowie für die Aufklärung über Neurodivergenz und Angststörungen ein. Auf Instagram postet sie unter @zendou.de regelmäßig Selbstfürsorge- und Entspannungstipps und berichtet von ihrem Leben mit ADHS. Sie lebt mit ihrer Familie in der Nähe von München.

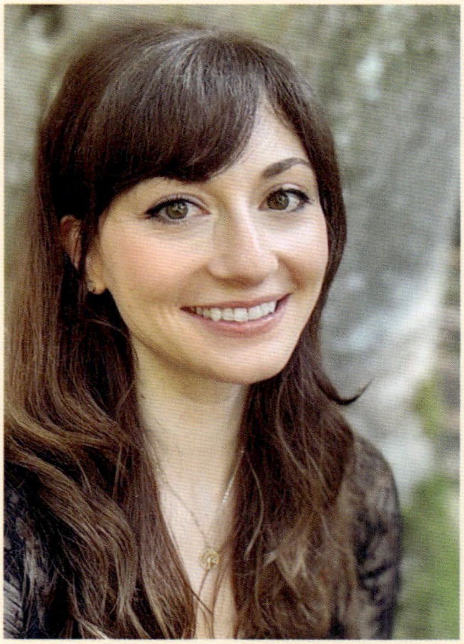

Quellen

LITERATURVERZEICHNIS

Barkley, R. A. (2010). Das große Handbuch für Erwachsene mit ADHS. Huber: Hogrefe.

Edel, M.-A., & Vollmoeller, W. (2006). Aufmerksamkeitsdefizit-/Hyperaktivitätsstörung bei Erwachsenen. Springer.

Neuy-Bartmann, C. (2023) ADHS: Erfolgreiche Strategien für Erwachsene und Kinder (11., überarb. Aufl.). Klett-Cotta.

Nerenberg, J. (2020). Divergent mind: Thriving in a world that wasn't designed for you. HarperCollins.

Ryffel-Rawak, D. (2017). ADHS bei Frauen – den Gefühlen ausgeliefert: Verträumte Mädchen leiden anders als extrovertierte Jungen. 16 Schicksale von Frauen, ihre Geschichten und wie die Tragödien darin vermeidbar gewesen wären (4. Aufl.). Hogrefe.

Steinhausen, H.-C., Rothenberger, A., & Döpfner, M. (Hrsg.). (2020). Handbuch ADHS: Grundlagen, Klinik, Therapie und Verlauf der Aufmerksamkeitsdefizit-Hyperaktivitätsstörung (2. Aufl.). Kohlhammer.

Wabner, D., & Beier, C. (Hrsg.). (2012). Aromatherapie: Grundlagen, Wirkprinzipien, Praxis (2. Aufl.). Urban & Fischer.

Wolf, O. T., & Calabrese, P. (2020). Stressmedizin & Stresspsychologie: Epidemiologie, Neurobiologie, Prävention und praktische Lösungsansätze. Schattauer.

HILFREICHE LINKS

ADHS Deutschland e.V.
Größter ADHS-Verein in Deutschland mit Verzeichnis für Selbsthilfegruppen und mehr:
https://www.deutsche-depressionshilfe.de/

Verschiedene Hilfsangebote
„Netz psychische Gesundheit" mit Verzeichnis verschiedener Hilfsangebote rund um psychische Gesundheit:
https://www.psychenet.de/

Telefonseelsorge
Nummer gegen Kummer mit Notfallberatung, auch per Chat und E-Mail:
https://www.telefonseelsorge.de/

Impressum

Bibliografische Information der Deutschen Bibliothek.

Die Deutsche Bibliothek verzeichnet diese Publikation in der Deutschen Nationalbibliografie.

Detaillierte bibliografische Daten sind im Internet über http://www.dnb.de/ abrufbar.

Bei Fragen zur Produktsicherheit wenden Sie sich an
Edition Michael Fischer GmbH
Kistlerhofstr. 70
81379 München
kontakt@emf-verlag.de

EIN BUCH DER EDITION MICHAEL FISCHER
4. Auflage 2026

Cover, Layout & Satz: Silvia Keller
Projektmanagement und Lektorat: Andrea Flor

Bildnachweis:

Cover: Frau: © Roman Samborskyi/Shutterstock Farbverlauf: © Litvinova Oxana/Shutterstock
U4: Alle © GoodStudio/Shutterstock, außer: Lavendel und Spiegelei: © Mio Buono/Shutterstock
Innenteil: Alle © GoodStudio/Shutterstock, außer: Gehirn (S. 15, 51): © ViValenty/Shutterstock; Lavendel (S. 9, 57, 81), Kerzen (S. 9, 49, 55, 57), Schal (S. 24), Hände (S. 32), Hände mit Herz (S. 45, 122), Hände mit rosa Herz (S. 89), Hand mit Schlüssel (S. 49, 122), Hand mit Smartphone (S. 57), Hand mit Herz (S. 89), Kaffeeherz (S. 45), Spiegeleier (S. 45, 165), Hand mit Stift (S. 55, 94), Shake (S. 55), Buch (S. 57), Kissen (S. 57), Zweige (S. 57), Spiegel (S. 71), Diffuser (S. 71, 81), Puzzle (S. 77), Schallplatte (S. 77), Kopfhörer (S. 81, 135), Schloss (S. 122), Herz (S. 122), Toaster (S. 122), Kamera (S. 135), Inliner (S. 135), Pulli (S. 135), Workout (S. 137), Geschenk (S. 140), Hände (S. 165), Hände mit Buch (S. 168), Blumen (S. 168): © Mio Buono/Shutterstock; Farbverlauf (S. 9, 12, 45, 55, 57, 61, 67, 71, 74, 77, 81, 89, 94, 99, 119, 133, 137, 140, 148, 168, 170, 184): © Litvinova Oxana/Shutterstock; Icon Verbot (S. 45, 71, 81, 140), Smartphone (S. 133, 179), Kabel (S. 159): © inspiring.team/Shutterstock; Glas (S. 74, 170) © balyasina/Shutterstock; Öle (S. 102, 176): © Iryna Shek/Shutterstock; Tomate (S. 130, 165): © mspoint/Shutterstock; Pinker Verlauf Sprechblasen (S. 146, 163): © venimo/Shutterstock

ISBN 978-3-7459-2685-9

www.emf-verlag.de